普通高等教育医学类系列教材

医学高等数学

第 2 版

U0210046

主　编　申笑颜

副主编　单连峰　陈　鑫　李红梅

编　委　（按姓氏笔画排序）

申笑颜　沈阳医学院

李红梅　沈阳医学院

何　兰　齐齐哈尔医学院

陈　鑫　辽宁何氏医学院

单连峰　中国医科大学

高岩峰　中国医科大学

科学出版社

北　京

内 容 简 介

本教材是根据普通高等医药院校数学教学要求编写而成的数学基础课程教材.

本教材共分 5 章, 分别阐述了包含函数、极限与连续, 导数及其应用, 不定积分, 定积分, 常微分方程等医药学科研究中所涉及的数学基础知识, 以基本概念、基本理论与数学方法为重点, 结合医药实例对各章内容进行详细讲解, 并配有适当的例题讲解视频. 本教材在每章内容结束之后, 均配有相应的数学史小材料、数学家小传等知识拓展内容, 以提高学生对数学的学习兴趣. 微分方程章末配有近年的研究成果, 理论与实践相结合, 以体现学以致用的原则.

本教材可供高等医药院校作为数学教材使用, 也可供医药工作者作为科学研究的参考书.

图书在版编目（CIP）数据

医学高等数学 / 申笑颜主编. —2 版. —北京：科学出版社，2024.3
普通高等教育医学类系列教材
ISBN 978-7-03-076145-3

Ⅰ. ①医… Ⅱ. ①申… Ⅲ. ①医用数学—高等学校—教材 Ⅳ. ①R311

中国国家版本馆 CIP 数据核字（2023）第 149374 号

责任编辑：王　颖 / 责任校对：宁辉彩
责任印制：赵　博 / 封面设计：陈　敬

科 学 出 版 社 出版

北京东黄城根北街16号
邮政编码：100717
http://www.sciencep.com

石家庄继文印刷有限公司印刷

科学出版社发行　各地新华书店经销

＊

2016 年 6 月第 一 版　开本：B5（720×1000）
2024 年 3 月第 二 版　印张：12 1/2
2024 年 3 月第八次印刷　字数：251 000

定价：49.80 元
（如有印装质量问题，我社负责调换）

前　　言

本教材以党的二十大精神为指导，以立德树人为根本任务，以实用为主、够用为度的编写理念进行编写. 把重点放在数学思想和数学素养的培养上，放在基础知识的介绍和配套例题、习题的配置上. 同时，根据学生的学情和发展方向的不同，教材编写也照顾到不同基础的学生之间的差异性，做到以学生为中心，保证教材内容的覆盖面.

本教材共分为 5 章，第 1 章至第 4 章重点介绍了一元函数微积分的基本内容，包括函数、极限与连续，导数及其应用，不定积分，定积分等内容；第 5 章重点介绍了常微分方程的相关内容.

本教材将极限的定义做出描述性处理，从而更加浅显易懂。为了凸显数学思想的训练，又体现数学语言的精确与美感，在本教材中列举了一些医药学领域中的应用案例，并把微分方程作为一元函数微积分的延伸和应用，培养学生在高等数学中理论联系实际的意识.

本教材注重学生的双基训练，在编写教材的过程中例题与习题相互配合，在每一章章末均配有相应的习题. 同时为了让学生更快地抓住每一章的重点内容同时明确学习目标，在每一章的引言部分写明本章的作用与地位，在章末编有章末小结. 浅显简明的描述性语言使同学们更容易理解抽象的数学概念，对于习题的讲解也尽量使用"白话"进行描述和讲解，使学生更易理解和掌握解题方法.

本教材在编写与出版过程中得到各参编学校领导与科学出版社的全力支持和帮助，特在此表示感谢. 在编写过程中，参考了大量文献，借鉴了同行们的宝贵经验，在此深表感谢. 同时，限于编者的水平与经验，书中难免出现不妥之处，欢迎广大读者与各界同仁批评和指正.

申笑颜

2023 年 12 月

目　　录

第1章 函数、极限与连续

同学们在高中时已经掌握了关于函数的很多知识点，这些知识储备是大家进入大学学习高等数学的"打怪升级装备". **函数**是客观世界中变量之间依从关系的一种反映，它也是微积分研究的主要对象，我们将围绕函数的动态属性进行更广泛的探讨. **极限**是微积分中最重要和最基本的工具，它刻画了变量的变化趋势，是初等数学与高等数学的分水岭. 有了极限，人们能够以高等数学的观点和技术来研究函数，从而迎来了从常量数学到变量数学的飞跃. 本章将介绍极限的概念和运算规则，可以帮助同学们建立起关于极限的直观意识. 医学领域中研究的许多现象，如人体的体温变化、血液流动等，都需要用到函数的连续性，**连续**不仅可以作为极限概念的一种应用，也可以作为求解极限的一种方法.

准备好了吗？ 让我们一起进入高等数学的殿堂吧！

1.1 函数的基本概念

1.1.1 医药生物学中的函数现象

先让我们来看两个实际问题.

例1 假设某外界环境温度对人体代谢率的影响参见表 1-1.

表 1-1 外界环境温度与人体代谢率

环境温度(℃)	4	10	20	30	38
代谢率[kJ/(h·m^2)]	251.2	184.2	167.4	169.5	226

我们先画个图，直观感受一下. 在直角坐标系中，每一对数值可以找出一个点，于是便得到 A、B、C、D、E 五个点，参见图 1-1. 可以发现，环境温度太低或太高对代谢率都有较大的影响，只有温度在 20℃左右时代谢率最低，所以临床做基础代谢率研究时，就要保持室内温度在 20℃左右.

这个简单的例子展示了某环境温度对人体代谢率的影响. 这可以看作一种最简单的函数关系.

例2 在医药生物领域中，许多现象随时间推移按指数函数的规律变化，如：

(1)微生物菌落的繁殖规律和人口总数的生长规律都可使用关系式：$N(t) = n_0 e^{at}$.

(2)放射性同位素的衰变规律可使用关系式：$M(t) = m_0 e^{-kt}$.

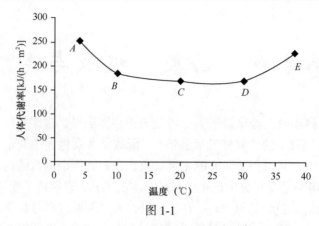

图 1-1

(3)药物最优剂量的确定可使用关系式：$C(t) = c_0 \mathrm{e}^{\frac{-t}{\tau}}$.

以上 3 个例子展示了用解析表达式描述的函数关系.

1.1.2 一元函数的概念

现实世界中的事物不是孤立的，而是相互联系着的. 事物的发展变化，本质上是量的变化，如自由落体运动中的路程与时间、婴儿的体重与成长时间、儿童服药剂量与儿童体重等. 它们说明了参与同一过程的变量之间有某种确定的关系存在. 在这种关系下，第一个变量取定了某一个数值，第二个变量也相应地取得某一个确定数值，如果抛开变量的具体意义，我们就可以抽象出函数的定义.

定义 1 在某一变化过程中有两个变量 x 和 y，若对于变量 x 在它的变化范围内所取的每一个值，依照某一对应规律 f，变量 y 都有确定的值与其相对应，则称 y 与 x 有函数关系，简称 y 是 x 的**函数**，记作 $y=f(x)$.

其中，变量 x 称为**自变量**，变量 y 称为**因变量**，自变量 x 的取值范围，称为此函数的**定义域**，记为 D. 与自变量的值相对应的因变量的值称为**函数值**，函数值的全体称为函数的**值域**，记为 R. 对于函数定义，作如下说明：

(1) 函数符号"f"是一个抽象的符号，作为变量之间依从关系的记号，也可用 g，h 等. 除了 $y=f(x)$，函数也可记作 $y=y(x)$.

(2) 构成函数有两个基本要素：一是函数的定义域，二是函数的对应法则 f. 两个函数若是同一个函数，则必须保证这两个基本要素完全相同. 例如，$y_1=x+1$ 与 $y_2 = \dfrac{x^2-1}{x-1}$，虽然对应规律相同，但定义域不同，前者是$(-\infty, +\infty)$，后者是$(-\infty, 1)\cup(1, +\infty)$，因此 y_1 和 y_2 这两个函数不是同一个的函数.

(3) 定义域：当 x 取 x_0 时，函数有确定的对应值 $f(x_0)$，那么就称函数 $f(x)$ 在 x_0 点处有定义. 因此，函数的定义域就是使函数有定义的自变量值的全体，而对应值 $f(x_0)$ 就是 x 在 x_0 点的函数值.

在实际问题中，函数的定义域由实际意义来确定. 如自由落体运动方程

$h=\dfrac{1}{2}gt^2$ 的定义域为 $\left[0, \sqrt{\dfrac{2h}{g}}\right]$，1~6 个月婴儿体重方程 $y=3+0.6x$ 的定义域为 [1, 6]. 这些是根据实际问题的意义来确定的.

在研究函数的动态属性时，经常会用到自变量某一点的邻域概念. 所谓**邻域**是指如果 x_0 是实数轴上一点，δ 为 (可任意小的) 正实数，则满足开区间 $x_0-\delta<x<x_0+\delta$ 的 x 的全体称为点 x_0 的**邻域**，记为 $U(x_0, \delta) = \{x \mid |x-x_0| < \delta\}$. 若函数在点 x_0 无定义，则称 $\overset{\circ}{U}(x_0, \delta) = \{x \mid 0 < |x-x_0| < \delta\}$ 为点 x_0 的**空心邻域**. 另外，适合开区间 $x_0-\delta<x<x_0$ 的 x 的全体称为点 x_0 的**左邻域**，适合开区间 $x_0<x<x_0+\delta$ 的 x 的全体称为点 x_0 的**右邻域**.

1.1.3 函数的表示法

通过例 1 和例 2，同学们已经看到了函数的不同表示方法. 实际上，一般来讲函数有三种常用的表示方法：解析法、列表法和图象法. 下面再次举例说明三种表示法的运用.

例 3 在临床处置中，医生有时候需要考虑患者身体的表面积 A，而体表面积一般不易测量，这时可以通过身高 H 和体重 W 来估算，研究人员根据经验构建的一个表达式为

$$A=cH^bW^a, \ \text{其中} \ a, b, c \ \text{为正的常数}.$$

这个表达式就是用解析法表示的函数关系. 解析法的优点是形式简明，便于用数学分析的方法对函数进行理论研究.

例 4 口服葡萄糖耐量试验. 对正常人、轻度糖尿病患者及重度糖尿病患者按每千克体重 1.75g 的量口服葡萄糖. 服糖前($t=0$ 时刻)及服糖后经过 0.5 小时、1 小时、2 小时、3 小时各测一次血糖，于是得到如表 1-2 的数据.

表 1-2　口服葡萄糖耐量试验

口服葡萄糖后时间(小时)	0	0.5	1	2	3
正常人血糖水平 y(mg%)	95	135	150	100	88
轻度糖尿病患者血糖水平 n(mg%)	115	150	175	165	120
重度糖尿病患者血糖水平 ys(mg%)	200	230	250	255	260

上述表格即为用列表法表示的函数关系. 同学们会发现列表法的优点在于知道了表中自变量的值，不经演算就能立刻得到对应的函数值. 缺点是不能把所有函数值都表达出来，总有一些自变量的函数值没有出现在列表里.

例 5 监护仪自动记录了患者一段时间内体温 T 的变化曲线，如图 1-2 所示. 对于这段时间内的任意时刻，都能读出患者体温 T 的值，即患者的体温 T 是时间 t 的一个函数 $T=T(t)$. 这是用图象法表达的函数关系. 如果记录的是静卧在床上健康人的体温 $T=37℃$. 它仍然是 t 的函数，此时无论何时，T 的取值总是 $37℃$. 反

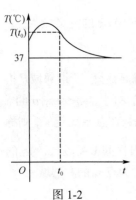

图 1-2

映在图象上则是平行于 t 轴的直线.

图象法是把自变量与因变量之间的函数关系借助图形表示出来. 函数的图象表示法在医学上经常使用, 例如利用仪器画出的心电图、脑电图, 就是把函数关系用曲线表示出来的.

同学们觉得哪种方法更好呢? 你还能再举出几个例子吗?

1.1.4 函数的几种特性

同学们在高中阶段就已经系统学习了函数的单调性、奇偶性、有界性和周期性, 那么你还记得这几种性质是如何描述的吗? 下面我们就对这些熟悉的性质进行回顾吧!

1. 函数的单调性

设函数 $f(x)$ 在某一区间内有定义. 若在定义域中取 $x_1 < x_2$ 时, 均有 $f(x_1) < f(x_2)$, 则称 $f(x)$ 是单调增加的; 反之, 任取 $x_1 < x_2$, 均有 $f(x_1) > f(x_2)$, 则称 $f(x)$ 是单调减少的. 二者均称为**单调函数**. 若函数在某区间内是单调的, 这个区间就叫作**单调区间**.

2. 函数的奇偶性

若函数 $f(x)$ 在其定义域内满足 $f(x) = f(-x)$, 则称 $f(x)$ 为**偶函数**. 若函数 $f(x)$ 在其定义域内满足 $f(x) = -f(-x)$, 则称 $f(x)$ 为**奇函数**. 如 $y = \cos x$ 为偶函数, $y = \sin x$ 为奇函数.

同学们对上一段关于函数奇偶性的描述有其他的看法吗? 其实以上函数奇偶性的描述缺少了一个前提条件——函数的定义域要关于原点对称! 想起这一点的同学已经掌握了判断函数奇偶性的 "精髓", 即先判断函数的定义域是否关于原点对称.

以上是对于函数奇偶性数学语言的描述, 在图象上, 同学们还记得奇、偶函数的图形特点吗? 答案是: 偶函数的图形关于 y 轴对称, 奇函数的图形关于原点对称.

3. 函数的有界性

若对于函数 $f(x)$, 在某个区间 I 上, 存在一个正数 M, 使得对于该区间上的任意 x, 总有 $|f(x)| \leqslant M$, 则说 $f(x)$ 为在该区间 I 上的**有界函数**.

如函数 $y = \sin x$ 和 $y = \cos x$ 是有界的. 因为有 $|\sin x| \leqslant 1$, $|\cos x| \leqslant 1$ 成立.

有界函数的图形必在直线 $y = M$ 与 $y = -M$ 之间的带形区域内, 如图 1-3 所示.

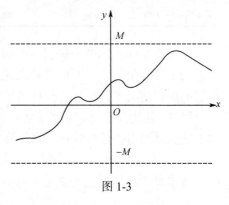

图 1-3

值得注意的是，一个函数是有界的还是无界的，必须指明所考虑的区间，因为同一个函数在某个区间上可能是有界的，但在另一个区间上却可能是无界的. 如 $y=\dfrac{1}{x}$ 在开区间$(0，1)$上是无界函数，但在闭区间$[1，3]$上是有界函数，因为在此区间上能找到 $M\geqslant 1$，使 $x\in[1，3]$时，$\left|\dfrac{1}{x}\right|\leqslant M$ 成立.

4. 函数的周期性

设函数 $y=f(x)$的定义域为 D，如果存在一个非零常数 T，使得对于任意一点 $x\in D$，$f(x+T)=f(x)$成立，则称 $f(x)$在 D 上为**周期函数**，T 称为 $f(x)$的**周期**. 通常所说的周期一般是指最小正周期. 如 $\sin x$、$\cos x$ 均为周期函数，它们的最小正周期为 2π；$\tan x$、$\cot x$ 也是周期函数，它们的最小正周期为 π.

周期函数的图象特点是在该函数的定义域内，每个长度为周期 T 的区间上所对应的曲线都具有相同的形状，如图 1-4 所示.

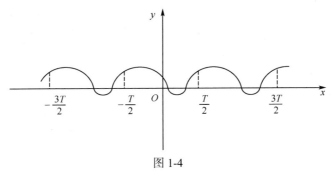

图 1-4

1.1.5 分段函数和反函数

1. 分段函数

有些函数，对于取定义域内自变量 x 不同的值，不能用一个统一的解析式表示，而要用两个或两个以上的式子表示，这类函数称为**分段函数**. 分段函数在实际医学问题中是十分常见的.

例 6 设某药物的每天的用药剂量为 y (单位：mg)，对于 16 岁以上(含 16 岁)的患者，每天的用药剂量是一个常数，设为 2mg，而对于 16 岁以下的患者，则每天的用药剂量 y 正比于年龄 x. 比例常数为 0.125mg/岁，其函数关系 (图 1-5)为

$$y=\begin{cases}0.125x，& 0<x<16，\\ 2，& x\geqslant 16.\end{cases}$$

这里，用药剂量 y 是年龄 x 的函数，但其函数关系由两个解析式表示.

2. 反函数

在一般情况下，通常将因变量表示成自变量的函数，但在研究某些问题时，需要把自变量表示成因变量的函数，这就产生了反函数的概念.

定义 2 设函数 $y=f(x)$ 的定义域为 D，值域为 R. 若对于任意一个 $y \in R$，有唯一一个 $x \in D$ 与之相对应，则 x 与 y 的对应关系在 R 上定义了一个新函数，称为函数 $y=f(x)$ 的**反函数**，记为 $x=f^{-1}(y)$.

若把函数 $y=f(x)$ 称为直接函数，则直接函数的定义域(或值域)恰好是其反函数 $x=f^{-1}(y)$ 的值域(或定义域). 在一般情况下，如果 $y=f(x)$ 在某个区间有定义且是单调函数，就能保证它的反函数 $x=f^{-1}(y)$ 存在. 同时，函数与其反函数的图形关于 $y=x$ 对称.

例如，指数函数 $y=a^x(a>0,\ a\neq1)$ 在其定义域 $(-\infty,\ +\infty)$ 上是单调函数，它的值域是 $(0,\ +\infty)$，所以它的反函数，也就是对数函数 $x=\log_a y$ 存在，其定义域是 $(0,\ +\infty)$，即 $y\in(0,\ +\infty)$，值域是 $(-\infty,\ +\infty)$.

一般地，人们常用 x 表示自变量，用 y 表示因变量，这时 $y=f(x)$ 的反函数 $x=f^{-1}(y)$ 就可以写成 $y=f^{-1}(x)$(图 1-6). 如函数 $y=a^x$ 的反函数一般不写成 $x=\log_a y$，而是习惯上写成 $y=\log_a x$.

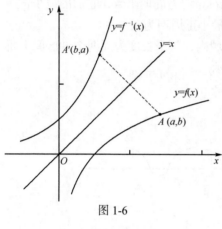

图 1-6

1.1.6 初等函数概述

1. 基本初等函数

基本初等函数包括幂函数、指数函数、对数函数、三角函数和反三角函数. 它们的表达式、定义域、图象及主要性质见表 1-3.

表 1-3 基本初等函数

函数	表达式	定义域	图形	特征
幂函数	$y=x^a$ $(a\neq0)$	a 取不同值时，函数定义域也不同，但在 $(0,+\infty)$ 内都有定义		图象都过 $(1，1)$ 点，且当 $a>0$ 时图象在第一象限内为增函数，$a<0$ 时图象为减函数；若 a 为偶数，图象关于 y 轴对称，a 为奇数，图象关于原点对称

续表

函数	表达式	定义域	图形	特征
指数函数	$y = a^x$ $\begin{pmatrix} a > 0, \\ a \neq 1 \end{pmatrix}$	$(-\infty, +\infty)$		图象在 x 轴上方，且过点 $(0, 1)$，当 $0<a<1$ 时，图象为减函数；当 $a >1$ 时，图象为增函数
对数函数	$y = \log_a x$ $\begin{pmatrix} a > 0, \\ a \neq 1 \end{pmatrix}$	$(0, +\infty)$		图象在 y 轴右侧，且过点 $(1, 0)$，当 $0<a<1$ 时，为减函数；当 $a>1$ 时，为增函数
三角函数 正弦函数	$y = \sin x$	$(-\infty, +\infty)$		以 2π 为周期的奇函数，$|\sin x| \leqslant 1$
余弦函数	$y = \cos x$	$(-\infty, +\infty)$		以 2π 为周期的偶函数，$|\cos x| \leqslant 1$
正切函数	$y = \tan x$	$x \neq (2k+1)\dfrac{\pi}{2}$ $(k = 0, \pm 1, \pm 2, \cdots)$		以 π 为周期的奇函数，在区间 $\left(-\dfrac{\pi}{2}, \dfrac{\pi}{2}\right)$ 内为增函数
余切函数	$y = \cot x$	$x \neq k\pi$ $(k = 0, \pm 1, \pm 2, \cdots)$		以 π 为周期的奇函数，在区间 $(0, \pi)$ 内为减函数

续表

函数	表达式	定义域	图形	特征
三角函数	正割函数 $y = \sec x$ $= \dfrac{1}{\cos x}$	$x \ne k\pi + \dfrac{\pi}{2}$ $(k = 0, \pm 1, \pm 2, \cdots)$		以 2π 为周期的偶函数，即 $|\sec x| \geqslant 1$
	余割函数 $y = \csc x$ $= \dfrac{1}{\sin x}$	$x \ne k\pi$ $(k = 0, \pm 1, \pm 2, \cdots)$		以 2π 为周期的奇函数，即 $|\csc x| \geqslant 1$
反三角函数	反正弦函数 $y = \arcsin x$	$[-1, 1]$		值域为 $\left[-\dfrac{\pi}{2}, \dfrac{\pi}{2}\right]$，为单调递增、奇函数
	反余弦函数 $y = \arccos x$	$[-1, 1]$		值域 $[0, \pi]$，为单调递减函数
	反正切函数 $y = \arctan x$	$(-\infty, +\infty)$		值域为 $\left(-\dfrac{\pi}{2}, \dfrac{\pi}{2}\right)$，为单调递增、奇函数

续表

函数	表达式	定义域	图形	特征
反三角函数 反余切函数	$y=\text{arccot}x$	$(-\infty,+\infty)$		值域 $(0,\pi)$，为单调递减函数

2. 复合函数

在实际问题中常有这样的情况，因变量 y 与自变量 x 的联系不是直接的，而是通过另一个变量联系起来的.

例如：设有一个质量为 m 的物体，以初速 v_0 向上抛. 求它的动能 E 与时间 t 的关系. 由物理学知道 $E=\dfrac{1}{2}mv^2$，即动能是速度的函数. 若略去空气阻力不计，则 $v=v_0-gt$，即速度是时间的函数. 这样，动能与时间的关系可以写成 $E=\dfrac{1}{2}m(v_0-gt)^2$，$E$ 通过 v 而成为 t 的函数.

定义 3　设变量 y 是变量 u 的函数，变量 u 又是变量 x 的函数，即 $y=f(u)$，$u=p(x)$. 如果变量 x 的某些值通过变量 u 可以确定变量 y 的值，则称 y 是 x 的**复合函数**，记为 $y=f(p(x))$.

变量 u 称为**中间变量**. 复合函数概念可以推广到多个函数构成情况，此时函数是通过多个中间变量的传递而构成的.

例 7　分析 $y=\sin(e^x)$ 的复合结构.

解　这个函数由 $y=\sin u$，$u=e^x$ 两个基本初等函数复合而成.

例 8　分析 $y=\sqrt[3]{\lg a^x}$ $(a>0, a\neq1)$ 的复合结构.

解　这个函数由 $y=\sqrt[3]{u}$，$u=\lg v$，$v=a^x$ 三个基本初等函数复合而成.

例 9　分析 $y=\arcsin(\ln\tan(x^2))$ 的复合结构.

解　这个函数由 $y=\arcsin u$，$u=\ln v$，$v=\tan w$，$w=x^2$ 四个基本初等函数复合而成.

例 10　设 $f(x)=x^2$，$g(x)=\dfrac{x}{1-x}$，试求：$f[g(x)]$，$f[f(x)]$，$g[f(x)]$，$g[g(x)]$.

解　$f[g(x)]=\left(\dfrac{x}{1-x}\right)^2$，$f[f(x)]=(x^2)^2=x^4$，

$$g[f(x)]=\dfrac{x^2}{1-x^2}，\quad g[g(x)]=\dfrac{\dfrac{x}{1-x}}{1-\dfrac{x}{1-x}}=\dfrac{x}{1-2x}.$$

3. 初等函数

定义 4 由基本初等函数经过有限次四则运算以及函数复合所得到的仅用一个解析式表达的函数，称为**初等函数**.

例如：$y=\dfrac{\sin x}{\sqrt{1-\cos x}}$，$y=x\ln x-\cos(1+\tan x)$ 等都是初等函数.

1.2 函数的极限

1.2.1 数列的极限

数列是一个以正整数集为定义域的函数 f，每给一个正整数 n，都有一个数 $x_n=f(n)$ 与之对应，也可以说，数列就是能用正整数编号的一串数，数列有时也称作**序列**，它经常写作 x_1, x_2, x_3, $\cdots$, x_{n-1}, x_n, $\cdots$ 或 $\{x_n\}$. 其中第 n 项 x_n 叫作数列的**通项**或**一般项**. 下面看几个数列.

例 11 数列 $\left\{\dfrac{1}{n}\right\}$：$1$, $\dfrac{1}{2}$, $\dfrac{1}{3}$, $\cdots$, $\dfrac{1}{n}$, $\cdots$.

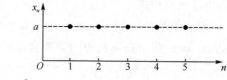

例 12 数列 $\{a\}$：a, a, a, $\cdots$, a, $\cdots$.

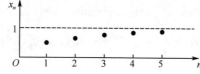

例 13 数列 $\left\{\dfrac{n}{n+1}\right\}$：$\dfrac{1}{2}$, $\dfrac{2}{3}$, $\dfrac{3}{4}$, $\cdots$, $\dfrac{n}{n+1}$, $\cdots$.

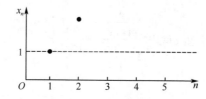

例 14 数列 $\{n\}$：1, 2, 3, $\cdots$, n, $\cdots$.

例 15 数列 $\{(-1)^{n-1}\}$：1，-1，1，$\cdots$，$(-1)^{n-1}$，$\cdots$.

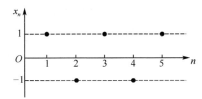

观察上面的例子，同学们能否说出这些数列的特点呢？我们可以看到，当 n 越来越大(记为 $n \to \infty$)时，数列 $\{x_n\}$ 的变化趋势不同. 一般地，可以归纳为以下三种情况.

(1) x_n 与某一常数 A 无限接近或相等. 如例 11、例 12、例 13.

(2) x_n 趋向于无穷. 如例 14.

(3) x_n 无固定趋势. 如例 15.

所谓数列的极限问题，就是要讨论在 n 无限增大的过程中，数列取值的变化趋势.

定义 5 对于数列 $\{x_n\}$，如果当 n 无限增大时，对应的 x_n 无限接近某一个确定的常数 A(数列的取值可以等于 A，也可以与 A 的距离要多接近就有多接近)，则称 A 为数列 $\{x_n\}$ 的**极限**(或称数列 $\{x_n\}$ 收敛于 A)，记为 $\lim\limits_{n\to\infty} x_n = A$ 或 $x_n \to A(n\to\infty)$，否则称数列 $\{x_n\}$ **发散**.

根据**定义 5** 知 $\lim\limits_{n\to\infty}\dfrac{1}{n}=0$，$\lim\limits_{n\to\infty}a=a$，$\lim\limits_{n\to\infty}\dfrac{n}{n+1}=1$，而数列 $\{n\}$，$\{(-1)^{n-1}\}$ 是发散的.

以上 3 个极限判断都比较简单，下面我们加深一些难度，看看如何求解以下数列的极限.

例 16 求数列极限 $\lim\limits_{n\to\infty}\dfrac{3n^2+2n-5}{2n^2-n+7}$.

解 $\lim\limits_{n\to\infty}\dfrac{3n^2+2n-5}{2n^2-n+7}=\lim\limits_{n\to\infty}\dfrac{3+\dfrac{2}{n}-\dfrac{5}{n^2}}{2-\dfrac{1}{n}+\dfrac{7}{n^2}}=\dfrac{3}{2}$.

例 17 求数列极限 $\lim\limits_{n\to\infty}(\sqrt{n+1}-\sqrt{n})$.

解 $\lim\limits_{n\to\infty}(\sqrt{n+1}-\sqrt{n})=\lim\limits_{n\to\infty}\dfrac{(\sqrt{n+1}-\sqrt{n})(\sqrt{n+1}+\sqrt{n})}{\sqrt{n+1}+\sqrt{n}}=\lim\limits_{n\to\infty}\dfrac{1}{\sqrt{n+1}+\sqrt{n}}=0$.

同学们是不是对数列的极限有点感觉了，下面我们再做 3 题加深印象. 例 18 至例 20 都是在基础数列上加一些滤镜，使它们看起来不太一样，请同学们慢慢去掉滤镜，完成数列极限的计算.

例 18 求数列 $\lim\limits_{n\to\infty}\left[\dfrac{1}{1\cdot 2}+\dfrac{1}{2\cdot 3}+\cdots+\dfrac{1}{n\cdot(n+1)}\right]$.

解 $\lim\limits_{n\to\infty}\left[\dfrac{1}{1\cdot 2}+\dfrac{1}{2\cdot 3}+\cdots+\dfrac{1}{n\cdot(n+1)}\right]=\lim\limits_{n\to\infty}\left[\left(1-\dfrac{1}{2}\right)+\left(\dfrac{1}{2}-\dfrac{1}{3}\right)+\cdots+\left(\dfrac{1}{n}-\dfrac{1}{n+1}\right)\right]$

$$=\lim\limits_{n\to\infty}\left[1-\dfrac{1}{n+1}\right]=1.$$

例 19 求数列极限 $\lim\limits_{n\to\infty}\dfrac{2^{n+1}+3^{n+1}}{2^n+3^n}$.

解 $\lim\limits_{n\to\infty}\dfrac{2^{n+1}+3^{n+1}}{2^n+3^n}=\lim\limits_{n\to\infty}\dfrac{2\left(\dfrac{2}{3}\right)^n+3}{\left(\dfrac{2}{3}\right)^n+1}=3.$

例 20 求数列极限 $\lim\limits_{n\to\infty}\dfrac{n^5+2n^3-3}{3n^3-n^2+9n}$.

解 $\lim\limits_{n\to\infty}\dfrac{n^5+2n^3-3}{3n^3-n^2+9n}=\lim\limits_{n\to\infty}\dfrac{1+\dfrac{2}{n^2}-\dfrac{3}{n^5}}{\dfrac{3}{n^2}-\dfrac{1}{n^3}+\dfrac{9}{n^4}}=\infty.$

于是,我们可以说例 18 和例 19 中的数列是收敛的,而例 20 的数列是发散的.

1.2.2 函数的极限

对于函数 $y=f(x)$,自变量 x 的变化趋势有两种情形:一种是自变量 x 的绝对值无限增大(记为 $x\to\infty$);另一种是自变量的值无限趋近于某一定值 x_0(记为 $x\to x_0$).下面我们分别考察这两种情况下函数 $y=f(x)$ 的变化趋势.

1. $x\to\infty$ 时函数的极限

数列是一种特殊的函数,那么数列极限也是一种特殊的函数极限,如数列 $\left\{\dfrac{1}{n}\right\}$,当 n 趋于无穷时,极限值为 0.若把 n 换成 x,则 $\dfrac{1}{n}$ 变成函数 $\dfrac{1}{x}$,当 x 连续取值并趋于无穷时,对应的函数值将无限趋近于 0.

定义 6 当自变量 x 的绝对值无限增大时,如果函数 $f(x)$ 无限趋近某一个确定的常数 A,就称当 x 趋于无穷大时,函数 $f(x)$ 以 A 为**极限**(或称函数 $f(x)$ 收敛于 A),记为 $\lim\limits_{x\to\infty}f(x)=A$ 或 $f(x)\to A(x\to\infty)$,否则称函数 $f(x)$ **发散**.

在定义中,自变量 x 的绝对值无限增大是指 $x\to\pm\infty$,例如,当 $x\to\pm\infty$ 时,函数 $\dfrac{1}{x}\to 0$ 可以统一为当 $x\to\infty$ 时,函数 $\dfrac{1}{x}\to 0$. 总结一下就是当 $x\to+\infty$ 函数的极限值等于 $x\to-\infty$ 函数的极限值时,才能说当 $x\to\infty$ 时函数的极限值存在,即我们有

如下**充分必要条件**：

$$\lim_{x\to+\infty} f(x) = \lim_{x\to-\infty} f(x) = A \Leftrightarrow \lim_{x\to\infty} f(x) = A.$$

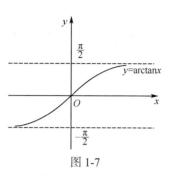

图 1-7

有时我们研究的问题需要分别考虑 $x\to+\infty$ 或 $x\to-\infty$ 的不同情况. 例如，对于函数 $y=\arctan x$，当 $x\to+\infty$ 时，$\arctan x\to\dfrac{\pi}{2}$，当 $x\to-\infty$ 时，$\arctan x\to-\dfrac{\pi}{2}$，如图 1-7 所示. 这样，根据上述充要条件，我们可判定 $\lim\limits_{x\to\infty}\arctan x$ 不存在. 又如函数 $y=2^x$，当 $x\to-\infty$ 时，$2^x\to0$，而当 $x\to+\infty$ 时，2^x 的极限不存在.

2. $x\to x_0$ 时函数的极限

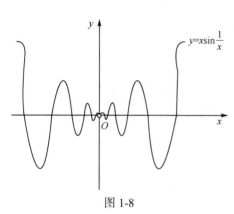

图 1-8

自变量 $x\to x_0$ 时，函数 $f(x)$ 的极限与 $x\to\infty$ 时函数 $f(x)$ 的极限的区别只是自变量 x 的变化趋势不同. 函数 $f(x)=x\sin\dfrac{1}{x}$ 的图形变化曲线如图 1-8 所示. 从图看出，x 从零点的右侧无限接近零，函数 $f(x)$ 无限趋向零；x 从零点的左侧无限接近零，函数 $f(x)$ 也无限趋向零. 因此，通过直观判定，自变量 x 无限接近零点时，函数值也将无限趋向常数零，即有 $\lim\limits_{x\to0}x\sin\dfrac{1}{x}=0$. 这里显然 $x\neq0$.

定义 7 设函数 $f(x)$ 在点 x_0 的某个邻域内有定义(点 x_0 可以除外)，当自变量 x 以任意方式无限趋近于定点 x_0 时，如果函数 $f(x)$ 无限趋近于某一个确定的常数 A，就称当 x 趋近于 x_0 时，函数 $f(x)$ 以 A 为**极限**(或**收敛于 A**)，记为 $\lim\limits_{x\to x_0} f(x) = A$ 或 $f(x)\to A(x\to x_0)$. 如果当 $x\to x_0$ 时，$f(x)$ 不趋近一个常数，则称当 $x\to x_0$ 时，$f(x)$ 的**极限不存在**(或称为**发散**). 例如，$\lim\limits_{x\to1}\dfrac{1}{x}=1$，当 $x\to0$ 时，$\dfrac{1}{x}$ 和 $\sin\dfrac{1}{x}$ 的极限都不存在. 显然，前者趋于无穷大，而后者在 -1 与 1 之间波动. 对于前者，也常记为 $\lim\limits_{x\to0}\dfrac{1}{x}=\infty$ 或 $\dfrac{1}{x}\to\infty\,(x\to0)$.

需要注意的是：我们虽然书写为 $\lim\limits_{x\to0}\dfrac{1}{x}=\infty$ 这样的表达式，但这样做只是为了描述上的方便而已，而实际上其含义仍然是极限不存在.

根据定义，当 $x\to x_0$ 时，曲线 $y=f(x)$ 与直线 $y=A$ 上两个对应点的直线距离也

都趋于零，即 $|f(x)-A|\to 0$.

函数的极限值与函数值的意义不同，函数在某点处是否有极限取决于它在此点的某个邻域内是否有定义，而与该点本身是否有定义无关，如 $\lim\limits_{x\to 0}x\sin\dfrac{1}{x}=0$.

定义中，$x\to x_0$ 有两个变化方向，它既可以从 x_0 点的左侧趋于 x_0，又可以从 x_0 点的右侧趋于 x_0. 若仅从 x_0 点的左侧趋于 x_0，记 $x\to x_0^-$，函数极限存在，则这时的极限称为 $f(x)$ 在点 x_0 的**左极限**，记为 $\lim\limits_{x\to x_0}f(x)=A$ 或者 $f(x_0^-)=A$；类似可以定义**右极限**，记为 $\lim\limits_{x\to x_0^+}f(x)=A$，或者 $f(x_0^+)=A$. 函数的左右极限统称为**单侧极限**.

同样，当 $x\to x_0$ 时，我们可得函数 $f(x)$ 极限存在的**充分必要条件**是函数 $f(x)$ 的左、右极限同时存在且相等，也即

$$\lim\limits_{x\to x_0^-}f(x)=\lim\limits_{x\to x_0^+}f(x)=A\Leftrightarrow \lim\limits_{x\to x_0}f(x)=A.$$

也就是说，如果函数 $f(x)$ 的左、右极限至少有一个不存在或这两个极限都存在但不相等，这时函数 $f(x)$ 的极限就不存在. 针对这个充分必要条件，我们可通过如下例子来进行说明.

例 21 讨论函数 $f(x)=\begin{cases}x+1, & x<0,\\ 0, & x=0,\\ x-1, & x>0\end{cases}$ 当 $x\to 0$ 时的极限.

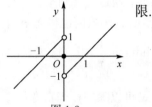

图 1-9

解 这是分段函数，$f(x)$ 在 $x=0$ 处的左、右极限分别为
$$\lim\limits_{x\to 0^-}f(x)=\lim\limits_{x\to 0^-}(x+1)=1,$$
$$\lim\limits_{x\to 0^+}f(x)=\lim\limits_{x\to 0^+}(x-1)=-1.$$

由于左极限不等于右极限，所以由上述充要条件可判断，当 $x\to 0$ 时，函数 $f(x)$ 的极限不存在(图 1-9).

1.2.3 无穷小量与无穷大量

当 $f(x)$ 在某种条件下(如 $x\to x_0$ 或 $x\to\infty$)的极限为 0，我们就说在该条件下 $f(x)$ 是**无穷小量**，简称无穷小.

若函数 $f(x)$ 以定数 A 为极限，则 $f(x)-A$ 以 0 为极限. 可见函数 $f(x)$ 以 A 为极限与 $f(x)-A$ 为无穷小量是一回事，可记作 $\alpha=f(x)-A$，则 $f(x)=A+\alpha$(α 为无穷小).

即具有极限的函数等于它的极限与一个无穷小量之和.

无穷小量具有以下性质：

(1)有限个无穷小量的代数和是无穷小量. 这里需注意无限个无穷小量的代数和不一定是无穷小量.

(2)有界函数与无穷小量的乘积是无穷小量. 有限个无穷小量的乘积仍为无穷

小量.

我们可以回看之前的一个例子,当 $x \to 0$ 时,x 是无穷小量,$\sin \dfrac{1}{x}$ 是有界函数,故 $x\sin \dfrac{1}{x}$ 是无穷小量. 下面给出一个相似的例题.

例 22 求 $\lim\limits_{x \to \infty} \dfrac{\sin x}{x}$.

解 当 $x \to \infty$ 时,$\sin x$ 是有界函数,$\dfrac{1}{x}$ 是无穷小量,所以 $\dfrac{\sin x}{x}$ 也是无穷小量.

即 $\lim\limits_{x \to \infty} \dfrac{\sin x}{x} = 0$.

不过,同学们必须注意的是:两个无穷小量之商不一定是无穷小量. 如当 $x \to 0$ 时,x 与 $2x$ 均为无穷小量,但 $\lim\limits_{x \to 0} \dfrac{2x}{x} = 2 \neq 0$,其商不是无穷小量.

若 $\lim\limits_{x \to x_0} f(x) = \infty$(或 $\lim\limits_{x \to \infty} f(x) = \infty$),则称 $f(x)$ 为当 $x \to x_0$(或 $x \to \infty$)时的**无穷大量**,简称**无穷大**. 例如 $\lim\limits_{x \to 1} \dfrac{1}{x-1} = \infty$,则函数 $\dfrac{1}{x-1}$ 为当 $x \to 1$ 时的无穷大量.

无穷小量的倒数是无穷大量,无穷大量的倒数是无穷小量. 例如,当 $x \to 1$ 时,$x-1$ 是无穷小量,而 $\dfrac{1}{x-1}$ 则为无穷大量.

使用无穷小与无穷大概念有两点需要注意:

(1) 判断一个函数为无穷小或无穷大时,必须指明自变量的变化趋势. 例如,函数 $y = \dfrac{1}{x-1}$ 当 $x \to 1$ 时,它是无穷大,但当 $x \to \infty$ 时,它是无穷小,而 $x \to 0$ 时,它的极限又是 -1,既不是无穷大,也不是无穷小.

(2) 无穷大或者无穷小都不是常数. 不能把某个很小的数说成是无穷小(但 0 除外,想想为什么呢?),也不能把很大的数说成是无穷大.

1.2.4 无穷小的比较与阶

在同一个变化过程中的两个无穷小,虽然极限都为零,但它们趋于零的快慢程度可能有所不同. 比较两个无穷小快慢差异的方法,是看这两个无穷小的比值在这一极限过程中的变化趋势如何. 例如,当 $x \to 0$ 时,$\dfrac{x^2}{x}$,$\dfrac{2x}{x}$,$\dfrac{x}{x^2}$,$\dfrac{x\sin \dfrac{1}{x}}{x}$ 都是两个无穷小之比,它们的极限分别是:0,2,∞,不存在(但有界).

为此,我们对无穷小比值的极限情况作如下定义,并用无穷小的阶来表达其趋于零的快慢程度.

定义 8 设 $\alpha = \alpha(x)$,$\beta = \beta(x)$ 是同一变化过程中的两个无穷小,且 $\alpha \neq 0$.

(1) 如果 $\lim\dfrac{\beta}{\alpha}=0$，则称 β 是相对于 α 的**较高阶无穷小**. 记为 $\beta(x)=o(\alpha(x))$.

(2) 如果 $\lim\dfrac{\beta}{\alpha}=\infty$，则称 β 是相对于 α 的**较低阶无穷小**.

(3) 如果 $\lim\dfrac{\beta}{\alpha}=c\neq0$，则称 β 与 α 是**同阶无穷小**. 特别地，当 $c=1$ 时. 称 β 与 α 是**等价无穷小**，记为 $\beta\sim\alpha$.

此外，若 x 是一无穷小，而无穷小 $f(x)$ 与 $x^k(k>0)$ 同阶，就称 $f(x)$ 是相对于 x 的 **k 阶无穷小**.

例如，因 $\lim\limits_{x\to0}\dfrac{x}{2x}=\dfrac{1}{2}$，故当 $x\to0$ 时，x 与 $2x$ 为同阶无穷小；因 $\lim\limits_{x\to0}\dfrac{x^3}{x^2}=\lim\limits_{x\to0}x=0$，故当 $x\to0$ 时，x^3 为相对于 x^2 的较高阶无穷小.

至此，同学们对于无穷小、无穷大和等价无穷小都有了一定的认识，那么无穷小等价到底能起到什么作用呢？其实，无穷小等价的意义在于，在进行某些无穷小之比的极限运算时，无穷小可用其等价无穷小进行替换，以使得运算简单便捷. 具体来讲，就是在求乘积或者商的极限时，无穷小因式可以用它的等价因式来替换，也有如下定理.

定理 1 若函数 $\alpha(x),\beta(x),\gamma(x)$ 在 x_0 的某邻域内有定义，且 $\alpha(x)$ 和 $\beta(x)$ 是等价无穷小，则有

(1) $\lim\limits_{x\to x_0}\alpha(x)\cdot\gamma(x)=\lim\limits_{x\to x_0}\beta(x)\cdot\gamma(x)$；

(2) $\lim\limits_{x\to x_0}\dfrac{\alpha(x)}{\gamma(x)}=\lim\limits_{x\to x_0}\dfrac{\beta(x)}{\gamma(x)}$.

需注意的是：当 $x\to x_0^+$，$x\to x_0^-$，$x\to\pm\infty$，$x\to\infty$ 时，上述定理的结论依然成立.

该定理告诉我们利用无穷小等价可以化简极限式，在后面的极限例题中，结合极限的运算法则，同学们会发现等价无穷小如何让求解过程变得简单，让我们拭目以待吧.

1.2.5 极限的运算

1. 极限的四则运算法则

极限的四则运算法则能把较复杂的求极限问题转化为简单的问题来逐个处理.

定理 2 若在自变量 x 的某一个变化过程中，函数 $f(x)$ 和 $g(x)$ 的极限都存在，分别为 A 和 B，即 $\lim f(x)=A$，$\lim g(x)=B$，则

(1) $\lim[f(x)\pm g(x)]=\lim f(x)\pm\lim g(x)=A\pm B$；

(2) $\lim[f(x)g(x)]=\lim f(x)\lim g(x)=AB$.

特别地，$\lim kf(x)=k\lim f(x)=kA$（k 为常数）；

$\lim \left[f(x) \right]^n = \left[\lim f(x) \right]^n = A^n$，其中 n 为正整数.

(3)当 $B \neq 0$，$\lim \dfrac{f(x)}{g(x)} = \dfrac{\lim f(x)}{\lim g(x)} = \dfrac{A}{B}$.

以上运算法则可以总结为，两个函数和、差、积、商的极限，等于这两个函数各自极限的和、差、积、商. 对这样的总结，同学们比较容易记忆吧.

例 23　求 $\lim\limits_{x \to 3} \left(2x^2 - \mathrm{e}^x \cdot \sin x - \dfrac{x}{\ln x} \right)$.

解　$\lim\limits_{x \to 3} \left(2x^2 - \mathrm{e}^x \cdot \sin x - \dfrac{x}{\ln x} \right) = \lim\limits_{x \to 3} 2x^2 - \lim\limits_{x \to 3} \mathrm{e}^x \cdot \sin x - \lim\limits_{x \to 3} \dfrac{x}{\ln x}$

$$= 2 \lim\limits_{x \to 3} x^2 - \lim\limits_{x \to 3} \mathrm{e}^x \cdot \lim\limits_{x \to 3} \sin x - \dfrac{\lim\limits_{x \to 3} x}{\lim\limits_{x \to 3} \ln x}$$

$$= 2 \cdot 3^2 - \mathrm{e}^3 \cdot \sin 3 - \dfrac{3}{\ln 3}.$$

实际上，将函数极限的四则运算法则和函数各种变形的技巧相结合，可以求解很多函数极限的问题，下面我们加深一点难度，同学们先来尝试一下自己解决吧.

例 24　求 $\lim\limits_{x \to 1} \dfrac{x - 1}{x^2 - 3x + 2}$.

解　$\lim\limits_{x \to 1} \dfrac{x - 1}{x^2 - 3x + 2} = \lim\limits_{x \to 1} \dfrac{x - 1}{(x - 1)(x - 2)} = \lim\limits_{x \to 1} \dfrac{1}{x - 2} = -1$.

例 25　求 $\lim\limits_{x \to \infty} \dfrac{2x^2 + 3x + 1}{x^2 - 100x}$.

解　当 $x \to \infty$ 时，分子和分母都趋向于无穷，无法直接利用上述除法法则. 我们先将分子和分母同时除以它们的最高次幂 x^2，得

$$\lim\limits_{x \to \infty} \dfrac{2x^2 + 3x + 1}{x^2 - 100x} = \lim\limits_{x \to \infty} \dfrac{2 + \dfrac{3}{x} + \dfrac{1}{x^2}}{1 - \dfrac{100}{x}} = \dfrac{2 + 0 + 0}{1 - 0} = 2.$$

例 26　求 $\lim\limits_{x \to 0} \dfrac{\sqrt{x + 1} - 1}{x}$.

解　$\lim\limits_{x \to 0} \dfrac{\sqrt{x + 1} - 1}{x} = \lim\limits_{x \to 0} \dfrac{\left(\sqrt{x + 1} - 1 \right)\left(\sqrt{x + 1} + 1 \right)}{x \left(\sqrt{x + 1} + 1 \right)} = \lim\limits_{x \to 0} \dfrac{x}{x \left(\sqrt{x + 1} + 1 \right)}$

$$= \lim\limits_{x \to 0} \dfrac{1}{\sqrt{x + 1} + 1} = \dfrac{1}{2}.$$

(可知 $x \to 0$ 时 $\sqrt{x + 1} - 1$ 与 x 是同阶无穷小，但 $\sqrt{x + 1} - 1$ 与 $\dfrac{x}{2}$ 是等价无穷小).

接下来我们来了解两个有趣的极限判别准则.

2. 极限存在性判别准则

准则 1(两边夹准则) 若在同一极限过程中，三个函数 $g(x)$，$f(x)$，$h(x)$ 之间有关系 $g(x) \leqslant f(x) \leqslant h(x)$，且 $\lim g(x) = A = \lim h(x)$，则 $\lim f(x) = A$.

例 27 用两边夹准则求 $\lim\limits_{x \to \infty} \dfrac{x + \sin^2 x^2}{x^2}$.

解 由 $0 \xleftarrow{x \to \infty} \dfrac{1}{x} < \dfrac{x + \sin^2 x^2}{x^2} < \dfrac{x + |x|}{x^2} = \dfrac{2}{|x|} \xrightarrow{x \to \infty} 0$，可知 $\lim\limits_{x \to \infty} \dfrac{x + \sin^2 x^2}{x^2} = 0$.

准则 2(单调有界准则) 单调有界数列一定有极限.

即对数列 $\{a_n\}$，若有 $a_1 \geqslant a_2 \geqslant \cdots \geqslant a_n \geqslant \cdots$(递减)，或 $a_1 \leqslant a_2 \leqslant \cdots \leqslant a_n \leqslant \cdots$(递增)，且对一切 n 有 $|a_n| \leqslant M$(有界)，则数列 $\{a_n\}$ 的极限必存在.

对函数极限，准则 2 也是有效的. 例如，$|\arctan x| \leqslant \dfrac{\pi}{2}$，且当 $x \to \pm\infty$ 时，$\arctan x$ 是单调的. 所以 $x \to \pm\infty$ 时，$\arctan x$ 的极限存在，$\lim\limits_{x \to \pm\infty} \arctan x = \pm\dfrac{\pi}{2}$.

以上介绍了极限的几种计算方法，接下来的两个重要极限更是我们计算极限时的重要工具，我们一起来探讨一下吧.

1.2.6 两个重要极限

1. $\lim\limits_{x \to 0} \dfrac{\sin x}{x} = 1$

由于变量 x 出现在三角函数里，作单位圆，使圆心角 $\angle AOB = x$(x 是弧度)，过 A 作圆的切线 AD 与 OB 的延长线 OD 交于 D，并过 A 作 OB 的垂线 AC 交于 C(图 1-10).

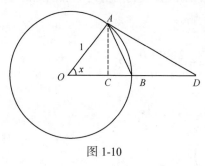

于是有这样的面积关系：$\triangle OAB$ 的面积 $<$ 扇形 OAB 的面积 $< \triangle OAD$ 的面积. 因为 $OA = OB = 1$，$AC = \sin x$，$AD = \tan x$，所以上边的面积关系等价于不等式 $\dfrac{1}{2}\sin x < \dfrac{1}{2}x < \dfrac{1}{2}\tan x$.

图 1-10

当 $0 < x < \dfrac{\pi}{2}$ 时，$\sin x > 0$，上式各项同除以 $\dfrac{1}{2}\sin x$，得 $1 < \dfrac{x}{\sin x} < \dfrac{1}{\cos x}$，也即

$$\cos x < \dfrac{\sin x}{x} < 1.$$

当 $x \to 0^+$ 时，$\cos x \to 1$. 由两边夹准则知 $\lim\limits_{x \to 0^+} \dfrac{\sin x}{x} = 1$；

当 $x<0$ 时，$-x>0$，则 $\lim\limits_{x\to 0^-}\dfrac{\sin x}{x}=\lim\limits_{x\to 0^-}\dfrac{\sin(-x)}{-x}=1$.

综合两者即得

$$\lim\limits_{x\to 0}\frac{\sin x}{x}=1\quad\text{或}\quad\lim\limits_{\Delta\to 0}\frac{\sin\Delta}{\Delta}=1.$$

注意　在第二个极限式子中，Δ 表示同一个任意形式的无穷小.

例 28　求 $\lim\limits_{x\to 0}\dfrac{\sin kx}{x}$.

解　令 $kx=t$，当 $x\to 0$ 时 $t\to 0$. 所以

$$\lim\limits_{x\to 0}\frac{\sin kx}{x}=\lim\limits_{x\to 0}k\frac{\sin kx}{kx}=k\lim\limits_{t\to 0}\frac{\sin t}{t}=k.$$

也可以这样求解：$\lim\limits_{x\to 0}\dfrac{\sin kx}{x}=\lim\limits_{kx\to 0}\left(\dfrac{\sin kx}{kx}\cdot k\right)=k\lim\limits_{kx\to 0}\dfrac{\sin kx}{kx}=k\cdot 1=k$，此时 $\Delta=kx$.

例 29　求 $\lim\limits_{x\to\infty}x\sin\dfrac{1}{x}$.

解　令 $t=\dfrac{1}{x}$，当 $x\to\infty$ 时 $t\to 0$. 所以

$$\lim\limits_{x\to\infty}x\sin\frac{1}{x}=\lim\limits_{t\to 0}\frac{\sin t}{t}=1.$$

以上两个例题都比较简单，下面的例 30 至例 32 则需要同学们自己来参透一下啦.

例 30　求 $\lim\limits_{x\to 0}\dfrac{1-\cos x}{x^2}$.

解　$\lim\limits_{x\to 0}\dfrac{1-\cos x}{x^2}=\lim\limits_{x\to 0}\dfrac{2\sin^2\dfrac{x}{2}}{x^2}=\dfrac{1}{2}\lim\limits_{x\to 0}\dfrac{\left(\sin\dfrac{x}{2}\right)^2}{\left(\dfrac{x}{2}\right)^2}=\dfrac{1}{2}\left[\lim\limits_{x\to 0}\dfrac{\sin\dfrac{x}{2}}{\dfrac{x}{2}}\right]^2=\dfrac{1}{2}$.

(可以得到 $1-\cos x$ 与 $\dfrac{1}{2}x^2$ 是等价无穷小，即 $1-\cos x\sim\dfrac{1}{2}x^2$).

例 31　求 $\lim\limits_{x\to 0}\dfrac{\arcsin x}{x}$.

解　令 $\arcsin x=t$，则 $x=\sin t$ 当 $x\to 0$ 时 $t\to 0$，所以

$$\lim\limits_{x\to 0}\frac{\arcsin x}{x}=\lim\limits_{t\to 0}\frac{t}{\sin t}=\lim\limits_{t\to 0}\frac{1}{\dfrac{\sin t}{t}}=1.$$

(可以得到 $\arcsin x$ 与 x 是等价无穷小，即 $\arcsin x\sim x$).

根据等价无穷小的定义，我们可以得到如下等价无穷小，当 $x\to 0$ 时，$\sin x\sim x$，$\arcsin x\sim x$，$1-\cos x\sim\dfrac{1}{2}x^2$，$\tan x\sim x$，$\arctan x\sim x$，$\ln(1+x)\sim x$，$e^x-1\sim x$，以

及 $\sqrt[n]{1+x}-1 \sim \dfrac{1}{n}x$. 利用等价无穷小可以对某些极限问题进行化简.

例 32 求 $\lim\limits_{x \to 0}\dfrac{\tan 3x}{\sin 4x}$.

解 当 $x \to 0$ 时, $\tan 3x \sim 3x$, $\sin 4x \sim 4x$, 故

$$\lim\limits_{x \to 0}\frac{\tan 3x}{\sin 4x}=\lim\limits_{x \to 0}\frac{3x}{4x}=\frac{3}{4}.$$

接下来的例 33 至例 36 需要同学们来完成, 记着要利用等价无穷小呀!

例 33 求 $\lim\limits_{x \to 0}\dfrac{\arcsin x}{x^3+3x}$.

解 当 $x \to 0$ 时, $\arcsin x \sim x$, 故

$$\lim\limits_{x \to 0}\frac{\arcsin x}{x^3+3x}=\lim\limits_{x \to 0}\frac{x}{x^3+3x}=\lim\limits_{x \to 0}\frac{1}{x^2+3}=\frac{1}{3}.$$

例 34 求 $\lim\limits_{x \to 0}\dfrac{1-\cos x}{x\tan x}$.

解 当 $x \to 0$ 时, $1-\cos x \sim \dfrac{1}{2}x^2$, $\tan x \sim x$, 故

$$\lim\limits_{x \to 0}\frac{1-\cos x}{x\tan x}=\lim\limits_{x \to 0}\frac{\dfrac{1}{2}x^2}{x^2}=\frac{1}{2}.$$

例 35 求 $\lim\limits_{x \to 0}\dfrac{\sqrt[3]{1+x}-1}{\tan x}$.

解 当 $x \to 0$ 时, $\sqrt[3]{1+x}-1 \sim \dfrac{1}{3}x$, $\tan x \sim x$, 故

$$\lim\limits_{x \to 0}\frac{\sqrt[3]{1+x}-1}{\tan x}=\lim\limits_{x \to 0}\frac{\dfrac{1}{3}x}{x}=\frac{1}{3}.$$

例 36 求 $\lim\limits_{x \to 0}\dfrac{\sqrt{1+x}-1}{\sin x}$.

解

方法一 $\lim\limits_{x \to 0}\dfrac{\sqrt{1+x}-1}{\sin x}=\lim\limits_{x \to 0}\dfrac{(\sqrt{1+x}-1)(\sqrt{1+x}+1)}{\sin x(\sqrt{1+x}+1)}=\lim\limits_{x \to 0}\dfrac{x}{\sin x(\sqrt{1+x}+1)}$

$$=\lim\limits_{x \to 0}\frac{x}{x(\sqrt{1+x}+1)}=\frac{1}{2}.$$

方法二 当 $x \to 0$ 时, $\sqrt{1+x}-1 \sim \dfrac{1}{2}x$ 及 $\sin x \sim x$,

$$\lim\limits_{x \to 0}\frac{\sqrt{1+x}-1}{\sin x}=\lim\limits_{x \to 0}\frac{\dfrac{1}{2}x}{x}=\frac{1}{2}.$$

例 37 求 $\lim\limits_{x\to 0}\dfrac{1-\cos(1-\cos x)}{x^4}$.

解 当 $x\to 0$ 时，$1-\cos(1-\cos x)\sim\dfrac{1}{2}(1-\cos x)^2$，

$$\lim_{x\to 0}\frac{1-\cos(1-\cos x)}{x^4}=\lim_{x\to 0}\frac{\dfrac{1}{2}(1-\cos x)^2}{x^4}=\lim_{x\to 0}\frac{\dfrac{1}{2}\left(\dfrac{x^2}{2}\right)^2}{x^4}=\frac{1}{8}.$$

2. $\lim\limits_{x\to\infty}\left(1+\dfrac{1}{x}\right)^x=\mathrm{e}$ 或 $\lim\limits_{x\to 0}(1+x)^{\frac{1}{x}}=\mathrm{e}$.

当 x 取自然数 n 时，n 逐渐增大，数列 $\left[\left(1+\dfrac{1}{n}\right)^n\right]$ 的变化趋势见表 1-4.

表 1-4　数列 $\left[\left(1+\dfrac{1}{n}\right)^n\right]$ 数值表

n	1	2	3	4	5	10	10^2	10^3	10^4	10^5	$\cdots$
$\left(1+\dfrac{1}{n}\right)^n$	2	2.250	2.370	2.441	2.488	2.594	2.705	2.717	2.7181	2.7182	$\cdots$

从表 1-4 看出，当 n 逐渐增大时，$\left(1+\dfrac{1}{n}\right)^n$ 也逐渐增大，当 $n\to\infty$ 时，

$$\left(1+\frac{1}{n}\right)^n\to 2.718281828459045\cdots,$$

把这个极限值记为 e，即 $\lim\limits_{n\to\infty}\left(1+\dfrac{1}{n}\right)^n=\mathrm{e}$. 当 n 为任何实数时，结论仍成立，即 $\lim\limits_{x\to\infty}\left(1+\dfrac{1}{x}\right)^x=\mathrm{e}$. 同时，如果令 $t=\dfrac{1}{x}$，则当 $x\to\infty$ 时，$t\to 0$，可得 $\lim\limits_{t\to 0}(1+t)^{\frac{1}{t}}=\mathrm{e}$，即 $\lim\limits_{x\to 0}(1+x)^{\frac{1}{x}}=\mathrm{e}$.

同样：对于第二重要极限的两个式子，可用 Δ 表示同一个任意形式的无穷小，于是则有

$$\lim_{\Delta\to\infty}\left(1+\frac{1}{\Delta}\right)^{\Delta}=\mathrm{e}\quad 或\quad \lim_{\Delta\to 0}(1+\Delta)^{\frac{1}{\Delta}}=\mathrm{e}.$$

形如 $f(x)^{g(x)}$ 的函数，我们称之为幂指函数. 第二个重要极限可以解决如上特殊类型的幂指函数的极限，下面介绍另一个可以求解幂指函数极限的法则.

若在自变量 x 的某一个变化过程中，函数 $f(x)$ 和 $g(x)$ 的极限都存在，分别为 A 和 B，即 $\lim f(x)=A$，$\lim g(x)=B$，且 $A>0$，则 $\lim f(x)^{g(x)}=A^B$.

例 38 求 $\lim\limits_{x\to\infty}\left(1+\dfrac{1}{5x}\right)^{x}$.

解 $\lim\limits_{x\to\infty}\left(1+\dfrac{1}{5x}\right)^{x}=\lim\limits_{x\to\infty}\left[\left(1+\dfrac{1}{5x}\right)^{5x}\right]^{\frac{1}{5}}=\left[\lim\limits_{x\to\infty}\left(1+\dfrac{1}{5x}\right)^{5x}\right]^{\frac{1}{5}}=\mathrm{e}^{\frac{1}{5}}$.

例 39 求 $\lim\limits_{x\to\infty}\left(1+\dfrac{2}{x}\right)^{x+1}$.

解 $\lim\limits_{x\to\infty}\left(1+\dfrac{2}{x}\right)^{x+1}=\lim\limits_{x\to\infty}\left(1+\dfrac{2}{x}\right)^{x}\lim\limits_{x\to\infty}\left(1+\dfrac{2}{x}\right)$

$$=\lim\limits_{x\to\infty}\left[\left(1+\dfrac{2}{x}\right)^{\frac{x}{2}}\right]^{2}=\mathrm{e}^{2}.$$

希望同学们在认真研究例 39 之后，再来完成接下来的 3 个例题哦.

例 40 求 $\lim\limits_{x\to\infty}\left(\dfrac{x+1}{x-1}\right)^{x}$.

解 $\lim\limits_{x\to\infty}\left(\dfrac{x+1}{x-1}\right)^{x}=\lim\limits_{x\to\infty}\left(1+\dfrac{2}{x-1}\right)^{\left(\frac{x-1}{2}\cdot 2+1\right)}$

$$=\lim\limits_{x\to\infty}\left[\left(1+\dfrac{2}{x-1}\right)^{\left(\frac{x-1}{2}\right)}\right]^{2}\cdot\lim\limits_{x\to\infty}\left(1+\dfrac{2}{x-1}\right)=\mathrm{e}^{2}.$$

例 41 求 $\lim\limits_{x\to 0}\sqrt[x]{1-2x}$.

解 $\lim\limits_{x\to 0}\sqrt[x]{1-2x}=\lim\limits_{x\to 0}[1+(-2x)]^{\frac{1}{x}}=\lim\limits_{x\to 0}[1+(-2x)]^{-\frac{1}{2x}(-2)}$

$$=\dfrac{1}{\left\{\lim\limits_{x\to 0}[1+(-2x)]^{-\frac{1}{2x}}\right\}^{2}}=\dfrac{1}{\mathrm{e}^{2}}=\mathrm{e}^{-2}.$$

例 42 求 $\lim\limits_{x\to 1}(1+\sin\pi x)^{\cot\pi x}$.

解 $\lim\limits_{x\to 1}(1+\sin\pi x)^{\cot\pi x}=\lim\limits_{x\to 1}\left[(1+\sin\pi x)^{\frac{1}{\sin\pi x}}\right]^{\cos\pi x}$

$$=\lim\limits_{x\to 1}\left[(1+\sin\pi x)^{\frac{1}{\sin\pi x}}\right]^{\lim\limits_{x\to 1}\cos\pi x}=\mathrm{e}^{-1}.$$

1.3 函数的连续性

自然界和日常生活中有许多现象，如人体体温的变化、生物体的生长、血液的流动等都是随时间连续变化的，这种现象在数学上的反映，就是函数的连续性.

1.3.1 函数的增量

自然现象中连续变动的量用函数来描述时都有这样一个特点：当自变量的值变化很小时，相应的函数值的变化也很小. 如胎儿的体重是孕育时间的函数，在很短的时间内，胎儿体重的变化是很小的. 为此，先引入函数的增量的概念.

为便于研究函数 $y = f(x)$ 在点 x_0 附近的变化情况，把点 x_0 附近的点 x 记为 $x_0 + \Delta x$，这时 $\Delta x = x - x_0$ 称为自变量由 x_0 变到 $x = x_0 + \Delta x$ 的 **增量**(或 **改变量**). 当自变量 x 由 x_0 变到 $x_0 + \Delta x$ 时，函数值由 $f(x_0)$ 变到 $f(x_0 + \Delta x)$. 我们称 $f(x_0 + \Delta x) - f(x_0)$ 为函数 $y = f(x)$ 在点 x_0 处的 **增量**(或 **改变量**)，记为 $\Delta y = f(x) - f(x_0) = f(x_0 + \Delta x) - f(x_0)$. 函数增量的几何意义如图 1-11 所示. 反映函数增量随自变量增量变化而变化.

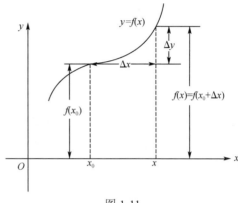

图 1-11

1.3.2 函数连续性

定义 9 设函数 $y = f(x)$ 在 x_0 点的某一个邻域内有定义，在 x_0 点给自变量以增量 $\Delta x = x - x_0$，相应地，函数的增量 $\Delta y = f(x) - f(x_0) = f(x_0 + \Delta x) - f(x_0)$，如果 $\lim\limits_{\Delta x \to 0} \Delta y = 0$，则称函数 $f(x)$ 在 x_0 点 **连续**，并称点 x_0 为函数 $f(x)$ 的 **连续点**.

将 $\lim\limits_{\Delta x \to 0} \Delta y = 0$ 写成 $\lim\limits_{\Delta x \to 0}[f(x_0 + \Delta x) - f(x_0)] = 0$，当 $\Delta x \to 0$ 时，$x \to x_0$，所以上式又可写成 $\lim\limits_{x \to x_0}[f(x) - f(x_0)] = 0$，即 $\lim\limits_{x \to x_0} f(x) = f(x_0)$. 这样函数 $y = f(x)$ 在 x_0 点连续的定义又可表述如下.

定义 10 设函数 $y = f(x)$ 在 x_0 点的某一个邻域内有定义，若当 $x \to x_0$ 时，函数 $f(x)$ 的极限存在且等于 $f(x_0)$，即 $\lim\limits_{x \to x_0} f(x) = f(x_0)$，则称函数 $f(x)$ 在 x_0 点 **连续**.

函数 $y = f(x)$ 在 x_0 点连续的充分必要条件是下列三个条件同时满足：

(1) $f(x)$ 在 x_0 处有定义；

(2) $f(x)$ 在 x_0 处的极限存在；

(3) $f(x)$ 在 x_0 处的极限等于 $f(x)$ 在 x_0 处的函数值.

例 43 验证函数 $y = \sin x$ 的连续性.

证 在 $(-\infty, +\infty)$ 上任取一点 x，当 x 有增量 Δx 时，对应的函数增量为

$$\Delta y = f(x+\Delta x) - f(x) = \sin(x+\Delta x) - \sin x = 2\sin\left(\frac{\Delta x}{2}\right)\cos\left(x+\frac{\Delta x}{2}\right),$$

当 $\Delta x \to 0$ 时, $\sin\left(\dfrac{\Delta x}{2}\right)$ 是无穷小量, 且 $\cos\left(x+\dfrac{\Delta x}{2}\right)$ 为有界函数, 所以 $2\sin\left(\dfrac{\Delta x}{2}\right)\cos\left(x+\dfrac{\Delta x}{2}\right)$ 仍为无穷小量, 从而有 $\lim\limits_{\Delta x \to 0}\Delta y = 0$, 于是, 函数 $y = \sin x$ 在 $(-\infty, +\infty)$ 上连续.

定义 11 设函数 $y = f(x)$ 在 x_0 点的左邻域内有定义, 如果 $\lim\limits_{x \to x_0^-} f(x) = f(x_0)$, 则称函数 $f(x)$ 在 x_0 点**左连续**. 同理可定义函数 $f(x)$ 在 x_0 点**右连续**, 即 $\lim\limits_{x \to x_0^+} f(x) = f(x_0)$.

如果函数 $f(x)$ 在区间 (a, b) 内的每一点都连续, 则称 $f(x)$ 在 (a, b) 内连续; 若再加上 $f(x)$ 在 $x=a$ 点右连续, 在 $x=b$ 点左连续, 则称 $f(x)$ 在区间 $[a, b]$ 上连续.

显然, 如果函数 $f(x)$ 在 x_0 点连续, 则它在 x_0 点既左连续又右连续, 并且左连续等于右连续, 反之亦然. 因此函数 $f(x)$ 在 x_0 点连续的充分必要条件是它在 x_0 点左连续等于右连续, 即 $\lim\limits_{x \to x_0^+} f(x) = \lim\limits_{x \to x_0^-} f(x) = \lim\limits_{x \to x_0} f(x) = f(x_0)$.

例 44 设 $f(x) = \begin{cases} a+bx, & x \leqslant 0, \\ \dfrac{\sin bx}{x}, & x > 0, \end{cases}$ 在点 $x=0$ 处连续, 问 a, b 应满足什么关系?

解 这是分段函数, 在分段点 $x=0$ 处, 有 $f(0)=a$,

$$\lim_{x \to 0^-} f(x) = \lim_{x \to 0^-}(a+bx) = a,$$

$$\lim_{x \to 0^+} f(x) = \lim_{x \to 0^+}\frac{\sin bx}{x} = b,$$

因为 $f(x)$ 在 $x=0$ 处连续. 因此必然在 $x=0$ 处左、右都连续, 即 $\lim\limits_{x \to 0^+} f(x) = \lim\limits_{x \to 0^-} f(x) = f(0)$, 即有 $a=b$.

1.3.3 函数的间断点

函数的不连续点就是函数的**间断点**, 即满足下列三个条件之一的点 x_0 就是函数 $f(x)$ 的间断点:

(1) $f(x)$ 在点 x_0 没有定义;

(2) $f(x)$ 在点 x_0 有定义, 但 $\lim\limits_{x \to x_0} f(x)$ 不存在;

(3) $f(x)$ 在点 x_0 有定义, 且 $\lim\limits_{x \to x_0} f(x)$ 存在, 但 $\lim\limits_{x \to x_0} f(x) \neq f(x_0)$.

函数的间断点通常分为两类. 设 x_0 是 $f(x)$ 间断点, 如果 $f(x)$ 在 x_0 处的左、右极限都存在, 则称是 $f(x)$ 的**第一类间断点**. 第一类间断点以外的其他间断点统称为**第二类间断点**.

例 45　函数 $f(x)=\begin{cases} x^2-1, & x<0, \\ x, & 0\leqslant x\leqslant 1, \\ 2-x, & x>1, \end{cases}$ 验证 $f(x)$ 在 $x=1$ 处连续，在 $x=0$ 处间断.

证　$\lim\limits_{x\to 1^+}(2-x)=\lim\limits_{x\to 1^-}x=f(1)=1$，所以 $f(x)$ 在 $x=1$ 点连续，

但 $\lim\limits_{x\to 0^+}x=0\neq\lim\limits_{x\to 0^-}(x^2-1)=-1$，所以 $f(x)$ 在 $x=0$ 点是第一类间断点.

例 46　函数 $f(x)=\begin{cases} \dfrac{\sin x}{x}, & x\neq 0, \\ 0, & x=0, \end{cases}$ 验证 $f(x)$ 在 $x=0$ 处间断.

证　$\lim\limits_{x\to 0^+}\dfrac{\sin x}{x}=\lim\limits_{x\to 0^-}\dfrac{\sin x}{x}=1\neq f(0)=0$，所以 $f(x)$ 在 $x=0$ 点是第一类间断点.

例 47　函数 $f(x)=\dfrac{1}{x^2}$ 在 $x=0$ 点无定义，并且左、右极限都不存在，故 $x=0$ 不符合第一类间断点条件，所以是第二类间断点.

1.3.4　初等函数的连续性

有关初等函数，我们需要掌握以下性质：

(1)一切基本初等函数在其有定义的点都是连续的.

(2)若函数 $f(x)$ 与 $g(x)$ 在 $x=x_0$ 处连续，则函数 $f(x)\pm g(x)$，$f(x)g(x)$ 及 $\dfrac{f(x)}{g(x)}[g(x)\neq 0]$ 在 $x=x_0$ 点都连续.

(3)若函数 $u=h(x)$ 在点 $x=x_0$ 处连续，$u_0=h(x_0)$，而函数 $y=f(u)$ 在点 $u=u_0$ 处连续，则复合函数 $y=f(h(x))$ 在点 $x=x_0$ 处连续.

由以上结论可知：初等函数在其定义区间内都是连续的. 故对初等函数，求函数在某一点的极限就是求函数在该点的函数值.

例 48　求函数 $f(x)=\dfrac{\mathrm{e}^{x^2}\cdot\cos x}{1-x^2}$ 在 $x\to 0$ 时的极限.

解　因函数在 $x=0$ 点连续，故

$$\lim\limits_{x\to 0}\frac{\mathrm{e}^{x^2}\cdot\cos x}{1-x^2}=1.$$

1.3.5　闭区间上连续函数的性质

定理 3(最值定理)　闭区间 $[a,b]$ 上的连续函数 $f(x)$ 在该区间上至少取得它的最大值 M 和最小值 m 各一次. 见图 1-12.

推论 1　闭区间 $[a,b]$ 上的连续函数 $f(x)$ 一定有界. 因为 $m\leqslant f(x)\leqslant M$，取

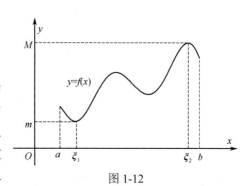

图 1-12

$k = \max\{|m|, |M|\} > 0$，所以当 $x \in [a,b]$ 时，有 $|f(x)| \leqslant k$ 成立.

定理 4(介值定理)　设函数 $f(x)$ 在闭区间 $[a,b]$ 上连续，且 $A = f(a) \neq f(b) = B$，C 为 A 与 B 之间的任意一个值，则在开区间 (a,b) 内至少存在一点 ξ，使 $f(\xi) = C$，见图 1-13.

从图 1-13 看出，连续曲线 $y = f(x)$ 与水平直线 $y = C$ 至少相交于一点.

推论 2　$y = f(x)$ 在闭区间 $[a,b]$ 上连续，且 $f(a) \cdot f(b) < 0$ 时，则在开区间 (a,b) 内至少存在一点 ξ，使 $f(\xi) = 0$，如图 1-14 所示.

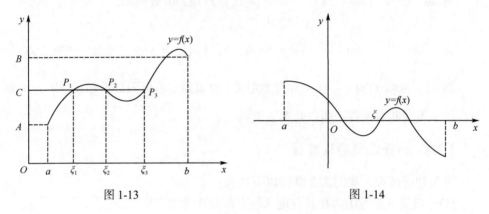

图 1-13　　　　　　　　　　　　　图 1-14

例 49　证明方程 $x - \cos x = 0$ 在区间 $\left(0, \dfrac{\pi}{2}\right)$ 内有实根.

证　令 $f(x) = x - \cos x$，则 $f(x)$ 在闭区间 $\left[0, \dfrac{\pi}{2}\right]$ 上连续，且 $f(0) = -1 < 0$，$f\left(\dfrac{\pi}{2}\right) = \dfrac{\pi}{2} > 0$，由推论 2，至少存在一点 $\xi \in \left(0, \dfrac{\pi}{2}\right)$ 使得 $f(\xi) = 0$，即 $\xi - \cos \xi = 0, \xi \in \left(0, \dfrac{\pi}{2}\right)$ 这个等式说明方程 $x - \cos x = 0$ 在区间 $\left(0, \dfrac{\pi}{2}\right)$ 内有实根 $x = \xi$.

章 末 小 结

本章内容主要包括函数、极限和连续三部分. 首先，定义了函数为两个变量之间的某种对应关系. 要完全确定一个函数，还应先考虑定义域. 两个定义域不同的函数，即便对应关系相同，也不能认为是相同的函数，因为函数赖以存在的两个实数集合并不相同. 函数的几个特性：奇偶性、单调性、有界性和周期性等，在研究函数时有着重要的作用. 初等函数是由基本初等函数经有限次四则运算及复合运算而成的. 应熟悉基本初等函数的图象以及它们的运算，尤其是复合函数的构成. 其次，介绍了极限概念，描述了函数在无限过程中的动态变化趋势，它是整个微积分学的基础. 极限方法是人们从有限中认识无限，从近似中认识精确，从量变中认识质变的一种数学方法. 最后，讲解了函数在一点连续的概念是极限概念的特例. 其几何意义又表现为自变量 x 在 x_0 处的增量趋于 0 时，相应因变量增量也趋于 0；而在利用连续性求极限时，用的又是 $x = x_0$ 点连续函数的函数值与极限值相等，这些分别体现在连续概念的定义中.

非常重要且有用的是：一切初等函数在它们的定义域内是连续的. 计算函数的极限有时难度较大，但方法也很多，不同方法适用于不同的情形. 本章的例题提供了一些具体的处理方法. 比如极限运算法则、两个重要极限的方法、等价无穷小因式的替换以及初等函数的连续性，我们有必要熟练运用这些方法.

习　题

1. 判断题

(1) 设 $f(x)$ 为定义在 $[-b,b]$ 上的任意函数，则 $f(x)+f(-x)$ 的和必为奇函数. （　　）

(2) $y = 4\ln x$ 与 $y = \ln x^4$ 是同一函数. （　　）

(3)函数 $y = \dfrac{1}{x^4}$ 在 $(0,+\infty)$ 上是单调减的有界函数. （　　）

(4)如果 $\lim\limits_{x \to x_0} f(x) = A$，则 $f(x_0) = A$. （　　）

(5)逐渐增大的变量不可能是无穷小量. （　　）

(6)如果函数极限 $\lim\limits_{x \to x_0} f(x)$ 存在，那么 $f(x)$ 在 x_0 有定义的邻域内有界. （　　）

(7)若 $f(x)$ 在 x_0 处连续，$g(x)$ 在 x_0 处间断，则 $f(x)+g(x)$ 在 x_0 点必间断. （　　）

(8) 如果 $f(u)$ 在 $u=a$ 处连续，$u=\varphi(x)$ 在 x_0 处连续，且 $\varphi(x_0)=a$，则 $\lim\limits_{x \to x_0} f[\varphi(x)] = f[\varphi(x_0)]$. （　　）

2. 选择题

(1) 当 $x \to 0$ 时，下面各式中为无穷小量的是(　　　).

　　A. $x\sin\dfrac{1}{x}$　　　　B. $\mathrm{e}^{\frac{1}{x}}$　　　　C. $\lg x$　　　　D. $\dfrac{1}{x}\sin x$

(2) $f(x) = \begin{cases} 3x-1, & x<1, \\ 1, & x=1, \\ 3-x, & x>1, \end{cases}$　$x=1$ 是(　　　).

　　A. 连续点　　　　B. 间断点　　　　C. 不能确定　　　　D. 函数极限值为 1

(3)方程 $x^4 - x - 1 = 0$ 至少有一个根的区间是(　　　).

　　A. $(0,1)$　　　　B. $\left(\dfrac{1}{2},1\right)$　　　　C. $(2,3)$　　　　D. $(1,2)$

(4)函数 x^2 当(　　)时为无穷小量, 当(　　)时为无穷大量.

    A. $x \to 0, x \to \infty$　　 B. $x \to 1, x \to \infty$　　C. $x \to \infty, x \to 1$　　D. $x \to \infty, x \to 0$

(5)函数 $\dfrac{x^2-1}{x^3}$ 当(　　)时不是无穷小量.

    A. $x \to -1$　　 B. $x \to 1$　　 C. $x \to 0$　　 D. $x \to \infty$

(6)函数 $\dfrac{x^2-1}{x^3}$ 当(　　)时为无穷大量.

    A. $x \to 0$　　 B. $x \to 1$　　 C. $x \to -1$　　 D. $x \to \infty$

(7) $\lim\limits_{x \to 2} \dfrac{x^2-4}{\sin(x-2)} = ($　　$)$.

    A. 4　　 B. 2　　 C. -4　　 D. -2

(8)下面说法正确的是(　　).

    A. 无穷小量是 0

    B. 0 是无穷小量

    C. 若函数 $f(x)$ 在点 x_0 处间断, 则 $\lim\limits_{x \to x_0} f(x)$ 不存在

    D. 分段函数一定有间断点

(9)下面说法正确的是(　　).

    A. 若函数 $f(x)$ 在点 x_0 处连续, $g(x)$ 在点 x_0 处连续, 则 $f(x)+g(x)$ 在点 x_0 处连续

    B. 若函数 $f(x)$ 在点 x_0 处间断, $g(x)$ 在点 x_0 处连续, 则 $f(x)+g(x)$ 在点 x_0 处连续

    C. 若函数 $f(x)$ 在点 x_0 处间断, $g(x)$ 在点 x_0 处间断, 则 $f(x)+g(x)$ 在点 x_0 处连续

    D. 若函数 $f(x)$ 在点 x_0 处间断, $g(x)$ 在点 x_0 处间断, 则 $f(x)+g(x)$ 在点 x_0 处间断

(10) $\lim\limits_{x \to 0} \dfrac{\tan 2x}{\sin 5x} = ($　　$)$.

    A. 0　　 B. 1　　 C. 5/2　　 D. 2/5

(11) $f(x) = \begin{cases} e^x, & x < 0, \\ a+x, & x \geqslant 0, \end{cases}$ 如果 $f(x)$ 在 $x=0$ 点连续, 则 $a = ($　　$)$.

    A. -1　　 B. 2　　 C. 1　　 D. -2

(12)当 $x \to 0$, 下列函数与 x 进行比较是高阶无穷小的是(　　).

    A. $\tan^3 x$　　 B. $\csc x - \cot x$　　C. $x - x^2 \sin \dfrac{1}{x}$　　D. $\cos \dfrac{\pi}{2}(1-x)$

(13) $\lim\limits_{x \to \infty} \dfrac{\sin x}{x} = ($　　$)$.

    A. -1　　 B. 1　　 C. 0　　 D. ∞

(14) $\lim\limits_{x \to \infty} x \sin \dfrac{1}{x} = ($　　$)$.

    A. -1　　 B. 0　　 C. 1　　 D. ∞

(15) $\lim\limits_{x \to 0} \dfrac{1-\cos x}{x^2} = ($　　$)$.

A. $\dfrac{1}{2}$　　　　　B. 0　　　　　C. 1　　　　　D. -1

(16) $\lim\limits_{x\to\infty}\left(1-\dfrac{2}{x}\right)^{3x}=(\qquad)$.

　　A. e^{-6}　　　　　B. e　　　　　C. e^{6}　　　　　D. 1

3. 求函数的定义域：

(1) $y=\dfrac{\sqrt{x}}{\sin x}$ ；

(2) $y=\arcsin\dfrac{x+1}{5}+\sqrt{25-x^2}$ ；

(3) $y=\sqrt{x-\sqrt{x}}$ ；

(4) $y=\lg\dfrac{1-x}{1+x}$.

4. 判断下列函数的奇偶性：

(1) $y=\ln(x+\sqrt{1+x^2})$ ；

(2) $y=\dfrac{a^x-a^{-x}}{2}(a<1)$ ；

(3) $y=\tan x+\cos x$ ；

(4) $y=x(x+1)(x-1)$.

5. 已知 $f(x)=\begin{cases}1-x^2, & x<0,\\ 2, & x=0,\\ x, & x>0,\end{cases}$ 求 $f(0),f\left(\dfrac{1}{2}\right),f\left(\lg\dfrac{1}{2}\right)$.

6. 写出复合函数：

(1) $y=u+\sin u,u=1-v,v=x^2$ ；

(2) $y=\ln u,u=\arcsin v,v=1-x^2$ ；

(3) $y=e^u,u=\sin v,v=x^2$ ；

(4) $y=\sqrt{u},u=\sin v,v=e^w,w=-\dfrac{1}{x}$.

7. 指出下列各函数是由哪些基本初等函数或简单函数复合而成的：

(1) $y=e^{x^2}$ ；

(2) $y=\sqrt{1+\sin^2 x}$ ；

(3) $y=\arctan\left(\dfrac{x}{a}-1\right)^2$ ；

(4) $y=\ln^3\sin\left(2^{\sqrt{x}}-\dfrac{\pi}{4}\right)$.

8. 求下列函数的极限：

(1) $\lim\limits_{x\to 0}\dfrac{\sqrt{1+x^2}-1}{x}$ ；

(2) $\lim\limits_{x\to 1}\dfrac{4x-1}{x^2+2x-3}$ ；

(3) $\lim\limits_{x\to 1}\left(\dfrac{3}{1-x^3}+\dfrac{1}{x-1}\right)$ ；

(4) $\lim\limits_{x\to\infty}\dfrac{\arctan x}{x}$.

9. 求下列函数的极限：

(1) $\lim\limits_{x\to 0}\dfrac{1-\cos x}{x\sin x}$ ；

(2) $\lim\limits_{x\to 0}x^2\cos\dfrac{1}{x}$ ；

(3) $\lim\limits_{x\to 1}\dfrac{1-x^2}{\sin\pi x}$ ；

(4) $\lim\limits_{x\to 0}\dfrac{\sin 4x^2}{\sqrt{x^2+1}-1}$.

10. 求下列函数的极限：

(1) $\lim\limits_{x \to 0}(1-3x)^{\frac{1}{x}}$;

(2) $\lim\limits_{x \to \infty}\left(\dfrac{2x+3}{2x+1}\right)^{x+1}$;

(3) $\lim\limits_{x \to 0}\left(1+\dfrac{x}{2}\right)^{\frac{x-1}{x}}$;

(4) $\lim\limits_{x \to 0}(1+3\tan^2 x)^{\cot^2 x}$.

11. 用无穷小量代换求下列函数的极限：

(1) $\lim\limits_{x \to a}\dfrac{e^x - e^a}{x-a}$;

(2) $\lim\limits_{x \to 0}\dfrac{\tan x - \sin x}{\sin^3 2x}$;

(3) $\lim\limits_{x \to 0}\dfrac{\tan^2 2x}{1-\cos x}$;

(4) $\lim\limits_{x \to 0}\dfrac{\tan 5x - \cos x + 1}{\sin 3x}$.

12. 已知极限 $\lim\limits_{x \to \infty}(2x - \sqrt{ax^2 - x + 1})$ 存在，试确定 a 的值，并求出极限值.

13. 设 $f(x) = \begin{cases} x^2, & x < 0, \\ 2x, & 0 \leqslant x < 1, \\ x, & x \geqslant 0, \end{cases}$ 求 $f(x)$ 在 0 和 1 处的极限.

14. 判断下列各题为无穷小量还是无穷大量：

(1) $\dfrac{\sin x}{1+\cos x}(x \to 0)$;

(2) $\dfrac{x^3 + 2x^2}{(x-2)^2}(x \to 2)$;

(3) $\dfrac{\arctan x}{1+x^2}(x \to \infty)$;

(4) $\dfrac{x}{1-\cos x}(x \to 0)$.

15. 当 $x \to 0$ 时，将下列函数与 x 进行比较，哪些是高阶无穷小？哪些是低阶无穷小？哪些是同阶无穷小？哪些是等价无穷小？

(1) $\tan^3 x$;

(2) $\sqrt{1+x^2} - 1$;

(3) $\csc x - \cot x$;

(4) $x + x^2 \sin\dfrac{1}{x}$;

(5) $\cos\dfrac{\pi}{2}(1-x)$;

(6) $\sqrt{1+\tan x} - \sqrt{1-\sin x}$.

16. 雌性小鼠的生长曲线为 $w(t) = \dfrac{26}{1+30e^{-\frac{2}{3}t}}$ ，其中 $w(t)$ 表示体重(单位为克)，t 表示出生后的时间(单位为周). 求

(1) 小鼠出生时的体重；

(2) 小鼠可能达到的最大体重；

(3) 小鼠体重何时可达最大体重的一半？

17. 已知静脉注射某药达到 n 次后，血药浓度的最高水平和最低水平分别为

$$C_{\max} = \dfrac{a(1-r^n)}{1-r}, \quad C_{\min} = \dfrac{ar(1-r^n)}{1-r}, \quad 其中 r = e^{-kt} ，a, \ k 和 T 均为正常数.$$

试求 $C_{\max}$ 和 $C_{\min}$ 在 $n \to \infty$ 时的极限；当临床上血药浓度达到稳定状态(即达到极限

浓度)时最高血药浓度和最低血药浓度分别为 α, β, 问 a 和 T 应取何值?

18. 适当的选取 a,b 的值,使 $f(x)$ 在 $x=0$ 处连续,其中 $f(x) = \begin{cases} \dfrac{1}{x}\sin x, & x < 0, \\ a+2, & x = 0, \\ x\sin\dfrac{1}{x} + b, & x > 0. \end{cases}$

19. 确定下列函数的间断点与连续区间:

(1) $y = \dfrac{x}{\ln x}$;　　　　(2) $y = \dfrac{x-2}{x^2-5x+6}$;　　　　(3) $y = \begin{cases} 1-x^2, & x \geqslant 0, \\ \dfrac{\sin|x|}{x}, & x < 0. \end{cases}$

20. 设函数 $f(x)$ 在 $[a,b]$ 上连续,且 $f(a) < a$, $f(b) > b$,证明:方程 $f(x) = x$ 在 (a,b) 内至少有一个实根.

用 MATLAB 软件观察极限动态变化趋势

1. 以 $\lim\limits_{x\to 0} x\sin\dfrac{1}{x} = 0$ 为例,体验函数 $x\sin\dfrac{1}{x}$ 随 $x\to 0$ 的变化过程. 代码如下:

```
>>x=-0. 4: 0. 01: 0. 4;
>>y=x. *sin (1. /x);
>>plot(x, y)
```

2. 求极限 $\lim\limits_{x\to 0}\left(\dfrac{\sin(\sin(x))}{x}\right)$,代码如下:

```
>>clear all;
>>syms x;
>>f=sin(sin(x))/x;        %函数
>>y=limit(f, x, 0)        %x 趋于 0 时的极限
```
运行后结果如下:
```
y=
1
```

3. 求极限 $\lim\limits_{x\to\infty}\left(1+\dfrac{2}{x}\right)^{2x}$,代码如下:

```
>>clear all;
>>syms x;
>>f=(1+2/x)^(2*x);        %函数
>>y=limit(f, x, inf)        %x 趋于无穷时的极限
```
运行后结果如下:
```
y=
exp(4)
```

知识拓展

函数、极限、连续概念的提出

早期函数的概念是几何视角下的函数,如 1673 年前后笛卡儿在他的解析几何中,已注意到一个变量对另一个变量的依赖关系,但因当时尚未意识到要提炼函数概念,大部分函数是被当作曲线来研究的. 1718 年,约翰·伯努利对函数概念进行了定义"由任一变量和常数的任一形式所构成的量",即凡变量 x 和常量构成的式子都叫作 x 的函数,并强调函数要用公式来表示. 1755 年,欧拉把函数定义为"如果某些变量,以某一种方式依赖于另一些变量,即当后面这些变量变化时,前面这些变量也随着变化,我们把前面的变量称为后面变量的函数". 不难看出,欧拉给出的函数定义比约翰·伯努利的定义更普遍、更具有广泛意义. 到了 19 世纪,柯西、傅里叶、狄利克雷继续发展了函数的概念,如狄利克雷给出了函数的经典定义"对于在某区间上的每一个确定的 x 值,y 都有一个或多个确定的值,那么 y 叫作 x 的函数". 而现代函数的定义是基于集合论的,若对集合 M 的任意元素 x,总有集合 N 确定的元素 y 与之对应,则称在集合 M 上定义一个函数,记为 $f(x)$. 元素 x 称为自变量,元素 y 称为因变量.

极限理论是微积分学的基础,它从方法论上突出地表现了微积分学不同于初等数学的特点. 而人们对于极限概念的认识却经历了一段漫长的过程. 最初时期朴素、直观的极限观以我国的刘徽和古希腊的安蒂丰为代表;而等到 17 世纪从人们引入函数概念甚至直至牛顿和莱布尼茨创立微积分后,极限的概念仍然是含糊不清的,并且在某些关键处常常不能自圆其说. 18 世纪,法国数学家达朗贝尔给出了极限的较明确的定义:一个变量趋于一个固定量,趋于程度小于任何给定量,且变量永远达不到固定量. 到了 19 世纪,数学家们开始转向微积分基础的重建,建立了严格的极限理论, 极限的 ε-δ 定义一直延续到今天.

函数的连续性则是基于函数和极限概念发展之上的. 函数 $y=f(x)$ 当自变量 x 的变化很小时,所引起的因变量 y 的变化也很小. 例如,气温随时间变化,只要时间变化很小,气温的变化也是很小的;又如,自由落体的位移随时间变化,只要时间变化足够短,位移的变化也是很小的,对于这种现象,我们说因变量关于自变量是连续变化的,可用极限给出严格描述:设函数 $f(x)$ 在 x_0 点附近有定义,如果有 $\lim\limits_{x \to x_0} f(x) = f(x_0)$,则称函数 $f(x)$ 在 x_0 点连续. 如果定义在区间 I 上的函数 $f(x)$ 在每一点 $x \in I$ 都连续,则说 $f(x)$ 在 I 上连续,此时它在直角坐标系中的图象是一条没有断裂的连续曲线.

第2章 导数及其应用

微积分主要分为微分学与积分学，其中微分学是微积分的重要组成部分，导数与微分是微分学中两个最基本概念，本章主要介绍导数和微分的定义、运算法则，以及利用它们来解决一些实际问题.

2.1 导数概念及求导法则

在高中阶段，同学们接触过导数的概念，而且已经掌握了一些求导的简单方法，本节课我们将从导数的定义入手，介绍一些新的求导方法，进而让同学们重新认识这位老朋友. 所谓导数，研究的是函数值随着自变量变化而变化的相对变化率，在实践领域中应用范围很广.

2.1.1 导数的定义

我们通过两个实际的例子来回顾导数的定义.

引例1 自由落体的瞬时速度问题

已知自由落体的运动规律为 $s = \dfrac{1}{2}gt^2$，如何知道该自由落体在 $t=1$ 时刻的瞬时速度 $v(1)$ 呢?

我们首先考虑当自由落体在 $t=1$ 时刻，经过 Δt 这么长时间间隔所发生的位移为 $\Delta s = s(1+\Delta t) - s(1)$，则其平均速度为

$$\bar{v} = \frac{\Delta s}{\Delta t} = \frac{s(1+\Delta t) - s(1)}{\Delta t} = \frac{\frac{1}{2}g(1+\Delta t)^2 - \frac{1}{2}g}{\Delta t} = \frac{\frac{1}{2}g(2\Delta t + \Delta t^2)}{\Delta t} = g + \frac{1}{2}g\Delta t.$$

当 Δt 越小，平均速度越接近自由落体在 $t=1$ 时刻的瞬时速度，因此求自由落体在 $t=1$ 时刻的瞬时速度可以采用极限的思想进行描述，即当 $\Delta t \to 0$ 时，该瞬时速度 $v(1)$ 可用下式表示:

$$v(1) = \lim_{\Delta t \to 0} \frac{\Delta s}{\Delta t} = \lim_{\Delta t \to 0} \frac{s(1+\Delta t) - s(1)}{\Delta t} = \lim_{\Delta t \to 0} \left(g + \frac{1}{2}g\Delta t \right) = g.$$

引例2 细菌繁殖过程中的增殖速度问题

在细菌繁殖过程中，随着时间的推移，细菌的总数会持续增长，这种数量的增长与时间并非完全呈正相关，那如何了解该菌群在某一时刻 t_0 的增殖速度 $v(t_0)$ 呢?

若设函数 $N(t)$ 表示菌群在时刻 t 的总数，则菌群在从 t_0 到 $t_0+\Delta t$ 这段时间内，

数量的改变量为 $\Delta N = N(t_0 + \Delta t) - N(t_0)$.

其平均增殖速度为 $\overline{v} = \dfrac{\Delta N}{\Delta t} = \dfrac{N(t_0 + \Delta t) - N(t_0)}{\Delta t}$.

显然，当 Δt 越小，该菌群平均增殖速度越接近在 $t=t_0$ 时刻的瞬时增殖速度，因此求菌群数量在某一时刻的增殖速度可以利用极限思想进行描述，即当 $\Delta t \to 0$ 时，菌群瞬时增殖速度 $v(t_0)$ 可以用下面极限形式表示：

$$\lim_{\Delta t \to 0} \overline{v} = \lim_{\Delta t \to 0} \frac{\Delta N}{\Delta t} = \lim_{\Delta t \to 0} \frac{N(t_0 + \Delta t) - N(t_0)}{\Delta t}.$$

如果该极限存在，则极限值就是菌群在时刻 t_0 的增殖速度 $v(t_0)$. 增殖速度 $v(t_0)$ 主要反映了该菌群在时刻 t_0 数量增长的快慢程度，也是菌群数量函数 $N(t)$ 相对于时刻 t_0 的变化率.

通过讨论以上两类变化率的实际问题，我们可以看出虽然是两个不同领域的具体问题，但其计算都可以归结为如下差商的极限：

$$\lim_{\Delta x \to 0} \frac{f(x_0 + \Delta x) - f(x_0)}{\Delta x}.$$

在实践中还有很多不同类型的函数变化率问题，例如，人体血药浓度的变化率、经济学中的边际问题、电流强度等，涉及的领域很多，导数可以帮助我们用同一的方式来描述上述不同的问题. 下面我们就来了解一下导数的定义.

1. 导数的定义与几何意义

定义 1 设函数 $y = f(x)$ 在点 x_0 的某个邻域内有定义，当自变量 x 在 x_0 处取得增量 Δx 时（点 $x_0 + \Delta x$ 仍在该区域内），函数 y 也相应地取得增量 $\Delta y = f(x_0 + \Delta x) - f(x_0)$. 如果 Δy 与 Δx 之比在 $\Delta x \to 0$ 时的极限存在，则称函数 $y = f(x)$ 在点 x_0 处**可导**，并称这个极限为函数 $y = f(x)$ 在点 x_0 处的**导数**，即

$$y'\big|_{x=x_0} = \lim_{\Delta x \to 0} \frac{\Delta y}{\Delta x} = \lim_{\Delta x \to 0} \frac{f(x_0 + \Delta x) - f(x_0)}{\Delta x}. \tag{2.1}$$

也可记作 $f'(x_0)$，$y'\big|_{x=x_0}$，$\dfrac{\mathrm{d}y}{\mathrm{d}x}\Big|_{x=x_0}$，$\dfrac{\mathrm{d}f(x)}{\mathrm{d}x}\Big|_{x=x_0}$.

若极限不存在，则称函数 $y = f(x)$ 在点 x_0 处**不可导**. 如果不可导的原因是当 $\Delta x \to 0$ 时，比值 $\dfrac{\Delta y}{\Delta x} \to \infty$，为描述方便起见，此时也可以说函数 $y = f(x)$ 在点 x_0 处的导数为无穷大.

若令 $x = x_0 + \Delta x$，则当 $\Delta x \to 0$ 时，$x \to x_0$，导数的定义式(2.1)也可作如下表示：

$$f'(x_0) = \lim_{x \to x_0} \frac{f(x) - f(x_0)}{x - x_0}.$$

由于 Δx 可正可负，即 x 可以从 x_0 的左侧或者右侧趋近于 x_0 点，我们把 $\Delta x \to 0^-$ 和 $\Delta x \to 0^+$ 时相应的导数称为**左导数**和**右导数**，分别用下面两个极限表示：

左导数：$f'_-(x_0) = \lim\limits_{\Delta x \to 0^-} \dfrac{f(x_0 + \Delta x) - f(x_0)}{\Delta x}$；

右导数：$f'_+(x_0) = \lim\limits_{\Delta x \to 0^+} \dfrac{f(x_0 + \Delta x) - f(x_0)}{\Delta x}$.

函数的左导数和右导数统称为**单侧导数**. 由函数在某点极限存在的充要条件可以得到，函数 $y = f(x)$ 在点 x_0 处可导的充分必要条件是左、右导数同时存在且相等.

以上介绍了函数在点 x_0 处可导，若函数 $y = f(x)$ 在区间 (a,b) 内每一点 x 都可导，且 $f'_+(a)$，$f'_-(b)$ 都存在，则称函数 $f(x)$ 在闭区间 $[a,b]$ 上可导. 此时，对于区间 (a,b) 内每一个 x 值均有相应的导数值，即在区间 (a,b) 内定义了一个新的函数关系

$$f'(x) = \lim\limits_{\Delta x \to 0} \frac{f(x + \Delta x) - f(x)}{\Delta x},$$

称其为**导函数**，也可简称为**导数**，可记作 $f'(x)$，y'，$\dfrac{\mathrm{d}y}{\mathrm{d}x}$，$\dfrac{\mathrm{d}f(x)}{\mathrm{d}x}$，并把 $f'(x_0)$ 视为导函数 $f'(x)$ 在 x_0 处的函数值.

以上是从理论的角度来描述导数，接下来，我们从图象的角度来看看导数的意义.

导数的几何意义　函数 $f(x)$ 在点 x_0 处的导数是函数曲线 $y = f(x)$ 在点 $M(x_0, f(x_0))$ 处的切线斜率.

首先给出切线的定义. 如图 2-1 所示，设一曲线的函数为 $y = f(x)$ 及曲线上一点 $M(x_0, f(x_0))$，另取该曲线上不同于点 M 的一点 $N(x, f(x))$，作割线 MN，设其倾斜角为 φ，则割线 MN 的斜率可以表示为

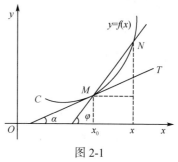

图 2-1

$$\tan \varphi = \frac{\Delta y}{\Delta x} = \frac{f(x) - f(x_0)}{x - x_0}.$$

当点 N 沿曲线趋于点 M 时，如果割线 MN 绕点 M 旋转而趋于极限位置 MT，直线 MT 就称为曲线在点 M 处的**切线**.

这里极限位置的含义是：只要弦长 $|MN|$ 趋于 0，则 $\angle NMT$ 也趋于 0. 相应地，割线 MN 斜率的极限情况就是切线 MT 的斜率，即

$$\tan \alpha = \lim\limits_{N \to M} \tan \varphi = \lim\limits_{x \to x_0} \frac{f(x) - f(x_0)}{x - x_0}.$$

现在同学们是不是对导数有了一个新的认识呢？接下来我们继续利用导数的定义来看看我们常用的导数公式是如何得到的吧！

例 1　根据导数定义，求常函数 $f(x) = C(C$ 为常数$)$ 的导数.

解　$f'(x) = \lim\limits_{\Delta x \to 0} \dfrac{f(x+\Delta x) - f(x)}{\Delta x} = \lim\limits_{\Delta x \to 0} \dfrac{C - C}{\Delta x} = 0.$

即 $(C)' = 0$.

也就是说，常数的导数为 0.

例2　根据导数定义，求函数 $f(x) = x^n$（n 为正整数）的导数.

解　$f'(x) = \lim\limits_{\Delta x \to 0} \dfrac{f(x+\Delta x) - f(x)}{\Delta x} = \lim\limits_{\Delta x \to 0} \dfrac{(x+\Delta x)^n - x^n}{\Delta x}$

$\qquad\qquad = \lim\limits_{\Delta x \to 0} \dfrac{C_n^1 x^{n-1} \Delta x + C_n^2 x^{n-2} (\Delta x)^2 + \cdots + C_n^n (\Delta x)^n}{\Delta x} = nx^{n-1}.$

即 $(x^n)' = nx^{n-1}$.

对于一般的幂函数 $y = x^\mu$（μ 为常数)，都可以证明 $(x^\mu)' = \mu x^{\mu-1}$，这就是幂函数的导数公式. 例如，$y = \sqrt{x}$ 的导数为

$$y' = (\sqrt{x})' = \left(x^{\frac{1}{2}}\right)' = \frac{1}{2} x^{\frac{1}{2}-1} = \frac{1}{2} x^{-\frac{1}{2}}, \quad 即 (\sqrt{x})' = \frac{1}{2\sqrt{x}}.$$

同样，$\left(\dfrac{1}{x}\right)' = (x^{-1})' = -\dfrac{1}{x^2}$.

上述两个例题是从定义的角度推导求导公式，其余的基本初等函数的导数公式同学们可以从定义的角度试着推导出来哦. 下面的例 3 可以更好地帮助同学们理解导数的几何意义. 我们一起来看一看吧.

例3　求等轴双曲线 $y = \dfrac{1}{x}$ 在点 $\left(\dfrac{1}{2}, 2\right)$ 处的切线斜率，并写出在该点处的切线方程和法线方程.

解　根据导数的几何意义，双曲线在点 $\left(\dfrac{1}{2}, 2\right)$ 的切线斜率为双曲线在该点的导数，且 $y' = \left(\dfrac{1}{x}\right)' = -\dfrac{1}{x^2}$，因此 $k_1 = y'|_{x=\frac{1}{2}} = -\dfrac{1}{x^2}\Big|_{x=\frac{1}{2}} = -4$，由直线的点斜式方程可以写出双曲线在该点的切线方程为 $y - 2 = -4\left(x - \dfrac{1}{2}\right)$，整理得 $4x + y - 4 = 0$. 设双曲线在该点的法线斜率为 k_2，根据切线与法线斜率的关系，即 $k_1 k_2 = -1$，则 $k_2 = \dfrac{1}{4}$，所求法线方程为 $y - 2 = \dfrac{1}{4}\left(x - \dfrac{1}{2}\right)$，整理得 $2x - 8y + 15 = 0$.

2. 几个基本初等函数的导数

我们将几个基本初等函数的导数公式的推导过程写在下方，请同学们先自己

推导，然后再仔细对照一下吧！

例 4　求函数 $f(x) = \cos x$ 的导数.

解　$f'(x) = \lim\limits_{\Delta x \to 0} \dfrac{f(x + \Delta x) - f(x)}{\Delta x} = \lim\limits_{\Delta x \to 0} \dfrac{\cos(x + \Delta x) - \cos x}{\Delta x}$

$= \lim\limits_{\Delta x \to 0} \dfrac{-2\sin\left(x + \dfrac{\Delta x}{2}\right)\sin\left(\dfrac{\Delta x}{2}\right)}{\Delta x} = -\lim\limits_{\Delta x \to 0} \sin\left(x + \dfrac{\Delta x}{2}\right)\dfrac{\sin\left(\dfrac{\Delta x}{2}\right)}{\dfrac{\Delta x}{2}} = -\sin x.$

即 $(\cos x)' = -\sin x$.

同学们现在可以采用定义的方法自己试一试推导 $f(x) = \sin x$ 的导数.

可求出 $(\sin x)' = \cos x$.

例 5　求指数函数 $f(x) = a^x (a > 0, a \neq 1)$ 的导数.

解　$f'(x) = \lim\limits_{\Delta x \to 0} \dfrac{f(x + \Delta x) - f(x)}{\Delta x} = \lim\limits_{\Delta x \to 0} \dfrac{a^{x + \Delta x} - a^x}{\Delta x}$

$= a^x \lim\limits_{\Delta x \to 0} \dfrac{a^{\Delta x} - 1}{\Delta x} = a^x \lim\limits_{\Delta x \to 0} \dfrac{e^{\Delta x \ln a} - 1}{\Delta x}.$

在第 1 章我们学习过等价无穷小，当 $\Delta x \to 0$ 时，有 $e^{\Delta x} - 1 \sim \Delta x$，所以当 $\Delta x \ln a \to 0$ 时，有 $e^{\ln a^{\Delta x}} - 1 \sim \ln a^{\Delta x} = \Delta x \ln a$，所以

$$f'(x) = a^x \lim\limits_{\Delta x \to 0} \dfrac{\Delta x \ln a}{\Delta x} = a^x \ln a.$$

即 $(a^x)' = a^x \ln a$.

特别地，当 $a = e$ 时，$(e^x)' = e^x$.

以 e 为底的指数函数的导数就是其本身，这是以 e 为底的指数函数的一个很重要的特性. 其他基本初等函数的导数公式请参见本章后面章节.

3. 函数连续性与可导性的关系

由函数导数的几何意义，我们知道函数在某点导数存在，则曲线在该点上的切线必然存在，那么曲线在该点是否一定连续？反过来，曲线在某点连续，是否在该点可导？下面我们来说明函数连续性与可导性二者的关系.

设函数 $y = f(x)$ 在点 x 处可导，即 $\lim\limits_{\Delta x \to 0} \dfrac{\Delta y}{\Delta x} = f'(x)$ 存在，由极限运算法则可得

$$\lim\limits_{\Delta x \to 0} \Delta y = \lim\limits_{\Delta x \to 0} \dfrac{\Delta y}{\Delta x} \cdot \Delta x = \lim\limits_{\Delta x \to 0} \dfrac{\Delta y}{\Delta x} \cdot \lim\limits_{\Delta x \to 0} \Delta x = f'(x) \cdot 0 = 0,$$

由此可见，当 $\Delta x \to 0$ 时，$\Delta y \to 0$. 也就是说，函数在点 x 处是连续的. 由此判定，函数 $y = f(x)$ 在点 x 处可导，那么函数在该点必连续. 反之，一个函数在点 x 处连续却不一定在该点可导. 在这里通过一个反例来说明.

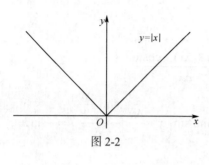

图 2-2

例 6 研究连续函数 $y = |x|$ 于 $x = 0$ 点是否可导?

解 由函数 $y = |x|$ 的图象可知（图 2-2），该函数在 $x = 0$ 点是连续的. 而由导数定义

$$\lim_{\Delta x \to 0} \frac{f(0 + \Delta x) - f(0)}{\Delta x} = \lim_{\Delta x \to 0} \frac{|\Delta x| - 0}{\Delta x} = \lim_{\Delta x \to 0} \frac{|\Delta x|}{\Delta x}.$$

$$\lim_{\Delta x \to 0^+} \frac{|\Delta x|}{\Delta x} = 1, \lim_{\Delta x \to 0^-} \frac{|\Delta x|}{\Delta x} = -1，即该函数在点$$

$x = 0$ 处的左右极限不相等，$\lim_{\Delta x \to 0} \dfrac{f(0 + \Delta x) - f(0)}{\Delta x}$ 不存在，即函数 $y = |x|$ 在 $x = 0$ 点是不可导的.

通过以上分析可知，函数连续是函数可导的必要条件，但不是充分条件. 所以，我们通常会这样说："可导必连续，连续未必可导."

2.1.2 求导法则

前面根据导数的定义，我们求出了几个基本初等函数的导数. 但对于一些比较复杂的函数(如初等函数中的复合函数、隐函数等)，用定义的方式求导数是比较烦琐的. 本节将学习一些导数的四则运算以及求导法则，运用这些法则，就可以比较方便地求出常见函数的导数. 我们先从简单的四则运算开始吧.

1. 导数四则运算法则

定理 1 若函数 $u(x)$ 及 $v(x)$ 在点 x 处均可导，则它们的和、差、积、商(除去分母为零的点)都在点 x 处可导，且

(1)加(减)法法则：$[u(x) \pm v(x)]' = u'(x) \pm v'(x)$，简记为

$$(u \pm v)' = u' \pm v'.$$

(2)乘法法则：$[u(x) \cdot v(x)]' = u'(x) \cdot v(x) + u(x) \cdot v'(x)$，简记为

$$(uv)' = u'v + uv'.$$

(3)除法法则：$\left[\dfrac{u(x)}{v(x)}\right]' = \dfrac{u'(x)v(x) - u(x)v'(x)}{v^2(x)}(v(x) \neq 0)$，简记为

$$\left(\frac{u}{v}\right)' = \frac{u'v - uv'}{v^2}(v \neq 0).$$

推论 1 在"(2)乘法法则"中，若 $u(x)$ 为常函数，即 $u(x) = C$，C 为常数，则有

$$[Cv(x)]' = Cv'(x).$$

推论 2 在定理 1 中加法法则与乘法法则可以推广至任意有限个可导函数之和(或差)、积的情况.

$$(u \pm v \pm w)' = u' \pm v' \pm w', \quad (uvw)' = u'vw + uv'w + uvw'.$$

以上是高中学过的理论部分，接下来我们利用例题来再次回顾这些运算法则的使用吧.

例 7　设 $y = x^3 + 5x^2 - 4x - 1$，求 y'.

解　$y' = (x^3 + 5x^2 - 4x - 1)' = (x^3)' + 5(x^2)' - 4(x)' - (1)'$

$\qquad = 3x^2 + 5 \cdot 2x - 4 = 3x^2 + 10x - 4.$

例 8　求 $f(x) = 4x^3 \sin x$ 的导数.

解　$f'(x) = 4(x^3 \sin x)' = 4[(x^3)' \sin x + x^3 (\sin x)'] = 4(3x^2 \sin x + x^3 \cos x)$

$\qquad = 12x^2 \sin x + 4x^3 \cos x.$

例 9　求 $y = \tan x$ 的导数.

解　$y' = (\tan x)' = \left(\dfrac{\sin x}{\cos x} \right)' = \dfrac{(\sin x)' \cos x - \sin x (\cos x)'}{\cos^2 x}$

$\qquad = \dfrac{\cos^2 x + \sin^2 x}{\cos^2 x} = \dfrac{1}{\cos^2 x} = \sec^2 x.$

即 $(\tan x)' = \sec^2 x$.

同理可得　$(\cot x)' = -\csc^2 x$，同学们可以自己试一试.

例 10　求 $y = \sec x$ 的导数.

解　$y' = (\sec x)' = \left(\dfrac{1}{\cos x} \right)' = \dfrac{(1)' \cdot \cos x - 1 \cdot (\cos x)'}{\cos^2 x} = \dfrac{\sin x}{\cos^2 x} = \sec x \tan x.$

即 $(\sec x)' = \sec x \tan x$.

同理可得　$(\csc x)' = -\csc x \cot x$，同学们可以试一试.

2. 反函数求导法则

在这部分，我们介绍一下如何利用反函数求导法则来求函数的导数. 利用反函数求导法则来求函数的导数，我们需要达成一个共识——定理 2.

定理 2　若单调函数 $y = f(x)$ 在某区间 D_x 内可导，且 $f'(x) \neq 0$，则它的反函数 $x = \varphi(y)$ 在对应区间 D_y 内也可导，且

$$\varphi'(y) = \frac{1}{f'(x)}.$$

证　因函数 $y = f(x)$ 在其区间 D_x 内为单调可导函数，可知其必在该区间连续，又由反函数存在定理可知，函数 $y = f(x)$ 的反函数 $x = \varphi(y)$ 在对应区间 D_y 内也必单调且连续.

让 y 取得增量 Δy（$\Delta y \neq 0$），由 $x = \varphi(y)$ 的单调性可知

$\Delta x = \varphi(y + \Delta y) - \varphi(y) \neq 0$，因而有

$$\frac{\Delta x}{\Delta y} = \frac{1}{\dfrac{\Delta y}{\Delta x}}.$$

由于 $x = \varphi(y)$ 连续，故当 $\Delta y \to 0$ 时，必有 $\Delta x \to 0$. 所以

$$\varphi'(y) = \lim_{\Delta y \to 0} \frac{\Delta x}{\Delta y} = \lim_{\Delta x \to 0} \frac{1}{\dfrac{\Delta y}{\Delta x}} = \frac{1}{\displaystyle\lim_{\Delta x \to 0} \frac{\Delta y}{\Delta x}} = \frac{1}{f'(x)}.$$

反函数求导法则最直接的应用就是推导反三角函数的导数公式. 我们可以通过反函数求导法则，求出反三角函数的导数公式.

例 11 求函数 $y = \arcsin x (-1 < x < 1)$ 的导数.

解 $x = \sin y$ 在 $\left(-\dfrac{\pi}{2}, \dfrac{\pi}{2}\right)$ 内单调、连续，且 $\dfrac{\mathrm{d}x}{\mathrm{d}y} = \cos y \neq 0$，由定理 2 可得，在 x 所对应的区间 $(-1, 1)$ 内，有

$$y' = \frac{1}{x'} = \frac{1}{\cos y} = \frac{1}{\sqrt{1 - \sin^2 y}} = \frac{1}{\sqrt{1 - x^2}}.$$

即 $(\arcsin x)' = \dfrac{1}{\sqrt{1 - x^2}}$.

同理可得 $(\arccos x)' = -\dfrac{1}{\sqrt{1 - x^2}}$，同学们可以自己试一试.

例 12 求函数 $y = \arctan x$ 的导数.

解 $x = \tan y$ 在 $\left(-\dfrac{\pi}{2}, \dfrac{\pi}{2}\right)$ 内单调、连续，且 $\dfrac{\mathrm{d}x}{\mathrm{d}y} = \sec^2 y \neq 0$，由定理 2 可得在 x 所对应的区间 $(-\infty, +\infty)$ 内，有

$$y' = \frac{1}{x'} = \frac{1}{\sec^2 y} = \frac{1}{1 + \tan^2 y} = \frac{1}{1 + x^2}.$$

即 $(\arctan x)' = \dfrac{1}{1 + x^2}$.

同理可得 $(\operatorname{arccot} x)' = -\dfrac{1}{1 + x^2}$，同学们可以自己试一试.

例 13 求对数函数 $y = \log_a x \ (a > 0, a \neq 1)$ 的导数.

解 $x = a^y$ 在 $(-\infty, +\infty)$ 内单调、连续，且 $\dfrac{\mathrm{d}x}{\mathrm{d}y} = a^y \ln a \neq 0$，由定理 2 可得在 x 所对应的区间 $(0, +\infty)$ 内，有

$$y' = \frac{1}{x'} = \frac{1}{a^y \ln a} = \frac{1}{x \ln a}.$$

即 $(\log_a x)' = \dfrac{1}{x \ln a} (x > 0)$.

当 $a = \mathrm{e}$ 时，可得自然对数的导数公式 $(\ln x)' = \dfrac{1}{x} (x > 0)$.

不过，请同学们思考一下 $(\ln|x|)'$ 的结果如何呢？

3. 复合函数求导法则

以上我们已经得到了基本初等函数的求导公式,但对于有些如 $\ln\sin x, \mathrm{e}^{x^2}$ 等复合函数的求导仍很困难,这里我们将学习如何借助复合函数求导法则解决这些问题,从而扩充函数求导的范围.

定理 3 设函数 $u = \varphi(x)$ 在点 x 处可导,函数 $y = f(u)$ 在对应的点 $u(u = \varphi(x))$ 处可导,则复合函数 $y = f[\varphi(x)]$ 在 x 处可导,且导数为

$$\frac{\mathrm{d}y}{\mathrm{d}x} = f'(u) \cdot \varphi'(x) \quad \text{或} \quad \frac{\mathrm{d}y}{\mathrm{d}x} = \frac{\mathrm{d}y}{\mathrm{d}u} \cdot \frac{\mathrm{d}u}{\mathrm{d}x}.$$

证明略.

定理 3 称为**复合函数求导法则**,也称**链式法则**. 该法则可以推广到多层复合函数的求导过程中,如设 $y = f(u), u = \varphi(v), v = \psi(x)$,则复合函数 $y = f(\varphi(\psi(x)))$ 的导数为

$$f'(x) = f'(u) \cdot u'(v) \cdot v'(x) \quad \text{或} \quad \frac{\mathrm{d}y}{\mathrm{d}x} = \frac{\mathrm{d}y}{\mathrm{d}u} \cdot \frac{\mathrm{d}u}{\mathrm{d}v} \cdot \frac{\mathrm{d}v}{\mathrm{d}x}.$$

例 14 求 $y = \tan 2x$ 的导数.

解 令 $u = 2x, y = \tan u$,则有 $\dfrac{\mathrm{d}y}{\mathrm{d}u} = (\tan u)' = \sec^2 u, \dfrac{\mathrm{d}u}{\mathrm{d}x} = (2x)' = 2$,所以

$$\frac{\mathrm{d}y}{\mathrm{d}x} = \frac{\mathrm{d}y}{\mathrm{d}u} \cdot \frac{\mathrm{d}u}{\mathrm{d}x} = \sec^2 u \cdot 2 = 2\sec^2 2x.$$

例 15 求 $y = \ln\sin x$ 的导数.

解 令 $u = \sin x, y = \ln u$,则有 $\dfrac{\mathrm{d}y}{\mathrm{d}u} = (\ln u)' = \dfrac{1}{u}, \dfrac{\mathrm{d}u}{\mathrm{d}x} = (\sin x)' = \cos x$,所以

$$\frac{\mathrm{d}y}{\mathrm{d}x} = \frac{\mathrm{d}y}{\mathrm{d}u} \cdot \frac{\mathrm{d}u}{\mathrm{d}x} = \frac{1}{u} \cdot \cos x = \frac{\cos x}{u} = \frac{\cos x}{\sin x}.$$

例 14 和例 15 给出了复合函数求导的示范,下面的例 16 则是加深了一定难度,需要将四则运算法则与复合函数求导法则结合在一起,请同学们先自己尝试一下,然后再核对结果哦.

例 16 求 $y = x\sqrt{a^2 + x^2}$ 的导数.

解 $y' = (x\sqrt{a^2 + x^2})' = (x)'\sqrt{a^2 + x^2} + x(\sqrt{a^2 + x^2})'$

$$= \sqrt{a^2 + x^2} + \frac{x \cdot (a^2 + x^2)'}{2\sqrt{a^2 + x^2}} = \sqrt{a^2 + x^2} + \frac{x^2}{\sqrt{a^2 + x^2}} = \frac{2x^2 + a^2}{\sqrt{a^2 + x^2}}.$$

在这个求导例子中,出现了四则运算与复合函数求导同时出现的情况,一般我们采用"先四则、后复合"的规律来进行求导运算. 另外,对函数分解熟练后,对复合函数求导时就不必写出中间变量,直接由外至内逐层求导便可.

例 17 证明幂函数导数公式 $(x^\mu)' = \mu x^{\mu-1}$.

证 已知 $y = x^\mu = \mathrm{e}^{\ln x^\mu}$,所以

$$(x^\mu)' = (e^{\ln x^\mu})' = e^{\ln x^\mu}(\mu \ln x)' = e^{\ln x^\mu} \cdot \left(\mu' \ln x + \mu \frac{1}{x}\right) = e^{\ln x^\mu} \cdot \frac{\mu}{x} = x^\mu \cdot \frac{\mu}{x} = \mu x^{\mu-1}.$$

即 $(x^\mu)' = \mu x^{\mu-1}$.

4. 隐函数求导法则

由方程 $y = f(x)$ 表示的函数被称为**显函数**，如 $y = \arcsin x, y = e^x$ 等；而由方程 $F(x,y) = 0$ 表示的函数则被称为**隐函数**，如 $4x + y^3 - 1 = 0$ 等. 对于这类隐函数求导可以分为两种方法，一种是隐函数比较容易转化成显函数时，我们就可以运用之前学过的求导方法计算显化后函数的导数，如由隐函数 $4x + y^3 - 1 = 0$ 解出 $y = \sqrt[3]{1-4x}$，然后再求导. 另一种是隐函数显化过程烦琐或者无法显化时，直接对隐函数求导，即在方程 $F(x,y) = 0$ 两边同时对 x 求导，求导时需要将 y 视为 x 的函数，再分离出所求函数的导数 y'. 由于隐函数有时很难显化，所以在 y' 的最终形式里，允许含有 y 的表达式出现. 下面通过具体例子来说明.

例 18　方程 $e^y + xy - e = 0$ 确定了隐函数 $y = y(x)$，求 $\dfrac{dy}{dx}$.

解　方程两边同时关于 x 求导，得 $e^y y' + y + xy' = 0$. 解得

$$y' = -\frac{y}{x + e^y} \quad (x + e^y \neq 0).$$

例 18 已经给出了隐函数求导法则的求解过程. 请同学们按照例 18 的示范来完成例 19.

例 19　求由方程 $y^3 - 2x^2y + 4x^3 - x = 8$ 所确定的隐函数 $y = y(x)$ 在 $x = 0$ 处的导数 $y'|_{x=0}$.

解　在方程两边分别对 x 求导，得

$$3y^2 \cdot y' - 2(2x \cdot y + x^2 \cdot y') + 12x^2 - 1 = 0.$$

由此解得

$$y' = \frac{1 + 4xy - 12x^2}{3y^2 - 2x^2}.$$

由于 $x=0$ 时，$y=2$，故 $y'|_{x=0} = \dfrac{1}{12}$.

另外，有些函数虽然是显函数，但直接求其导数非常困难，比如 $y = \dfrac{x^2}{1-x}\sqrt{\dfrac{x+1}{1+x+x^2}}$ 或 $y = x^{\tan x}\,(x > 0)$，此时我们可以先将其两边同时取对数后，再利用隐函数求导法求其导数.

例 20　求 $y = \dfrac{x^2}{1-x}\sqrt{\dfrac{x+1}{1+x+x^2}}$ 的导数 y'.

解　将两边同时取自然对数，得

$$\ln y = 2\ln x - \ln(1-x) + \frac{1}{2}\ln(x+1) - \frac{1}{2}\ln(1+x+x^2),$$

两边同时关于 x 求导，得

$$\frac{1}{y}y' = \frac{2}{x} + \frac{1}{1-x} + \frac{1}{2(x+1)} - \frac{2x+1}{2(1+x+x^2)},$$

代入 y 并整理得

$$y' = \frac{x^2}{1-x}\sqrt{\frac{x+1}{1+x+x^2}}\left[\frac{2}{x} + \frac{1}{1-x} + \frac{1}{2(x+1)} - \frac{2x+1}{2(1+x+x^2)}\right].$$

我们将例 21 留给同学们来完成，请先完成，然后再核对答案.

例 21　求幂指函数 $y = x^{\tan x}(x > 0)$ 的导数 y'.

解　将方程两边同时取对数，得

$$\ln y = \tan x \ln x,$$

利用隐函数求导法，方程两边再关于 x 求导，得

$$\frac{y'}{y} = \sec^2 x \ln x + \frac{1}{x}\tan x,$$

整理得

$$y' = y\left(\sec^2 x \ln x + \frac{1}{x}\tan x\right) = x^{\tan x}\left(\sec^2 x \ln x + \frac{1}{x}\tan x\right).$$

2.1.3　高阶导数

如果函数 $y = f(x)$ 在区间 I 内可导，则其导数 $y' = f'(x)$ 仍是 x 的函数. 如果这个函数 $f'(x)$ 在区间 I 内每一点都可导，则 $f'(x)$ 的导函数称为函数 $y = f(x)$ 的**二阶导函数**(简称二阶导数)，记作 $f''(x)$，y''，$\dfrac{\mathrm{d}^2 y}{\mathrm{d}x^2}$ 或 $\dfrac{\mathrm{d}^2 f(x)}{\mathrm{d}x^2}$，即

$$f''(x) = [f'(x)]',\quad \frac{\mathrm{d}^2 y}{\mathrm{d}x^2} = \frac{\mathrm{d}}{\mathrm{d}x}\left(\frac{\mathrm{d}y}{\mathrm{d}x}\right).$$

类似地，二阶导数的导数，称为 $f(x)$ 的**三阶导数**. 以此类推，函数 $y = f(x)$ 的 $n-1$ 阶导数的导数，称为 $f(x)$ 的 n **阶导数**，记作 $f^{(n)}(x)$，$y^{(n)}$，$\dfrac{\mathrm{d}^n y}{\mathrm{d}x^n}$ 或 $\dfrac{\mathrm{d}^n f(x)}{\mathrm{d}x^n}$.

二阶及二阶以上的导数称为**高阶导数**. 求函数的高阶导数方法就是对函数进行逐次求导.

例 22　求 $y = x^n$ 的各阶导数.

解　$y' = (x^n)' = nx^{n-1}$，$y'' = (nx^{n-1})' = n(n-1)x^{n-2}$，$\cdots$，$y^{(n)} = n!$，$y^{(n+1)} = 0$.

综上，$y^{(k)} = \begin{cases} n(n-1)(n-2)\cdots(n-k+1)x^{n-k}, & k \leqslant n, \\ 0, & k > n. \end{cases}$

例 23　求指数函数 $y = e^{3x}$ 的二阶导数.

解 $y' = (e^{3x})' = e^{3x} \cdot (3x)' = 3e^{3x}$ ， $y'' = (3e^{3x})' = 3e^{3x} \cdot (3x)' = 9e^{3x}$.

例 22 和例 23 已经给出求解高阶导数的示范，接下来的例 24 和例 25 需要同学们来完成啦.

例 24 求三角函数 $y = \sin x$ 的 n 阶导数.

解 $y' = \cos x = \sin\left(x + \dfrac{\pi}{2}\right)$ ， $y'' = -\sin x = \sin(x + \pi)$ ，

$y''' = -\cos x = \sin\left(x + \dfrac{3}{2}\pi\right)$ ， $y^{(4)} = \sin x = \sin(x + 2\pi)$ ，$\cdots$ ，

用数学归纳法很容易证明： $y^{(n)} = \sin\left(x + \dfrac{n}{2}\pi\right)$ ，即

$$(\sin x)^{(n)} = \sin\left(x + \dfrac{n}{2}\pi\right).$$

同理可得， $(\cos x)^{(n)} = \cos\left(x + \dfrac{n}{2}\pi\right)$.

下面我们再来看一个由方程确定的隐函数高阶求导的例子.

例 25 求由方程 $2x + 3y - \cos y = 6$ 所确定的隐函数 $y = f(x)$ 的二阶导数 $\dfrac{d^2 y}{dx^2}$.

解 在方程两边关于 x 求一阶导数，得 $2 + 3\dfrac{dy}{dx} + \sin y \cdot \dfrac{dy}{dx} = 0$ ，整理得

$$\dfrac{dy}{dx} = -\dfrac{2}{3 + \sin y}.$$

接下来在该式上继续对 x 求导，可得

$$\dfrac{d^2 y}{dx^2} = \dfrac{d}{dx}\left(-\dfrac{2}{3 + \sin y}\right) = -2\left[-\dfrac{1}{(3 + \sin y)^2}\right] \cdot \cos y \cdot \dfrac{dy}{dx}$$

$$= \dfrac{2\cos y}{(3 + \sin y)^2} \cdot \dfrac{dy}{dx} = \dfrac{2\cos y}{(3 + \sin y)^2} \cdot \left(-\dfrac{2}{3 + \sin y}\right) = -\dfrac{4\cos y}{(3 + \sin y)^3}.$$

2.2 微 分

导数反映了函数相对于自变量的变化率，那么微分反映的是什么问题呢？其实，微分研究的是自变量有微小增量时函数值的增量范围或增量近似值. 本节课，我们将一起来分享一下微分的相关内容.

2.2.1 微分的定义及几何意义

1. 微分的定义

首先分析一个具体问题，一块正方形金属薄片因受温度变化的影响，其边长由 x_0 变成 $x_0 + \Delta x$ ，相应的正方形面积 S 的改变量为

$$\Delta S = (x_0 + \Delta x)^2 - x_0{}^2 = 2x_0\Delta x + (\Delta x)^2 .$$

ΔS 由两部分组成：第一部分为 $2x_0\Delta x$ 是 Δx 的线性函数，即图 2-3 中阴影部分的两个矩形面积之和，而第二部分为 $(\Delta x)^2$ 在图中是右上角小正方形的面积.

当边长增量 $\Delta x \to 0$ 时，由于 $(\Delta x)^2$ 是 Δx 的高阶无穷小，即 $(\Delta x)^2 = o(\Delta x)$，所以面积增量 ΔS 便可近似由第一部分来表达，即 $\Delta S \approx 2x_0\Delta x$.

一般地，如果函数 $y = f(x)$ 满足一定条件，则因变量的增量 Δy 可表示为 $\Delta y = A\Delta x + o(\Delta x)$，其中 A 是不依赖于 Δx 的常数，当 $\Delta x \to 0$ 时，我们就可以用 $A\Delta x$ 来近似代替 Δy.

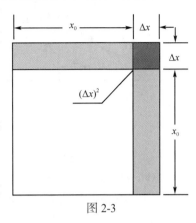

图 2-3

定义 2　设函数 $y = f(x)$ 在某区间内有定义，x_0 及 $x_0 + \Delta x$ 在这区间内，如果函数的增量 $\Delta y = f(x_0 + \Delta x) - f(x_0)$ 可表示为

$$\Delta y = A\Delta x + o(\Delta x) , \tag{2.2}$$

其中 A 是不依赖于 Δx 的常数，而 $o(\Delta x)$ 是 $\Delta x \to 0$ 时比 Δx 高阶的无穷小，那么称函数 $y = f(x)$ 在点 x_0 是可微的，而 $A\Delta x$ 称为该函数在点 x_0 相应于自变量增量 Δx 的**微分**，记作 $\mathrm{d}y$，即 $\mathrm{d}y = A\Delta x$.

如果 $y = f(x)$ 在点 x 处可微，在式 (2.2) 两端同除以 Δx，得

$$\frac{\Delta y}{\Delta x} = A + \frac{o(\Delta x)}{\Delta x} ,$$

由 $\lim\limits_{\Delta x \to 0} \dfrac{\Delta y}{\Delta x} = A$ 可得

$$f'(x) = \lim\limits_{\Delta x \to 0} \frac{\Delta y}{\Delta x} = A ,$$

即有 $\mathrm{d}y = f'(x)\Delta x$.

当 $f'(x) \neq 0$ 时，称函数的微分 $\mathrm{d}y = f'(x)\Delta x$ 为函数增量的线性主部，且当 $\Delta x \to 0$ 时，$\Delta y \approx \mathrm{d}y$.

如在正方形金属薄片的具体问题中，$S = x^2$，当边长 $x = 2$，边长的改变量 $\Delta x = 0.02$ 时，$\Delta S = (x + \Delta x)^2 - x^2 = (2 + 0.02)^2 - 2^2 = 0.0804$ 而

$$\mathrm{d}S = f'(x)\Delta x = 2x\Delta x = 2 \cdot 2 \cdot 0.02 = 0.08$$

由此可见 $\Delta S \approx \mathrm{d}S$.

通常把自变量的微分记为 $\mathrm{d}x$，且令 $\Delta x = \mathrm{d}x$，微分定义式可写成

$$\mathrm{d}y = f'(x)\mathrm{d}x .$$

从而有 $f'(x) = \dfrac{\mathrm{d}y}{\mathrm{d}x}$，可见函数的导数就是函数微分 $\mathrm{d}y$ 和 $\mathrm{d}x$ 的商，故导数又称为**微商**.

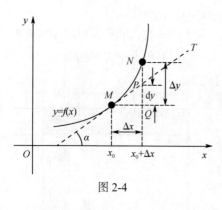

图 2-4

以上是从理论的角度来描述微分，接下来，我们从图象的角度来看看微分的意义.

2. 微分的几何意义

设曲线 $y = f(x)$ 上有一确定点 $M(x_0, y_0)$，当自变量 x 有微小增量 Δx 时，相应函数有微小增量 Δy，从而得到曲线上另一点 $N(x_0 + \Delta x, y_0 + \Delta y)$. 如图 2-4 所示，因 $\Delta x = MQ, \Delta y = NQ$，过点 M 作曲线切线 MP，设其倾斜角为 α，则 $QP = MQ \cdot \tan \alpha = \Delta x \cdot f'(x_0)$，即 $dy = QP$.

由此可得微分的几何意义：当 Δy 是曲线 $y = f(x)$ 上点的纵坐标的增量时，dy 就是曲线上相应点的切线纵坐标的增量. 当 $|\Delta x|$ 很小时，$|\Delta y - dy|$ 比 $|\Delta x|$ 小得多. 因此在点 M 邻近位置，曲线段和切线段可互相替代，这就是数学中以直代曲的一种应用.

2.2.2　微分的运算法则

与导数类似，微分也是有自己的基本公式和运算法则，下面我们把导数公式和微分公式联合在一起看看二者的密切联系吧.

1. 导数和微分的基本公式

由微分的基本表达式 $dy = f'(x)dx$ 可知，基本初等函数的微分可由导数公式直接写出. 为了便于对照，列出表 2-1.

表 2-1　导数和微分公式对照表

导数公式	微分公式	导数公式	微分公式
$(C)' = 0$ （C 为常数）	$d(C) = 0$	$(\tan x)' = \sec^2 x$	$d(\tan x) = \sec^2 x dx$
$(x^\mu)' = \mu x^{\mu-1}$	$d(x^\mu) = \mu x^{\mu-1} dx$	$(\cot x)' = -\csc^2 x$	$d(\cot x) = -\csc^2 x dx$
$(a^x)' = a^x \ln a$	$d(a^x) = a^x \ln a dx$	$(\sec x)' = \sec x \tan x$	$d(\sec x) = \sec x \tan x dx$
$(e^x)' = e^x$	$d(e^x) = e^x dx$	$(\csc x)' = -\csc x \cot x$	$d(\csc x) = -\csc x \cot x dx$
$(\log_a x)' = \dfrac{1}{x \ln a}$	$d(\log_a x) = \dfrac{1}{x \ln a} dx$	$(\arcsin x)' = \dfrac{1}{\sqrt{1-x^2}}$	$d(\arcsin x) = \dfrac{1}{\sqrt{1-x^2}} dx$
$(\ln x)' = \dfrac{1}{x}$	$d(\ln x) = \dfrac{1}{x} dx$	$(\arccos x)' = -\dfrac{1}{\sqrt{1-x^2}}$	$d(\arccos x) = -\dfrac{1}{\sqrt{1-x^2}} dx$
$(\sin x)' = \cos x$	$d(\sin x) = \cos x dx$	$(\arctan x)' = \dfrac{1}{1+x^2}$	$d(\arctan x) = \dfrac{1}{1+x^2} dx$
$(\cos x)' = -\sin x$	$d(\cos x) = -\sin x dx$	$(\text{arccot } x)' = -\dfrac{1}{1+x^2}$	$d(\text{arccot } x) = -\dfrac{1}{1+x^2} dx$

2. 微分的四则运算法则

由函数和、差、积、商的求导法则，可推得相应的微分法则. 为了便于对照，列成表 2-2(表中 $u = u(x), v = v(x)$)：

表 2-2　求导、微分法则对照表

求导法则	微分法则	求导法则	微分法则
$(u \pm v)' = u' \pm v'$	$d(u \pm v) = du \pm dv$	$(uv)' = u'v + uv'$	$d(uv) = vdu + udv$
$(Cu)' = Cu'$ (C 为常数)	$d(Cu) = Cdu$	$\left(\dfrac{u}{v}\right)' = \dfrac{u'v - uv'}{v^2}$	$d\left(\dfrac{u}{v}\right) = \dfrac{vdu - udv}{v^2}$

3. 一阶微分的形式不变性

设函数 $y = f(u)$ 及 $u = g(x)$ 均可微，其中的 u 为中间变量，则函数 $y = f[g(x)]$ 的微分 dy 可由复合函数求导公式得到

$$dy = \frac{dy}{du} \cdot \frac{du}{dx} \cdot dx = f'[g(x)] \cdot g'(x)dx = f'(u) \cdot du ,$$

若设 $y = f(u)$，u 为直接自变量，则仍有 $dy = f'(u) \cdot du$.

这表明，无论 u 是自变量还是中间变量，对于函数 $y = f(u)$ 而言，函数的微分形式总是关于 u 的一阶形式，这一性质称为**一阶微分的形式不变性**.

以上是对微分计算的讨论，接下来我们通过例题来说明微分的计算方法.

例 26　已知 $y = e^u, u = \tan x$，求 dy.

解　**方法一**　先求导数，再求微分：

$$y' = (e^{\tan x})' = e^{\tan x} \cdot \sec^2 x$$

$$dy = y'dx = e^{\tan x} \sec^2 xdx .$$

方法二　利用一阶微分的形式不变性：

设 $y = e^u, u = \tan x$，则

$$dy = (e^u)'du = e^u du = e^{\tan x}d\tan x = e^{\tan x} \sec^2 xdx .$$

例 27　已知 $y = e^{1-2x} \sin x$，求 dy.

解　$dy = (e^{1-2x} \sin x)'dx = [e^{1-2x}(1 - 2x)' \sin x + e^{1-2x}(\sin x)']dx$

$\qquad = [-2e^{1-2x} \sin x + e^{1-2x} \cos x]dx = e^{1-2x}(\cos x - 2\sin x)dx .$

2.2.3　微分在近似计算中的应用

现在我们已经学会了如何计算函数的微分，那么微分到底能起到什么作用呢？其实微分可近似替代某些科学领域复杂的计算，它有着非常重要的实际意义. 接下来我们就从两个角度来讨论一下微分在近似计算中的应用.

1. 函数值的近似计算

给定函数 $y = f(x)$ 在某点 x_0 处的增量 Δx 很小时，则其对应的函数增量 Δy 有

$$\Delta y = f(x_0 + \Delta x) - f(x_0) \approx \mathrm{d}y = f'(x_0)\Delta x,$$

即 $f(x_0 + \Delta x) \approx f(x_0) + f'(x_0)\Delta x$，当我们令 $x = x_0 + \Delta x$，则有 $f(x) \approx f(x_0) + f'(x_0)\Delta x$.

该式可用于计算 x_0 附近的函数值 $f(x)$ 或是 $f(x_0 + \Delta x)$ 的近似值. 从理论上来说，求解函数的近似值就是这么简单，接下来我们通过两个例题来说明一下近似值的求解过程吧.

例 28 求 $\sqrt[4]{0.999}$ 的近似值.

解 令 $y = f(x) = \sqrt[4]{x}$，$\sqrt[4]{0.999} = \sqrt[4]{1 - 0.001}$，取 $x_0 = 1, \Delta x = -0.001$，

$$f(x_0 + \Delta x) \approx f(x_0) + f'(x_0)\Delta x = f(1) + \frac{1}{4\sqrt[4]{x^3}}\Bigg|_{x=1} \cdot \Delta x = 1 - \frac{0.001}{4} = 0.99975.$$

例 28 已经给出了函数近似值的求解过程，接下来的例 29 就需要同学们自己求解啦！

例 29 利用微分计算 $\sin 60°30'$ 的近似值.

解 令 $f(x) = \sin x$，则有 $x_0 = \dfrac{\pi}{3}, \Delta x = \dfrac{\pi}{360}$，据 $f(x_0 + \Delta x) \approx f(x_0) + f'(x_0)\Delta x$ 得

$$\sin(x_0 + \Delta x) = \sin 60°30' = \sin x_0 + (\sin x)'\big|_{x=x_0} \cdot \Delta x = \sin\frac{\pi}{3} + \cos\frac{\pi}{3} \cdot \frac{\pi}{360}$$

$$= \frac{\sqrt{3}}{2} + \frac{1}{2} \cdot 0.0087 \approx 0.8704.$$

2. 微分在误差估计中的应用

误差是在实际过程中针对某一对象而测量到的数据与其实际数据间的差别，如用某种方法测得的球体体积与球体实际体积之差等. 这里，已测得的数据称为**测量值**，客观存在的真实数据称为**精确值**.

由于测量仪器的精度、测量条件及测量方法等各不相同，测量值与精确值之间会有不同程度的误差，这种误差称为**直接测量误差**，而利用带有误差的测量值以某种方法计算出来的结果称为对应于精确值的**间接测量误差**. 测量值与精确值之间的误差绝对值称为**绝对误差**，绝对误差占测量值的比值称为**相对误差**. 在实际过程中某些量的精确值往往是无法得到的，于是绝对误差与相对误差也就不可求，但根据不同的精确条件，能够确定误差发生的范围，这便是**绝对误差界**，绝对误差界占测量值的比值称为**相对误差界**.

例如，设某对象的测量值为 a，其精确值为 A，则 $|A - a|$ 为 a 的绝对误差，$\dfrac{|A - a|}{|a|}$ 为 a 的相对误差，若 $|A - a| \leqslant \delta_A$，则 δ_A 为 A 的绝对误差界，而 $\dfrac{\delta_A}{|a|}$ 为 A 的

相对误差界. 绝对误差界与相对误差界也简称为绝对误差与相对误差.

　　下面的例 30 和例 31 是绝对误差与相对误差的相关例题, 请同学们先自行分析求解, 然后再核对答案. 当然, 如果你觉得有点困难的话, 也可以结合答案慢慢理解.

　　例 30　设某种检测试管横截面为圆, 其内径为 10.4mm(试管壁厚度忽略不计), 测量的绝对误差不超过 0.01mm. 计算该试管截面面积的绝对误差.

　　解　设试管横截面半径为 R_0, 根据已知条件得 $R_0 = \dfrac{10.4}{2} = 5.2 \, \text{mm}$, 绝对误差 $\left| \Delta R_0 \right| \leqslant 0.01 \, \text{mm}$, 所求横截面的面积为 $S_{R_0} = \pi R_0^2$.

　　据 $\Delta y \approx \mathrm{d}y = f'(x_0) \cdot \Delta x$, 所求横截面面积的绝对误差为

$$\Delta S \approx S'_{R_0} \left| \Delta R_0 \right| = 2\pi R_0 \left| \Delta R_0 \right| = 2\pi \times 5.2 \times 0.01 = 0.104\pi \, (\text{mm}^2).$$

　　例 31　从一批密度均匀的药丸中, 按照以重量为依据的方法, 挑选出所有直径等于 0.5cm 的糖丸, 假设挑出来的糖丸在半径上允许有 2% 的相对误差, 试问在挑选时称量重量的相对误差应不超过多少?

　　解　设糖丸的密度为 ρ, 半径为 r, 重量为 W, 则有

$W = g \cdot \rho \cdot \dfrac{4}{3} \pi r^3$. 由于 $\Delta W \approx \mathrm{d}W = 4\pi g \cdot \rho \cdot r^2 \cdot \Delta r$, 因而

$$\left| \frac{\mathrm{d}W}{W} \right| = \left| \frac{4\pi g \rho r^2 \Delta r}{\dfrac{4}{3}\pi g \rho r^3} \right| = 3 \left| \frac{\Delta r}{r} \right|, \quad 从而 \left| \frac{\Delta r}{r} \right| = \frac{1}{3} \left| \frac{\mathrm{d}W}{W} \right| \approx \frac{1}{3} \left| \frac{\Delta W}{W} \right|,$$

要使 $\left| \dfrac{\Delta r}{r} \right| \leqslant 2\%$, 只要 $\dfrac{1}{3} \left| \dfrac{\Delta W}{W} \right| \leqslant 2\%$ 即可, 因而 $\left| \dfrac{\Delta W}{W} \right| \leqslant 6\%$. 我们可以根据这个误差限度选择具有适当精确度的称量仪器.

2.3　中　值　定　理

　　前面介绍了微分及微分的应用, 在实际问题中, 导数的应用范围更广. 中值定理是导数应用的理论基础, 我们首先介绍罗尔(Rolle)中值定理, 然后根据它推导出拉格朗日(Lagrange)中值定理和柯西(Cauchy)中值定理.

2.3.1　罗尔中值定理

　　定理 4(罗尔中值定理)　设函数 $y = f(x)$ 在闭区间 $[a, b]$ 上连续, 在开区间 (a, b) 内可导, 且 $f(a) = f(b)$, 则在 (a, b) 内至少存在一点 $\xi (a < \xi < b)$, 满足 $f'(\xi) = 0$.

　　证明略.

　　罗尔中值定理的几何意义在于, 若连续曲线在某一开区间内处处可导, 且两

个端点函数值相同, 那么一定存在至少一条平行于 x 轴的水平切线(图 2-5).

例 32　验证罗尔中值定理对函数 $f(x) = x^2 - 2x - 4$ 在区间[-1, 3]上的正确性.

解　已知函数在其定义域内连续可导, 且 $f(-1) = -1 = f(3) = -1$, 则必有某点 $\xi \in (-1, 3)$, 使得 $f'(\xi) = 0$;

由 $f'(x) = (x^2 - 2x - 4)' = 2x - 2 = 0$, 可知当 $x = 1$ 时, 函数 $f(x) = x^2 - 2x - 4$ 有水平切线(图 2-6).

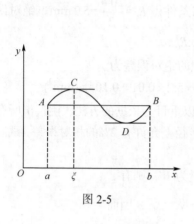

图 2-5

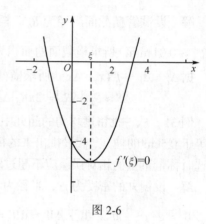

图 2-6

2.3.2　拉格朗日中值定理

定理 5(拉格朗日中值定理)　如果函数 $y = f(x)$ 在闭区间[a, b]上连续, 在开区间(a, b)内可导, 则在(a, b)内至少存在一点 $\xi(a < \xi < b)$, 使得 $f(b) - f(a) = f'(\xi)(b - a)$ 或 $f'(\xi) = \dfrac{f(b) - f(a)}{b - a}$ 成立.

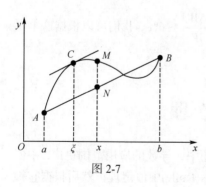

图 2-7

证　如图 2-7 所示, 将函数曲线的两个端点连接, 则弦 AB 与曲线弧 $\overparen{AB}$ 之间的任一直线距离为 MN, 可知弦 AB、曲线弧 $\overparen{AB}$ 及二者间距 MN 都是关于 x 的函数, 分别设为 $\psi(x)$, $f(x)$ 及 $\varphi(x)$. 其函数关系为

$$f(x) = \varphi(x) + \psi(x).$$

由于弦 AB 的斜率为 $\dfrac{f(b) - f(a)}{b - a}$, 于是其方程为 $\psi(x) - f(a) = \dfrac{f(b) - f(a)}{b - a}(x - a)$ 或 $\psi(x) - f(b) = \dfrac{f(b) - f(a)}{b - a}(x - b)$.

$\varphi(x)$ 作为一辅助函数, 对曲线弧 $\overparen{AB}$ 来说,

$$\varphi(x) = f(x) - \psi(x) = f(x) - f(a) - \frac{f(b)-f(a)}{b-a}(x-a) ,$$

因 $\varphi(x)$ 在闭区间 $[a,b]$ 上连续，在开区间 (a,b) 内可导，$\varphi(a) = \varphi(b) = 0$，根据罗尔中值定理，可知在 (a,b) 内至少有一点 ξ，使 $\varphi'(\xi) = 0$.

又

$$\varphi'(x) = \left[f(x) - f(a) - \frac{f(b)-f(a)}{b-a}(x-a) \right]' = f'(x) - \frac{f(b)-f(a)}{b-a} ,$$

于是有 $f'(\xi) - \dfrac{f(b)-f(a)}{b-a} = 0$，即 $f'(\xi) = \dfrac{f(b)-f(a)}{b-a}$，整理可得 $f(b) - f(a) = f'(\xi)(b-a)$.

证毕.

在以上证明中，我们设定 $a < b$，但实际上，当 $a > b$ 时，公式仍然成立.

拉格朗日中值定理的几何意义为：若连续曲线在某一开区间内处处可导，则至少存在一点 ξ，使过该点的切线平行于函数两端点间的连线，也就是说，函数在一区间上的平均变化率必与该区间内至少某一点的切线斜率相同.

作为拉格朗日中值定理的一个应用，我们来导出以后在积分学中很有用的一个定理. 我们知道，如果函数 $f(x)$ 在某一区间上是常数，那么 $f(x)$ 在该区间上的导数恒为零. 现在来证明它的逆命题也是成立的.

推论 3　若函数 $f(x)$ 在开区间 I 内可导，且 $f'(x)=0$，则 $f(x)$ 为 I 上的一个常数.

证　设 x_1, x_2 为区间 I 内的任意两点，且 $x_1 < x_2$，由拉格朗日中值定理，可知必存在一点 $\xi(x_1 < \xi < x_2)$，使得 $f(x_2) - f(x_1) = f'(\xi)(x_2 - x_1)$.

由已知 $f'(\xi) = 0$，故有 $f(x_2) - f(x_1) = 0$，即 $f(x_2) = f(x_1)$.

由于 x_1, x_2 为区间 I 内的任意两点，所以函数 $y = f(x)$ 在闭区间 I 内处处相等，也即 $y = f(x)$ 在闭区间 I 内为常数.

例 33　试证 $\arcsin x + \arccos x = \dfrac{\pi}{2}(-1 \leqslant x \leqslant 1)$.

证　已知 $-1 \leqslant x \leqslant 1$，设 $f(x) = \arcsin x + \arccos x$. 知 $f(x)$ 为其定义域内的连续可导函数. 因 $f'(x) = (\arcsin x + \arccos x)' = \dfrac{1}{\sqrt{1-x^2}} - \dfrac{1}{\sqrt{1-x^2}} = 0$，由拉格朗日中值定理的推论，得 $f(x) = \arcsin x + \arccos x = C$.

取 $x = 0$ 时，$C = \dfrac{\pi}{2}$，所以 $\arcsin x + \arccos x = \dfrac{\pi}{2}(-1 \leqslant x \leqslant 1)$ 成立.

例 34　证明当 $x > 0$ 时，$\dfrac{x}{1+x} < \ln(1+x) < x$.

证　设 $f(t) = \ln(1+t)$，显然 $f(t)$ 在 $[0,x]$ 上满足拉格朗日中值定理的前提条件，取 $\xi \in (0,x)$，则有 $f(x) - f(0) = f'(\xi)(x - 0)$.

由于 $f(0) = 0$，$f'(t) = \dfrac{1}{1+t}$，因此，上式变为 $f(x) = f'(\xi) \cdot x$，即 $\ln(1+x) = \dfrac{x}{1+\xi}$.

又由于 $\xi \in (0, x)$，$1 < 1 + \xi < 1 + x$，$\dfrac{1}{1+x} < \dfrac{1}{1+\xi} < 1$，所以 $\dfrac{x}{1+x} < \dfrac{x}{1+\xi} < x$，即

$$\frac{x}{1+x} < \ln(1+x) < x \quad (x > 0).$$

2.3.3　柯西中值定理

定理 6(柯西中值定理)　　如果函数 $f(x)$ 及 $F(x)$ 在闭区间 $[a, b]$ 上连续，在开区间 (a, b) 内可导，且 $F'(x)$ 在 (a, b) 内的每一点处都不为零，则在 (a, b) 内至少存在一点 $\xi(a < \xi < b)$，使得

$$\frac{f(b) - f(a)}{F(b) - F(a)} = \frac{f'(\xi)}{F'(\xi)} \quad. \tag{2.3}$$

证明略.

从 (2.3) 式可以看出，若令 $F(x) \equiv x$，则 $F'(x) = 1$，必有 $F(a) = a, F(b) = b$，于是柯西公式转化成拉格朗日公式，因而柯西中值定理是拉格朗日中值定理的推广.

以上是对于中值定理的讨论，利用这些定理，我们可以推导出一个利用导数来求解函数极限的法则——洛必达法则! 有了这个法则，我们求解函数极限就有了很重要的一个工具. 下面我们就一起来看看洛必达法则是如何帮助我们求解函数极限的吧.

2.3.4　洛必达法则

如果当 $x \to a$ (或 $x \to \infty$)时，两个函数 $f(x)$ 和 $g(x)$ 都趋于零或都趋于无穷大，那么极限 $\lim\limits_{\substack{x \to a \\ (x \to \infty)}} \dfrac{f(x)}{g(x)}$ 可能存在，也可能不存在，通常把这种极限形式叫作**未定式**，并简称为 $\dfrac{0}{0}$ 型或 $\dfrac{\infty}{\infty}$ 型. 例如，$\lim\limits_{x \to 0} \dfrac{\sin x}{x}$ 就是一个 $\dfrac{0}{0}$ 型未定式的例子. 对于这一类极限问题，我们将根据由柯西中值定理推导出来的洛必达法则来求解. 利用洛必达法则求函数极限是导数的一个重要应用.

定理 7　若函数 $f(x)$ 和 $g(x)$ 满足下列条件：

(1) $\lim\limits_{\substack{x \to a \\ (x \to \infty)}} f(x) = \lim\limits_{\substack{x \to a \\ (x \to \infty)}} g(x) = 0$ (或 $\lim\limits_{\substack{x \to a \\ (x \to \infty)}} f(x) = \lim\limits_{\substack{x \to a \\ (x \to \infty)}} g(x) = \infty$)，即两函数为同一过程的两个无穷小量(或无穷大量)；

(2) $f'(x)$ 和 $g'(x)$ 在 a 点附近均存在，且 $g'(x) \neq 0$ (点 a 本身可除外)；

(3) 极限 $\lim\limits_{\substack{x \to a \\ (x \to \infty)}} \dfrac{f'(x)}{g'(x)}$ 存在(或无穷大)，

则
$$\lim_{\substack{x \to a \\ (x \to \infty)}} \frac{f(x)}{g(x)} = \lim_{\substack{x \to a \\ (x \to \infty)}} \frac{f'(x)}{g'(x)}.$$

这种在一定条件下通过分子分母分别求导，再求极限来确定未定式极限值的方法称为**洛必达法则**.

证 已知 $x \to a$（或 $x \to \infty$）时，$f(x)$，$g(x)$ 与 $f(a)$，$g(a)$ 无关，故可设 $f(a) = g(a) = 0$；由条件(1)、(2)，可知 $f(x)$，$g(x)$ 在 a 点附近均为连续可导函数. 设点 ξ 为 a 邻域内一点 $a < \xi < x$，根据柯西中值定理，有

$$\frac{f(x) - f(a)}{g(x) - g(a)} = \frac{f(x)}{g(x)} = \frac{f'(\xi)}{g'(\xi)};$$

由条件(3)，可对上式两端求极限，则

$$\lim_{\substack{x \to a \\ (x \to \infty)}} \frac{f(x)}{g(x)} = \lim_{\substack{x \to a \\ (x \to \infty)}} \frac{f'(\xi)}{g'(\xi)} = \lim_{\substack{x \to a \\ (x \to \infty)}} \frac{f'(x)}{g'(x)} \ (x \to a \ (\text{或} \ x \to \infty) \text{时}, \ \xi \to a \ (\text{或} \ \xi \to \infty)).$$

证毕.

利用洛必达法则求解函数极限首先要判断极限属于哪一种未定式，然后再根据洛必达法则进行求解. 需要说明的是，有时候多次运用洛必达法则才可能求得最终的极限结果，也即如果 $\dfrac{f'(x)}{g'(x)}$ 的求导结果仍是未定式，且 $f'(x)$ 和 $g'(x)$ 仍满足洛必达法则的前提条件，则可继续使用洛必达法则，直至某个 $\dfrac{f^{(n)}(x)}{g^{(n)}(x)}$ 不再是未定式为止.

例 35 求极限 $\lim\limits_{x \to 1} \dfrac{x^2 - 2x + 1}{x^3 - x^2 - x + 1}$.

解 该极限为 $\dfrac{0}{0}$ 型未定式，应用洛必达法则求极限.

$$\lim_{x \to 1} \frac{x^2 - 2x + 1}{x^3 - x^2 - x + 1} = \lim_{x \to 1} \frac{2x - 2}{3x^2 - 2x - 1} = \lim_{x \to 1} \frac{2}{6x - 2} = \frac{1}{2}.$$

我们可以看出这个例题的洛必达法则应用实际上通过求导将函数进行降阶处理，从而降低求极限的难度. 洛必达法则虽然是求未定式的一种有效方法，但若能与其他求解极限的方法结合使用，效果会更好. 例如，能化简时尽量化简，可以运用等价无穷或重要极限时，应尽可能使用，以简便运算. 如，对于 $\lim\limits_{x \to 0} \dfrac{3x - \sin 3x}{(1 - \cos x)\ln(1 + 2x)}$，可以发现，当 $x \to 0$ 时，$1 - \cos x \sim \dfrac{1}{2}x^2$，$\ln(1 + 2x) \sim 2x$，于是：

$$\lim_{x \to 0} \frac{3x - \sin 3x}{(1 - \cos x)\ln(1 + 2x)} = \lim_{x \to 0} \frac{3x - \sin 3x}{\frac{1}{2}x^2 \cdot 2x} = \lim_{x \to 0} \frac{3 - 3\cos 3x}{3x^2} = \lim_{x \to 0} \frac{3\sin 3x}{2x} = \frac{9}{2}.$$

然而，请同学们注意，有时候运用洛必达法则一定要注意其适用条件.

例 36 求极限 $\lim\limits_{x \to +\infty} \dfrac{x + \sin x}{x - \sin x}$.

解 若应用洛必达法则，则有 $\lim\limits_{x \to +\infty} \dfrac{x + \sin x}{x - \sin x} = \lim\limits_{x \to +\infty} \dfrac{1 + \cos x}{1 - \cos x}$.

我们会发现，当应用洛必达法则分子分母同时求导之后，此时极限是不存在的. 然而，原题中的极限却是存在的. 实际上，出现这种情况的原因在于此题并不满足洛必达法则的第三个条件，即求导之后的极限或者存在(必定是一个实数)，或者为无穷大的情况. 换句话说，在应用洛必达法则时，如果两个函数之比的极限不存在且不为无穷大，则不能应用该法则. 如果遇到这种情况，并不意味着极限不存在，需要我们使用其他的方法进行求解. 比如对于这个例题，一种正确的解法是，分子分母同时除以 x，则

$$\lim_{x \to +\infty} \frac{x + \sin x}{x - \sin x} = \lim_{x \to +\infty} \frac{1 + \dfrac{\sin x}{x}}{1 - \dfrac{\sin x}{x}} = \frac{1 + \lim\limits_{x \to +\infty} \dfrac{\sin x}{x}}{1 - \lim\limits_{x \to +\infty} \dfrac{\sin x}{x}} = 1.$$

这里，当 $x \to \infty$ 时，$\sin x$ 是有界函数，$\dfrac{1}{x}$ 是无穷小量，故 $\lim\limits_{x \to +\infty} \dfrac{\sin x}{x} = 0$.

下面的例37至例39留给同学们自行求解，相信在完成了这3个例题后，同学们会进一步熟悉洛必达法则的.

例 37 求极限 $\lim\limits_{x \to \infty} \dfrac{3x^2 - 2x + 3}{2x^2 + 5}$.

解 该极限为 $\dfrac{\infty}{\infty}$ 型未定式.

$$\lim_{x \to \infty} \frac{3x^2 - 2x + 3}{2x^2 + 5} = \lim_{x \to \infty} \frac{6x - 2}{4x} = \lim_{x \to \infty} \frac{6}{4} = \frac{3}{2}.$$

例 38 求极限 $\lim\limits_{x \to 0^+} \dfrac{\ln mx}{\ln nx} (m, n \in \mathbf{N})$.

解 该极限为 $\dfrac{\infty}{\infty}$ 型未定式.

$$\lim_{x \to 0^+} \frac{\ln mx}{\ln nx} = \lim_{x \to 0^+} \frac{(\ln mx)'}{(\ln nx)'} = \lim_{x \to 0^+} \frac{\dfrac{m}{mx}}{\dfrac{n}{nx}} = 1.$$

例 39 求极限 $\lim\limits_{x \to \frac{\pi}{2}} \dfrac{\ln\tan x}{\sec x}$.

解 该极限为 $\dfrac{\infty}{\infty}$ 型未定式.

$$\lim_{x \to \frac{\pi}{2}} \frac{\ln\tan x}{\sec x} = \lim_{x \to \frac{\pi}{2}} \frac{(\ln\tan x)'}{(\sec x)'} = \lim_{x \to \frac{\pi}{2}} \frac{\dfrac{1}{\tan x} \sec^2 x}{\sec x \cdot \tan x} = \lim_{x \to \frac{\pi}{2}} \frac{\sec x}{\tan^2 x} = \lim_{x \to \frac{\pi}{2}} \frac{(\sec x)'}{(\tan^2 x)'}$$

$$= \lim_{x \to \frac{\pi}{2}} \frac{\sec x \cdot \tan x}{2 \tan x \cdot \sec^2 x} = \lim_{x \to \frac{\pi}{2}} \frac{1}{2 \sec x} = 0.$$

另外，除了以上两种基本类型的未定式，还存在其他类型的，如 $0 \cdot \infty, \infty - \infty, 0^0, \infty^0$ 及 1^∞. 这些未定式都可以通过变形转化为 $\frac{0}{0}$ 型或者 $\frac{\infty}{\infty}$ 型，然后再使用洛必达法则求其导数. 实际上，对于 $0 \cdot \infty$ 型，我们可以酌情将其转换为 $\frac{0}{0}$ 型或者 $\frac{\infty}{\infty}$ 型. 对于 $\infty - \infty$ 型可以将其通分后转换为 $\frac{0}{0}$ 型或者 $\frac{\infty}{\infty}$ 型. 而对于形如幂指函数 $f(x)^{g(x)}$ 的特殊型，要如何转化为洛必达法则标准型呢？采用的方法是利用对数函数与指数函数互为反函数的前提，进行极限求解的转换，也即

$$\lim f(x)^{g(x)} = \lim \mathrm{e}^{\ln f(x)^{g(x)}} = \lim \mathrm{e}^{g(x) \ln f(x)} = \mathrm{e}^{\lim g(x) \ln f(x)}.$$

我们可以发现，通过上述转换处理，$f(x)^{g(x)}$ 特殊型转化成了 $0 \cdot \infty$ 特殊型后，再次酌情转换为 $\frac{0}{0}$ 型或者 $\frac{\infty}{\infty}$ 型不定式，就可以使用洛必达法则了. 下面我们通过几个例题来展示一下如何将这些特殊的不定式化简为可以利用洛必达法则求解的 $\frac{0}{0}$ 型和 $\frac{\infty}{\infty}$ 型不定式.

例 40　求极限 $\lim\limits_{x \to 0^+} x^\alpha \ln x (\alpha > 0)$.

解　该极限为 $0 \cdot \infty$ 型，请同学们思考本例通过变形是转化为 $\frac{0}{0}$ 型，还是 $\frac{\infty}{\infty}$ 型？

本例中，如果将 $\ln x$ 通过取倒数转变成分母，即 $\lim\limits_{x \to 0^+} x^\alpha \ln x = \lim\limits_{x \to 0^+} \dfrac{x^\alpha}{\dfrac{1}{\ln x}}$ 则原极限转化为 $\frac{0}{0}$ 型，但这个极限容易计算吗？显然不是，因此，本例更适合将 x^α 取倒数转变为分母，即 $\lim\limits_{x \to 0^+} x^\alpha \ln x = \lim\limits_{x \to 0^+} \dfrac{\ln x}{\dfrac{1}{x^\alpha}}$，原极限转化为 $\frac{\infty}{\infty}$ 型.

$$\lim_{x \to 0^+} x^\alpha \ln x = \lim_{x \to 0^+} \frac{\ln x}{x^{-\alpha}} = \lim_{x \to 0^+} \frac{\dfrac{1}{x}}{(-\alpha) x^{-\alpha - 1}} = \left(-\frac{1}{\alpha} \right) \lim_{x \to 0^+} \frac{1}{x} x^{\alpha + 1} = \left(-\frac{1}{\alpha} \right) \lim_{x \to 0^+} x^\alpha = 0.$$

例 41　求极限 $\lim\limits_{x \to -\infty} x(\pi - \mathrm{arccot}\, x)$.

解

$$\lim_{x \to -\infty} x(\pi - \mathrm{arccot}\, x) = \lim_{x \to -\infty} \frac{\pi - \mathrm{arccot}\, x}{\dfrac{1}{x}} \left(\frac{0}{0} \text{型} \right) = \lim_{x \to -\infty} \frac{(\pi - \mathrm{arccot}\, x)'}{\left(\dfrac{1}{x} \right)'}$$

$$= \lim_{x \to -\infty} \frac{\dfrac{1}{1+x^2}}{-\dfrac{1}{x^2}} = \lim_{x \to -\infty} \frac{-x^2}{1+x^2} \left(\frac{\infty}{\infty} \text{型}\right) = \lim_{x \to -\infty} \frac{(-x^2)'}{(1+x^2)'} \lim_{x \to -\infty} \frac{-2x}{2x} = -1.$$

该极限为 $0 \cdot \infty$ 型未定式，根据函数构成，考虑先转换为 $\dfrac{0}{0}$ 型不定式，使用一次洛必达法则之后发现，又成了 $\dfrac{\infty}{\infty}$ 型，然后可再次运用洛必达法则求得最终的极限.

例 42 求极限 $\lim\limits_{x \to 0} \left(\dfrac{1}{\sin x} - \dfrac{1}{x} \right)$.

解 该极限为 $\infty - \infty$ 型，可通过变形转化为 $\dfrac{0}{0}$ 型.

$$\lim_{x \to 0} \left(\frac{1}{\sin x} - \frac{1}{x} \right) = \lim_{x \to 0} \frac{x - \sin x}{x \sin x} = \lim_{x \to 0} \frac{1 - \cos x}{\sin x + x \cos x} = \lim_{x \to 0} \frac{\sin x}{2 \cos x - x \sin x} = 0.$$

例 43 求极限 $\lim\limits_{x \to 0^+} (x)^{\tan x}$.

解 该极限为 0^0 型，可通过对数函数与指数函数互为反函数的特点，将其变形，然后寻找出 $\dfrac{\infty}{\infty}$ 型，再来使用洛必达法则哦.

$$\lim_{x \to 0^+} (x)^{\tan x} = \lim_{x \to 0^+} e^{\tan x \ln x} = e^{\lim_{x \to 0^+} \tan x \ln x} = e^{\lim_{x \to 0^+} \frac{\ln x}{\cot x}},$$

经过变形后，我们会发现其指数部分是 $\dfrac{\infty}{\infty}$ 型，而指数部分的极限为

$$\lim_{x \to 0^+} \frac{\dfrac{1}{x}}{-\csc^2 x} = \lim_{x \to 0^+} \frac{-\dfrac{1}{x^2}}{2 \csc^2 x \cot x} = \lim_{x \to 0^+} \frac{-\sin^2 x}{2 x^2 \cot x} = -\frac{1}{2} \lim_{x \to 0^+} \frac{\sin^2 x}{x^2} \cdot \frac{1}{\cot x} = 0,$$

于是可得

$$\lim_{x \to 0^+} (x)^{\tan x} = e^0 = 1.$$

例 44 求极限 $\lim\limits_{x \to 0^+} (\cot x)^{\frac{1}{\ln x}}$.

解 该极限为 ∞^0 型，可通过变形转化为 $\dfrac{\infty}{\infty}$ 型.

$$\lim_{x \to 0^+} (\cot x)^{\frac{1}{\ln x}} = \lim_{x \to 0^+} e^{\frac{1}{\ln x} \ln \cot x} = e^{\lim_{x \to 0^+} \frac{\ln \cot x}{\ln x}},$$

其指数部分是 $\dfrac{\infty}{\infty}$ 型，而指数部分的极限为

$$\lim_{x \to 0^+} \frac{\ln \cot x}{\ln x} = \lim_{x \to 0^+} \frac{-\tan x \cdot \csc^2 x}{\dfrac{1}{x}} = -\lim_{x \to 0^+} \frac{x}{\sin x \cos x} = -1,$$

于是可得

$$\lim_{x \to 0^{+}} (\cot x)^{\frac{1}{\ln x}} = e^{-1}.$$

例 45　求极限 $\lim\limits_{x \to 0} (1-x)^{\frac{1}{x}}$.

解　该极限为 1^{∞} 型，可通过变形转化为 $\dfrac{0}{0}$ 型.

$$\lim_{x \to 0} (1-x)^{\frac{1}{x}} = \lim_{x \to 0} e^{\frac{1}{x} \ln(1-x)} = e^{\lim\limits_{x \to 0} \frac{1}{x} \ln(1-x)},$$

其指数部分是 $\dfrac{0}{0}$ 型，而指数部分的极限为

$$\lim_{x \to 0} \frac{\ln(1-x)}{x} = \lim_{x \to 0} \frac{-1}{1-x} = -1,$$

于是可得

$$\lim_{x \to 0} (1-x)^{\frac{1}{x}} = e^{-1}.$$

2.4　函数的单调性及应用

用导数来研究函数图象特性的一个重要应用是用导数研究函数曲线的单调性，学过单调性的相关定义和定理后，可将其应用于具体问题中.

2.4.1　函数单调性的判别法

首先给出函数曲线单调性与函数导数之间的关系.

定理 8　设函数 $y = f(x)$ 在闭区间 $[a,b]$ 上连续，在开区间 (a,b) 内可导，则

(1)若在 (a,b) 内恒有 $f'(x) > 0$，则函数在 $[a,b]$ 内单调增加；

(2)若在 (a,b) 内恒有 $f'(x) < 0$，则函数在 $[a,b]$ 内单调减少.

证　设在 (a,b) 内 $f'(x) > 0$. 则对任意的 $x_1, x_2 \in (a,b)$，函数 $y = f(x)$ 满足拉格朗日中值定理前提条件. 当 $x_1 < x_2$ 时，由拉格朗日中值定理，存在 $\xi \in (x_1, x_2)$，满足 $f(x_2) - f(x_1) = f'(\xi)(x_2 - x_1)$.

因为 $x_2 - x_1 > 0, f'(\xi) > 0$，所以 $f(x_2) - f(x_1) > 0$. 因此函数 $y = f(x)$ 在 $[a,b]$ 内单调增加.

同理可证 $f'(x) < 0$ 时，函数 $y = f(x)$ 在 $[a,b]$ 内单调减少.

接下来，我们通过例 46 来示范一下如何利用导数来讨论函数单调性.

例 46　研究函数 $y = 3x - x^3$ 的单调性区间.

解　函数的定义域为 $(-\infty, +\infty)$.

因 $f'(x) = 3 - 3x^2 = 3(1-x)(1+x)$，使 $f'(x) = 0$ 的点为 $x_1 = -1, x_2 = 1$，这两点将

定义域分割成 3 个小区间，下面将列表说明该函数的单调性区间(表 2-3).

表 2-3　函数 $y = 3x - x^3$ 的单调性区间

x	$(-\infty, -1)$	-1	$(-1, 1)$	1	$(1, +\infty)$
$f'(x)$	$-$	0	$+$	0	$-$
$f(x)$	↘	-2	↗	2	↘

相信同学们已经学会如何利用导数来判断函数的单调性，接下来的例 47 和例 48 留给同学们来完成吧.

例 47　研究函数 $y = \dfrac{x^2}{1+x}$ 的单调性区间.

解　函数的定义域为 $(-\infty, -1) \bigcup (-1, +\infty)$.

由函数表达式可知 $x = -1$ 为函数无意义点，也是不可导点.

$f'(x) = \dfrac{2x(1+x) - x^2}{(1+x)^2} = \dfrac{2x + x^2}{(1+x)^2} = \dfrac{x(2+x)}{(1+x)^2}$. 使 $f'(x) = 0$ 的点为 $x_1 = 0$，$x_2 = -2$.

下面将列表说明该函数的单调性区间 (表 2-4).

表 2-4　函数 $y = \dfrac{x^2}{1+x}$ 的单调性区间

x	$(-\infty, -2)$	-2	$(-2, -1)$	-1	$(-1, 0)$	0	$(0, +\infty)$
$f'(x)$	$+$	0	$-$	不存在	$-$	0	$+$
$f(x)$	↗	-4	↘	间断点	↘	0	↗

例 48　求证 $x > 0$ 时，$x > \sin x (x \neq 2k\pi)$.

证　设 $f(x) = x - \sin x$ 于 $[0, +\infty)$ 为连续函数，取 $t > 0$，则函数在闭区间 $[0, t]$ 内连续，在开区间 $(0, t)$ 可导. $f'(x) = 1 - \cos x > 0 (x \neq 2k\pi)$，可得 $f(x)$ 于 $[0, t]$ 单调增加. 所以 $f(x) > f(0) = 0$，$f(x) = x - \sin x > 0$，即 $x > \sin x$.

由上述例子可见，利用导数的性质证明不等式，除可采用中值定理方法外，还可以用函数的单调性来证明.

2.4.2　函数极值与最值

1. 函数极值

定义 3　设函数 $f(x)$ 在点 x_0 的某邻域内有定义，若对于该邻域内的任意点 $x(x \neq x_0)$，恒有 $f(x) < f(x_0)$ (或 $f(x) > f(x_0)$)成立，则称 $f(x_0)$ 为函数 $f(x)$ 的一个**极大值**(或**极小值**)，函数的极大值和极小值统称为**极值**；将点 x_0 称为函数 $f(x)$ 的**极大值点**(或**极小值点**)，极大值点和极小值点统称为**极值点**.

请思考极大值一定大于极小值吗？答案是否定的.

因为函数的极值是一个局部概念，即仅对某点及其邻域而言，所以，一个函数在其定义域内可以有多个极大值和极小值，极大值不一定大于极小值，极小值也可以大于其他极大值. 如图 2-8，在 x_6 点处的函数极小值大于在 x_2 点处的函数极大值.

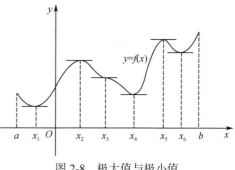

图 2-8　极大值与极小值

定理 9(极值的必要条件)　若函数 $f(x)$ 在点 x_0 可导，且在该点有极值，那么必有 $f'(x_0) = 0$.

证明略.

通常称满足 $f'(x_0) = 0$ 的点为**驻点**. 显然，可导函数的极值点必是驻点，但驻点不一定是极值点.如图 2-8 在 x_3 点，其切线为平行于 x 轴的直线，因此 $f'(x_3) = 0$，而 x_3 点并不是函数的极值点.

另外，导数不存在的点也可能是极值点，如绝对值函数 $f(x) = |x|$ 在 $x = 0$ 点不可导，但其却是极值点.

定理 10(极值的第一充分条件)　若函数 $f(x)$ 在点 x_0 邻域内可导，且 $f'(x) = 0$ 或 $f'(x_0)$ 不存在，当 x 从左至右经过 x_0 点时(图 2-9)，

(1)若 $f'(x)$ 由正变负，则 $f(x)$ 在 x_0 点有极大值；

(2)若 $f'(x)$ 由负变正，则 $f(x)$ 在 x_0 点有极小值；

(3)若 $f'(x)$ 符号不变，则 $f(x)$ 在 x_0 点没有极值.

证明略.

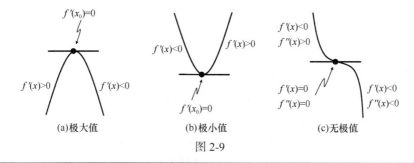

图 2-9

由以上定理，有如下求解函数极值的一般步骤：

(1)求函数的定义域；

(2)求 $f'(x) = 0$ 和 $f'(x)$ 不存在的点，并以它们为分界点将定义域划分为若干个小区间；

(3)判断 $f'(x)$ 在各小区间的符号，如果在相邻两区间 $f'(x)$ 符号发生变化，则这两个区间的分界点必为极值点；

(4)求分界点的函数值，即得函数极值.

下面我们就一起来按照求解函数极值的一般步骤来完成下面的例题吧.

例 49 讨论 $f(x)=(x+3)\sqrt[3]{x}$ 的单调区间及极值.

解 函数的定义域为 $(-\infty,+\infty)$ ，且 $f'(x)=\sqrt[3]{x}+\dfrac{1}{3}(x+3)x^{-\frac{2}{3}}=\dfrac{4x+3}{3\sqrt[3]{x^2}}$.

当 $x=-\dfrac{3}{4}$ 时， $f'(x)=0$ ；当 $x=0$ 时， $f'(x)$ 不存在.

用 $x=-\dfrac{3}{4}$ 和 $x=0$ 将定义域分段并列表后，得函数单调性及其极值如表 2-5.

表 2-5 函数 $f(x)=(x+3)\sqrt[3]{x}$ 的单调区间及极值

x	$\left(-\infty,-\dfrac{3}{4}\right)$	$-\dfrac{3}{4}$	$\left(-\dfrac{3}{4},0\right)$	0	$(0,+\infty)$
$f'(x)$	−	0	+	不存在	+
$f(x)$	↘	极小值	↗	非极值	↗

根据定理 10，函数在 $x=-\dfrac{3}{4}$ 处有极小值，即 $f\left(-\dfrac{3}{4}\right)=-\dfrac{9}{8}\sqrt[3]{6}$.

定理 11(极值的第二充分条件) 设函数在点 x_0 处具有二阶导数，且 $f'(x_0)=0$ ，则有下列结论成立：

(1)若 $f''(x_0)<0$ ，点 x_0 是 $f(x)$ 的极大值点；

(2)若 $f''(x_0)>0$ ，点 x_0 是 $f(x)$ 的极小值点；

(3)若 $f''(x_0)=0$ ，则不能确定点 x_0 处是否有极值，需借助极值的第一充分条件加以判断.

证明略.

极值的第二充分条件也称为极值的二阶导数判定法.

例 50 试用极值的第二充分条件判定函数 $f(x)=3x-x^3$ (例46)的极值.

解 函数的定义域为 $(-\infty,+\infty)$.

因 $f'(x)=3-3x^2=3(1-x)(1+x)$ ，使 $f'(x)=0$ 的点为 $x_1=-1,x_2=1$ ，

$f''(x)=(3-3x^2)'=-6x$. 将 $x_1=-1,x_2=1$ 这两点代入 $f''(x)$ ，得

$f''(-1)=6>0$ ， $f(x)$ 在此处具有极小值，即 $f(-1)=-3-(-1)=-2$.

$f''(1)=-6<0$ ， $f(x)$ 在此处具有极大值，即 $f(1)=3-1=2$.

2. 函数最值

在实际问题中，通常需要求出以下这种情况，如产品产量最高是多少？如何

使产品的成本最小? 又或者某种药物在何时达到人体最高血药浓度等, 这些问题都可归结到数学中的**最值**问题.

所谓最值就是指函数在某个区间内的**最大值**和**最小值**.

> 求函数最值的一般步骤如下:
> (1)求出 $f(x)$ 在 (a,b) 内所有的驻点和不可导点及其函数值;
> (2)求出 $f(x)$ 在区间端点处的函数值 $f(a), f(b)$;
> (3)通过比较, 找出以上函数值的最大值或最小值.

一般地, 若函数在整个定义域内只有一个驻点, 则其产生的极值必是函数的最大值或最小值. 下面我们按照求函数最值的一般步骤来完成下面的例题吧.

例 51 求函数 $f(x) = x^3 - 9x^2 + 24x - 10$ 在区间[-1, 5]上的最值.

解 $f'(x) = (x^3 - 9x^2 + 24x - 10)' = 3x^2 - 18x + 24 = 3(x - 4)(x - 2) = 0$.

得到两个驻点 $x_1 = 2, x_2 = 4$. 本例无不可导点.

将驻点及端点代入原函数, 得相应的函数值为

$$f(-1) = -44, \quad f(2) = 10, \quad f(4) = 6, \quad f(5) = 10.$$

故函数的最大值为 $f(2) = 10$ 或 $f(5) = 10$, 最小值为 $f(-1) = -44$.

2.4.3 函数最值的应用

经过上述讨论, 我们已经了解了如何利用导数来讨论函数单调性、极值与最值, 那么函数的单调性在现实生活中有哪些应用呢? 这里我们给出几个有趣的最值问题.

例 52(细血管中的轴流问题) 血液由血细胞和血浆组成, 血细胞的比重高于血浆. 血液在血管中迅速流动时, 血细胞有集中于血管中轴附近倾向, 而在靠近血管内膜的边缘部位则主要是一层血浆. 边缘部位由于血管壁的摩擦力而流速较慢, 愈近中轴, 流动愈快, 此现象在流速相当高的细血管中最为显著, 称为轴流问题. 轴流理论认为: 血细胞速度与血浆速度的相对值 v_τ 依赖于血细胞的直径与它通过小血管直径之比 D_τ, 其关系式为 $v_\tau = 3.33(1 + D_\tau^2)^{-1} - 0.67$, 其中

$$v_\tau = \frac{血细胞速度}{血浆速度}, \quad 0 < D_\tau = \frac{血细胞直径}{小血管直径} < 1.$$

试求 v_τ 关于 D_τ 的一阶导函数的极值.

解 $\dfrac{dv_\tau}{dD_\tau} = \dfrac{-3.33 \times 2D_\tau}{(1 + D_\tau^2)^2}$, $v_\tau'' = -6.66 \times \dfrac{1 - 3D_\tau^2}{(1 + D_\tau^2)^3}$.

令 $v_\tau'' = 0$, 得 $D_\tau = \dfrac{\sqrt{3}}{3}$, 因为 $v_\tau''' = 12 \times 6.66 \times \dfrac{D_\tau(1 - D_\tau^2)}{(1 + D_\tau^2)^4} > 0$, 所以 $D_\tau = \dfrac{\sqrt{3}}{3}$ 时,

$\dfrac{dv_\tau}{dD_\tau}$ 取极小值. 由于 $\dfrac{dv_\tau}{dD_\tau} < 0$, 所以它的绝对值 $\left| \dfrac{dv_\tau}{dD_\tau} \right|$ 在 $D_\tau = \dfrac{\sqrt{3}}{3}$ 处达到极大值.

例 53 按 1mg/kg 的比率给小鼠注射磺胺类药物后，小鼠血液中磺胺类药物的浓度可用下面的方程表示

$$y = f(t) = -1.06 + 2.6t - 0.65t^2,$$

其中 y 表示血液中磺胺类药物的浓度(g/100L)，t 表示注射后经历的时间(min). 问 t 为何值时，小鼠血液中磺胺类药物的浓度 y 达到最大值？

解 函数的定义域为$[0，+\infty)$，$f'(t) = 2.6 - 1.3t$.

令 $f'(t) = 0$，解得 $t = 2$min.

即给小鼠注射磺胺类药物后，当 $t = 2$min 时，小鼠血液中磺胺类药物的浓度达到最大值，最大值为 $f(2) = 1.54$g$/100$L.

例 54 肌内注射或皮下注射药物后，血液中药物浓度(血药浓度)$C(t)$与时间 t 的关系的数学模型为 $C(t) = \dfrac{A(\mathrm{e}^{-\sigma_1 t} - \mathrm{e}^{-\sigma_2 t})}{\sigma_2 - \sigma_1}$，其中 A, σ_1, σ_2 为正常数且 $\sigma_2 > \sigma_1$，问 t 为何值时，血药浓度 $C(t)$达到最大值？

解 函数的定义域为$[0，+\infty)$，血药浓度 $C(t)$对时间 t 的导数为

$$C'(t) = \frac{A(\sigma_2 \mathrm{e}^{-\sigma_2 t} - \sigma_1 \mathrm{e}^{-\sigma_1 t})}{\sigma_2 - \sigma_1}.$$

令 $C'(t) = 0$，得唯一驻点，$t = \dfrac{1}{\sigma_2 - \sigma_1} \ln \dfrac{\sigma_2}{\sigma_1}$.

故在该点，血药浓度 $C(t)$达到最大值，最大值为

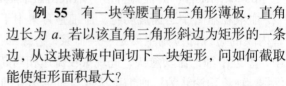

$$C_{\max} = \frac{A}{\sigma_1} \left(\frac{\sigma_2}{\sigma_1} \right)^{\frac{\sigma_2}{\sigma_1 - \sigma_2}}.$$

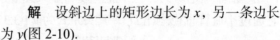

例 55 有一块等腰直角三角形薄板，直角边长为 a. 若以该直角三角形斜边为矩形的一条边，从这块薄板中间切下一块矩形，问如何截取能使矩形面积最大？

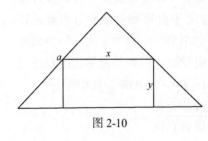

图 2-10

解 设斜边上的矩形边长为 x，另一条边长为 y(图 2-10).

根据已知条件可得该直角三角形斜边长为 $\sqrt{2}a$，矩形面积 $A = xy$.

$$A = xy = (\sqrt{2}a - 2y)y = \sqrt{2}ay - 2y^2,$$

$$A'(y) = \sqrt{2}a - 4y = 0 \Rightarrow y = \frac{\sqrt{2}a}{4} \Rightarrow x = \sqrt{2}a - \frac{\sqrt{2}a}{2} = \frac{\sqrt{2}a}{2}.$$

$A''(y) = -4 < 0$，所以 $x = \dfrac{\sqrt{2}a}{2}, y = \dfrac{\sqrt{2}a}{4}$ 是极大值点，且唯一，因此该点为最大值点，此时该矩形最大面积为 $\dfrac{a^2}{4}$.

例 56　假设商店销售某种畅销商品，该商品的价格 P(元)与销售量 Q(件)之间的关系为 $Q = 240 - 2P$，已知成本函数为 $C = 150 + 30Q$，求利润最大时的商品售价及销售量.

解　设该商品的利润函数为 $L(P)$，收益函数为 $R(P)$. 由题意可得利润函数的表达式为

$$L(P) = R(P) - C(P) = P \cdot Q - C(P) = P(240 - 2P) - \left[150 + 30(240 - 2P)\right]$$

$$= -2P^2 + 300P - 7350.$$

$$L'(P) = -4P + 300 = 0 \Rightarrow P = 75, Q = 240 - 2 \times 75 = 90.$$

$L''(P) = -4 < 0$，所以 $P = 75$ 是极大值点，且唯一，因此该点为最大值点，此时 $L(P) = -2P^2 + 300P - 7350 = 3900\,(元)$.

当价格为 75 元时，此时销售量为 90 件，最大利润为 3900 元.

2.5　曲线的凹凸性与图形描绘

前面已经介绍了函数的单调性、极值及其判别方法，以及函数单调性的一些应用，现在将介绍函数曲线在不同区间的凹凸性变化及图形的描绘.

2.5.1　曲线的凹凸性与拐点

函数在某一点导数的几何意义是曲线切线的倾斜度，但是曲线在某一点的性态不仅由该点曲线的倾斜度来描述，还由曲线在该点的弯曲方向来决定. 曲线在某点的弯曲方向以及弯曲程度的含义类似于变速直线运动中的加速度，在几何上是用曲线的凹凸性来描述的，下面给出函数曲线凹凸性的定义.

1. 函数曲线的凹凸性

定义 4　若曲线弧位于某区间内任一点切线的上方，则称该曲线弧为该区间上的**凹曲线**；若曲线弧位于某区间内任一点切线的下方，则称该曲线弧为该区间上的**凸曲线**.

图 2-11 所示曲线为凹曲线，在该曲线中切线斜率随着自变量 x 增大而单调递增；图 2-12 所示曲线为凸曲线，在该曲线中切线斜率随着自变量 x 增大而单调递减. 所以，曲线的凹凸性可以用 $f'(x)$ 的单调性变化来判断，而 $f'(x)$ 的单调性可由 $f''(x)$ 来决定，由此提出函数曲线凹凸性判定定理.

定理 12　设函数 $y = f(x)$ 在 (a,b) 区间内具有一阶和二阶导数，

(1)若 $f''(x) > 0$，函数在该区间内为凹函数；

(2)若 $f''(x) < 0$，函数在该区间内为凸函数.

证明略.

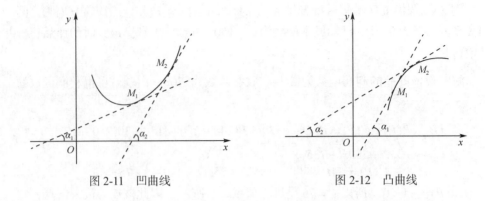

图 2-11　凹曲线　　　　　　　　　　图 2-12　凸曲线

2. 拐点

定义 5　连续曲线弧凹凸部分的分界点称为曲线的**拐点**.

如何找到拐点呢？如果函数二阶导数的符号变化导致曲线的凹凸性改变，那么 $f''(x)=0$ 的点就可能成为曲线的拐点. 另外，$f''(x)$ 不存在的点也可能是曲线的拐点. 如函数 $f(x)=\sqrt[3]{x}$ 在点 $x=0$ 处导数不存在，但函数在该点左右邻域内二阶导数的符号发生变化，故点 $x=0$ 是函数曲线 $f(x)=\sqrt[3]{x}$ 的拐点.

这里强调一下，并非所有 $f''(x)=0$ 的点就都是拐点. 如函数 $f(x)=x^4$ 在点 $x=0$ 处有 $f'(x)=0$，$f''(x)=0$，但其二阶导数 $f''(x)=12x^2$ 在点 $x=0$ 左右附近符号没有发生变化，即凹凸性没有改变，故点 $x=0$ 不是曲线的拐点.

> 求解函数曲线凹凸区间及拐点的步骤如下：
> (1)求函数的定义域；
> (2)求出 $f''(x)=0$ 及 $f''(x)$ 不存在的点，以这些点作为分界点，将函数 $y=f(x)$ 的定义域划分为若干小区间；
> (3)判断每个区间内 $f''(x)$ 的符号，若两相邻区间的二阶导数符号发生改变，那么这两个区间的分界点必为曲线的拐点；
> (4)判断各区间内部曲线的凹凸性变化并逐个求出拐点.

接下来，我们按照上述步骤来完成下面的例 57 和例 58 吧.

例 57　讨论函数曲线 $f(x)=xe^{-2x}$ 的凹凸区间及拐点.

解　该函数的定义域为 $(-\infty,+\infty)$，$f'(x)=e^{-2x}-2xe^{-2x}=(1-2x)e^{-2x}$.

$$f''(x)=-2e^{-2x}-2(1-2x)e^{-2x}=4(x-1)e^{-2x}.$$

当 $f''(x)=0$ 时，$x=1$，所以定义域被分解成 $(-\infty,1)$ 及 $(1,+\infty)$.

我们将相关信息列表如下(表 2-6).

表 2-6 函数 $f(x) = xe^{-2x}$ 的凹凸区间及拐点

x	$(-\infty, 1)$	1	$(1, +\infty)$
$f''(x)$	$-$	0	$+$
$f(x)$	凸	拐点 $(1, e^{-2})$	凹

例 58 讨论函数 $f(x) = \ln\dfrac{1+x}{1-x}$ 凹凸性和拐点.

解 函数定义域为 $-1 < x < 1$，且

$$f'(x) = \left(\ln\frac{1+x}{1-x}\right)' = \left[\ln(1+x) - \ln(1-x)\right]' = \frac{2}{1-x^2},$$

$$f''(x) = \left(\frac{2}{1-x^2}\right)' = \frac{4x}{(1-x^2)^2}.$$

当 $f''(x) = 0$ 时，$x = 0$，在定义域范围内没有不可导点，所以点 $x = 0$ 将定义域分解成 $(-1, 0)$ 及 $(0, 1)$. 我们将相关信息列表如下(表 2-7).

表 2-7 函数 $f(x) = \ln\dfrac{1+x}{1-x}$ 的凹凸区间及拐点

x	$(-1, 0)$	0	$(0, 1)$
$f''(x)$	$-$	0	$+$
$f(x)$	凸	拐点 $(0, 0)$	凹

2.5.2 函数图形的描绘

前面我们介绍了应用导数研究曲线在某点与直线的关系，但当研究曲线在无穷远处与直线的关系时，就不能用导数了，因为导数是用来研究曲线的局部性质的. 用渐近线才能刻画函数曲线在无限远处与直线的关系.

1. 函数的渐近线

函数的渐近线一般分为水平渐近线、垂直渐近线等. 下面给出函数渐近线的定义.

定义 6 现有函数 $y = f(x)$，若有 $\lim\limits_{\substack{x \to +\infty \\ x \to -\infty}} f(x) = b$（$b$ 为常数），则 $y = b$ 称为曲线 $y = f(x)$ 的**水平渐近线**；若有 $\lim\limits_{\substack{x \to x_0^+ \\ x \to x_0^-}} f(x) = \pm\infty$，则 $x = x_0$ 称为曲线 $y = f(x)$ 的**垂直渐近线**.

例 59 讨论曲线 $f(x) = \dfrac{x}{1+x}$ 的渐近线.

解 因 $\lim\limits_{x\to\infty}\dfrac{x}{1+x}=1$ ，所以 $y=1$ 是函数的一条水平渐近线.

因 $\lim\limits_{x\to-1}\dfrac{x}{1+x}=\infty$ ，所以 $x=-1$ 是函数的一条垂直渐近线.

2. 函数图形描绘举例

函数的导数有一个很重要的应用，就是根据函数相关性质，如对称性、单调性、凹凸性等，对函数图形进行大致描绘.

函数绘制的一般步骤如下：

(1) 确定函数的基本特征，如定义域、值域、周期性、奇偶性等，并找出关键辅助点，如函数间断点、与坐标轴的交点等；

(2) 求出函数的不可导点、一阶导数 $f'(x)=0$ 的点和二阶导数 $f''(x)=0$ 的点，并计算其函数值；

(3) 根据(2)中的临界点将函数定义域分成若干小区间；

(4) 将上述数据列成表格，并根据区间内一阶导数、二阶导数符号的变化，判定函数的单调性、凹凸性、极值点及拐点；

(5) 确定函数图形是否存在水平、垂直渐近线；

(6) 结合函数特征，以光滑曲线连接上述各点，进行图形描绘.

目前，数学软件可以实现在计算机上准确地绘出函数在某区间上的图形，因此，在这里我们举几个医学中常用函数的图形进行描绘.

例 60 绘制逻辑斯谛(logistic)曲线.

解 逻辑斯谛曲线可以代表某一细菌菌群的生长函数，其表达式为

$$N(t)=N_0\frac{1+c}{1+ce^{-kt}},$$

其中 N_0， k， c 均为正常数. 以下我们来分析该函数的基本特征.

(1)定义域： $[0,+\infty)$ ；该函数无间断点.

(2) $N'(t)=\dfrac{N_0(1+c)cke^{-kt}}{(1+ce^{-kt})^2}>0,N''(t)=\dfrac{N_0(1+c)ck^2e^{-kt}(ce^{-kt}-1)}{(1+ce^{-kt})^3}$.

令 $N''(t)=0$ ，得 $t=\dfrac{\ln c}{k}$ ，此时 $N'(t)$ 取极大值，即此时的生长速度最快.

(3) $\lim\limits_{t\to+\infty}N(t)=(1+c)N_0,\lim\limits_{t\to+\infty}\dfrac{N(t)}{t}=0$ ，则 $N(t)=(1+c)N_0$ 为该曲线的水平渐近线，该曲线没有垂直渐近线.

(4)曲线特性如表 2-8 所示，其拐点坐标为 $\left(\dfrac{\ln c}{k},\dfrac{1}{2}(1+c)N_0\right)$.

表 2-8　逻辑斯谛曲线区间列表分析

t	$\left[0,\dfrac{\ln c}{k}\right)$	$\dfrac{\ln c}{k}$	$\left(\dfrac{\ln c}{k},+\infty\right)$
N'	+	+	+
N''	+	0	−
N	凹	拐点	凸

(5)根据(1)～(4)的讨论画出函数图象，如图 2-13 所示.

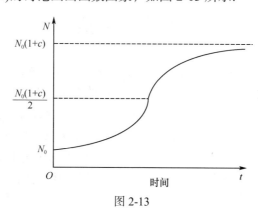

图 2-13

例 61　绘制冈珀茨(Gompertz)曲线.

解：冈珀茨曲线用于描述肿瘤生长规律，其表达式为 $W=ae^{-be^{-kt}}$，其中 a,b,k 均为正常数. 以下我们来分析该函数的基本特征.

(1)定义域：$[0,+\infty)$；该函数无间断点.

(2)$W'=abke^{-kt-be^{-kt}}>0$，$W''=-abk^2(1-be^{-kt})e^{-kt-be^{-kt}}$.

令 $W''=0$，得 $t=\dfrac{\ln b}{k}(b>1)$，此时曲线增长的速度最快.

(3)$\lim\limits_{t\to+\infty}W=a$，$\lim\limits_{t\to+\infty}\dfrac{W}{t}=0$，则 $W=a$ 为该曲线的水平渐近线，该曲线没有垂直渐近线.

(4)曲线特性如表 2-9 所示，其拐点坐标为 $\left(\dfrac{\ln b}{k},\dfrac{a}{e}\right)$.

表 2-9　冈珀茨曲线区间列表分析

t	$\left[0,\dfrac{\ln b}{k}\right)$	$\dfrac{\ln b}{k}$	$\left(\dfrac{\ln b}{k},+\infty\right)$
N'	+	+	+
N''	+	0	−
N	凹	拐点	凸

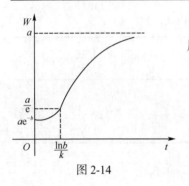

图 2-14

(5)根据(1)～(4)的讨论画出函数图象,如图 2-14 所示.

章 末 小 结

本章内容包括了微积分学的重要组成部分之一——微分学. 首先,利用极限的思想给出了导数的定义;其次,结合了导数的定义、四则运算法则、反函数求导法等推导了部分基本初等函数的求导公式;再次,在计算方法上,本章复习了复合函数求导法,学习了隐函数求导法、对数求导法以及高阶导数等;从次,介绍了微分的定义、性质和公式,以及微分的运算和应用;最后,在导数的应用部分,介绍了中值定理、洛必达法则及其在某些极限问题上的应用,运用导数与函数的关系探讨了函数曲线的单调性和极值、凹凸性和拐点,并列举了两个与医学相关的函数图形的描绘.

习 题

1. 判断题

(1) 若 $f(x)$ 在 x_0 点可导,则 $f(x)$ 在 x_0 点必连续. ( )

(2) 若 $f(x)$ 在 x_0 点可导, $g(x)$ 在 x_0 点不可导,则 $f(x)+g(x)$ 在 x_0 点一定不可导. ( )

(3) $f(x) = x(x+1)(x+2)\cdots(x+1000)$,则 $f'(0) = 0$. ( )

(4) 曲线 $y = \arctan x$ 在横坐标为 1 的点处的切线方程为 $y - \dfrac{\pi}{4} = \dfrac{1}{2}(x-1)$. ( )

(5) 若 $(x_0, f(x_0))$ 为曲线 $y = f(x)$ 的拐点,则一定有 $f''(x_0) = 0$. ( )

(6) 函数 $y = f(x)$ 的极值必发生在使 $f'(x) = 0$ 的点上. ( )

(7) 若函数 $f(x)$ 在 (a,b) 区间上单调增加,则在 (a,b) 上有 $f'(x) > 0$. ( )

(8) 函数 $y = x + 2\cos x$ 在区间 $\left[0, \dfrac{\pi}{2}\right]$ 上的最大值为 $\dfrac{\pi}{6} + \sqrt{3}$. ( )

2. 选择题

(1) 设 $f(x-1) = x^2 - 1$,则 $f'(x) = ($).

　　A.　$2x+2$　　　B.　$2x+1$　　　　　　　C.　$2x-1$　　　　　　　　D.　$2x$

(2) 设 $f(x)$ 是可导奇函数，且 $f'(-x_0)=-k\neq 0$，则 $f'(x_0)=($　　　).

　　A.　k　　　　　B.　$-k$　　　　　　　　C.　$\dfrac{1}{k}$　　　　　　　D.　$-\dfrac{1}{k}$

(3) 设 $f(x)$ 是可导函数，且 $\lim\limits_{t\to 0}\dfrac{f(x_0+2t)-f(x_0)}{t}=1$，则 $f'(x_0)=($　　　).

　　A. 1　　　　　　B. 2　　　　　　　　　C. 0　　　　　　　　　D. 0.5

(4) 设 $f(0)=0$，且极限 $\lim\limits_{t\to 0}\dfrac{f(t)}{t}$ 存在，则 $\lim\limits_{t\to 0}\dfrac{f(t)}{t}=($　　　).

　　A.　$f'(t)$　　　B.　$f'(0)$　　　　　　C.　$f(0)$　　　　　　D.　$\dfrac{1}{2}f'(0)$

(5) 设 $f(x)$ 在 $[a,b]$ 上连续，在 (a,b) 上可导，则至少有一点 $\xi\in(a,b)$，满足(　　　).

　　A.　$f(b)-f(a)=f'(\xi)(b-a)$　　　　　B.　$f(b)-f(a)=f'(\xi)(a-b)$

　　C.　$f'(\xi)=0$　　　　　　　　　　　　D.　$f''(\xi)=0$

(6) 若 $f'(x)$ 存在，$F(x)=f[\sin f(x)]$，则 $F'(x)=($　　　).

　　A.　$f'[\sin f(x)]f'(x)\sin f(x)$　　　　　B.　$f'[\cos f(x)]f'(x)\sin f(x)$

　　C.　$f'[\sin f(x)]f'(x)$　　　　　　　　　D.　$f'[\sin f(x)]f'(x)\cos f(x)$

(7) 函数 $f(x)=(x^2-x-2)\left|x^3-x\right|$ 不可导点的个数是(　　　).

　　A. 3　　　　　　B. 2　　　　　　　　　C. 1　　　　　　　　　D. 0

(8) $y=x^a+a^x+a^a$ 的导数为(　　　).

　　A.　$ax^{a-1}+a^x\ln a$　　　　　　　　B.　$x^a\ln x+a^x\ln a$

　　C.　$ax^{a-1}+xa^{x-1}$　　　　　　　　D.　$ax^{a-1}+a^x\ln a+a^a\ln a$

(9) $f(x)=\left|x-2\right|$ 在 $x=2$ 处的导数为(　　　).

　　A. 1　　　　　　B. 0　　　　　　　　　C. -1　　　　　　　　D. 不存在

(10) 若函数 $y=f(x)$ 有 $f'(x_0)=\dfrac{1}{2}$，则当 $\Delta x\to 0$ 时，该函数在 $x=x_0$ 处的微分 $\mathrm{d}y$ 是(　　　).

　　A. 与 Δy 等价无穷小　　　　　　　B. 与 Δx 同阶无穷小

　　C. 比 Δx 低阶无穷小　　　　　　　D. 比 Δx 高阶无穷小

(11) 若曲线 $y=x^2+ax+b$ 和 $2y=-1+xy^3$ 在点 $(-1,1)$ 处相切，其中 a,b 是常数，则(　　　).

　　A.　$a=0,b=-2$　　　　　　　　　　B.　$a=1,b=-3$

　　C.　$a=-3,b=1$　　　　　　　　　　D.　$a=-1,b=-1$

(12) $\arctan x+\operatorname{arccot} x=($　　　).

　　A.　$\dfrac{\pi}{2}$　　　B.　$\dfrac{\pi}{4}$　　　　　　　C.　π　　　　　　　　　D.　2π

(13) 曲线 $y=\mathrm{e}^{x^{-2}}\arctan\dfrac{x+1}{x-1}$ 的渐近线有(　　　)条.

　　A. 2　　　　　　B. 1　　　　　　　　　C. 0　　　　　　　　　D. 3

(14) 设在 $[0，1]$ 上 $f''(x) > 0$ ，则 $f'(0), f'(1), f(1) - f(0)$, $f(0) - f(1)$ 的大小顺序是（   ）.

    A. $f'(1) > f'(0) > f(1) - f(0)$ B. $f'(1) > f(1) - f(0) > f'(0)$

    C. $f(1) - f(0) > f'(1) > f'(0)$ D. $f'(1) > f(0) - f(1) > f'(0)$

(15) 函数 $y = \dfrac{x}{\ln x}$ 的单调增加区间为（   ）.

    A. $(0，e)$ B. $(1，e)$ C. $(e，+\infty)$ D. $(0，+\infty)$

(16) $y = \sqrt{x - \sqrt{x}}$ 的微分为（   ）.

    A. $\dfrac{1}{2\sqrt{x - \sqrt{x}}}\left(1 - \dfrac{1}{2\sqrt{x}}\right)$ B. $\dfrac{1}{2\sqrt{x - \sqrt{x}}}dx$

    C. $\dfrac{1}{2\sqrt{x - \sqrt{x}}}\left(1 - \dfrac{1}{2\sqrt{x}}\right)dx$ D. $\left(1 - \dfrac{1}{2\sqrt{x}}\right)dx$

3. 若物体的温度 T 与时间 t 的函数关系为 $T = T(t)$，怎样确定该物体在时刻 t 的冷却速度?

4. 设函数 $f(x) = \begin{cases} x^2, & x \leqslant 1 \\ ax + b, & x > 1, \end{cases}$ 试确定 a, b 的值，使函数在 $x = 1$ 处可导.

5. 讨论下列函数在 $x = 0$ 处的可导性:

(1) $y = |\tan x|$;   (2) $f(x) = \begin{cases} x \sin \dfrac{1}{x}, & x \neq 0, \\ 0, & x = 0; \end{cases}$

(3) $f(x) = \begin{cases} x^2 \sin \dfrac{1}{x}, & x \neq 0, \\ 0, & x = 0; \end{cases}$ (4) $f(x) = \begin{cases} x + 1, & x \geqslant 0, \\ 0, & x < 0. \end{cases}$

6. 设 $f'(x_0)$ 存在，说明 A 的含义:

(1) $\lim\limits_{\Delta x \to 0} \dfrac{f(x_0 - \Delta x) - f(x_0)}{\Delta x} = A$；

(2) $\lim\limits_{h \to 0} \dfrac{f(x_0 + h) - f(x_0 - h)}{h} = A$.

7. 在抛物线 $y = x^2$ 上取横坐标为 $x_1 = 1$ 及 $x_2 = 3$ 两点，作过这两点的割线，问该抛物线上哪一点的切线平行于这条割线?

8. 设 $f(x_0) = 0, f'(x_0) = 3$ ，试求极限 $\lim\limits_{\Delta x \to 0} \dfrac{f(x_0 + \Delta x)}{\Delta x}$.

9. 设函数 $f(x)$ 和 $g(x)$ 均在点 x_0 的某一邻域内有定义，$f(x)$ 在 x_0 处可导，$f(x_0) = 0$ ，$g(x)$ 在 x_0 处连续，试讨论 $f(x) \cdot g(x)$ 在 x_0 处的可导性.

10. 求下列函数在给定点处的导数:

(1) $y = 3x^4 + 2x^3 + 5$ ，$x = 0, x = 1$;   (2) $f(x) = \dfrac{x}{\cos x}$, $x = 0, x = \pi$.

11. 设某种细菌繁殖的数量为时间 t 的函数 $N(t) = 1000 + 52t + t^2$，其中时间 t 以小时(h)计，求 t=2h，t=5h 时细菌繁殖的速率.

12. 在一定范围内，单位时间内人体的脉搏次数 y 与其身高 x 成反比，若二者的函数关系为 $y = 2280x^{-1/2}$ $(70 \leqslant x \leqslant 190)$，问当某人身高为 90cm 及 160cm 时其脉搏次数的变化速率各是多少？

13. 求下列函数的导数：

(1) $y = 2x^4 - 3^x - e^x + 5$;

(2) $y = \sin x + \tan x - 1$;

(3) $y = (1 - 2x)(3 + x^2)$;

(4) $y = 3e^x \cos x$;

(5) $y = (1 + \sqrt{x})\left(\dfrac{1}{\sqrt{x}} - 1\right)$;

(6) $y = x^3 \log_3^x$;

(7) $y = 3\arcsin x + (1 + x^2)\arctan x$;

(8) $y = \dfrac{1 + x^{\frac{1}{2}}}{a^x}$;

(9) $y = \dfrac{\tan x}{x^2}$;

(10) $y = \dfrac{1 - \ln x}{1 + \ln x}$.

14. 求下列函数的导数：

(1) $y = (1 - 2x)^{20}$;

(2) $y = \cos(3x - 4)$;

(3) $y = \ln\sqrt{x^2 + x + 1}$;

(4) $y = \sin^2 x \sin x^2$;

(5) $y = (\arcsin x)^2$;

(6) $y = \ln\tan\left(\dfrac{\pi}{4} + \dfrac{x}{2}\right)$;

(7) $y = e^{-x} \sin 2x$;

(8) $y = \sin(\sin(\sin x))$;

(9) $y = \dfrac{1}{4}\ln\dfrac{1 + x}{1 - x} - \dfrac{1}{8}\operatorname{arccot} x$;

(10) $y = e^{\arcsin\sqrt{x}}$.

15. 设 $f(x)$ 可导，求下列函数的导数 $\dfrac{dy}{dx}$：

(1) $y = f(e^x)$;

(2) $y = f(x^2)$;

(3) $y = f(\sin^2 x) + \sin^2 f(x)$;

(4) $y = \ln f(x) \left[f(x) > 0\right]$.

16. 假设人体中血液收缩压和年龄之间的关系为

$$P(x) = 40 + 25\ln(x + 1) \quad (0 \leqslant x \leqslant 65),$$

其中 $P(t)$ 为毫米汞柱单位的血压，t 为年龄. 问 10 岁时人体中血压变化速率是多少？30 岁、60 岁时血压变化速率又是多少？

17. 质量为 m_0 的物质，在化学分解中，经过时间 t 后，所剩的质量 m 与时间 t 的关系是 $m = m_0 e^{-kt} (k > 0)$，求出这个函数的变化率.

18. 求下列隐函数的导数 $\dfrac{dy}{dx}$

(1) $x^2 - y^2 = 1$;

(2) $x^3 + y^3 - 3axy = 0$;

(3) $\cos^2(x^2 + y) = x$;

(4) $y = 1 + xe^y$;

(5) $y = \tan(x + y)$;   (6) $\arctan \dfrac{y}{x} = \ln \sqrt{x^2 + y^2}$.

19. 求曲线 $x^{\frac{2}{3}} + y^{\frac{2}{3}} = a^{\frac{2}{3}}$ 在点 $\left(\dfrac{\sqrt{2}}{4} a, \dfrac{\sqrt{2}}{4} a \right)$ 处的切线方程和法线方程.

20. 利用对数求导法, 求下列函数的导数 y':

(1) $y = e^{x^x}$;   (2) $y = x^{\sin x}$;

(3) $y = \left(\arctan x \right)^x$;   (4) $x^y = y^x$;

(5) $y = \dfrac{\sqrt{x+2}\,(3-x)^4}{(x+1)^5}$;   (6) $y = \sqrt{x \sin x \cdot \sqrt{1 - e^x}}$.

21. 求下列函数的二阶导数:

(1) $y = e^{-t} \cos t$;   (2) $y = x \sin x$;

(3) $y = \ln \dfrac{1}{x + \sqrt{1 + x^2}}$;   (4) $y = x e^{x^2}$;

(5) $y = \sin \left[f(x) \right]$ (设 $f''(x)$ 存在);   (6) $y = \ln \left[f(x) \right]$ (设 $f''(x)$ 存在);

(7) $x^2 - y^2 = 3$;   (8) $y = \sin(x + y)$.

22. 求下列函数的 n 阶导数的一般表达式:

(1) $y = \ln x$;   (2) $y = \dfrac{1}{x(1-x)}$;

(3) $y = x e^x$;   (4) $y = \sin 2x$.

23. 设一架飞机以 1000km/h 的速度在高度为 2km 的上空水平飞行, 飞过正下方地面的雷达站. 求飞机距雷达站 4km 处飞机与雷达站距离的增加率.

24. 求下列函数的微分:

(1) $y = x - 3x^2 + \dfrac{1}{2} x^3 + x^4$;   (2) $y = x \ln(1 + x) - \sin x$;

(3) $y = \tan^2 (1 + 2x)$;   (4) $y = \dfrac{x}{\sqrt{1 + x^2}}$;

(5) $y = \sin (x + \arccos x)$;   (6) $y = e^{ax} \cos bx$.

25. 将适当的函数填入下列括号内, 使等式成立:

(1) $d(\quad) = 5dx$;   (2) $d(\quad) = e^{-x} dx$;

(3) $d(\quad) = 3x dx$;   (4) $d(\quad) = \dfrac{1}{\sqrt{x}} dx$;

(5) $d(\quad) = \cos \omega x dx$;   (6) $d(\quad) = \sec^2 3x dx$;

(7) $d(\quad) = -\dfrac{1}{x^2} dx$;   (8) $d(\quad) = \dfrac{1}{1-x} dx$.

26. 计算下列各式的近似值:

(1) $e^{-0.01}$;   (2) $\sqrt[3]{1.02}$;   (3) $\arccos 0.4995$;   (4) $\tan 136°$.

27. 一段血管壁的正截面是一个圆环，设它的内半径为 R_0，壁厚为 h，试利用微分来计算这个圆环的面积.

28. 扩音器插头为圆柱体，截面半径 r 为 0.15cm，长度 l 为 4cm. 为了提高它的导电性能，必须在这圆柱的侧面镀上一层厚为 0.001cm 的纯铜，问约需要多少克的纯铜? (铜的密度为 8.9g/cm³)

29. 设有一批密度均匀的药丸，现要求把所有直径为 0.6cm 的药丸挑出来并允许有 2%的相对误差；如果选择的方法以重量为依据，试问挑选时称重天平的精度误差应该为多少?

30. 验证罗尔中值定理对 $y = \ln \sin x$ 在 $\left[\dfrac{\pi}{6}, \dfrac{5\pi}{6} \right]$ 上的正确性.

31. 证明下列不等式:

(1) $e^{-2x} > \dfrac{1-x}{1+x} \ (0 < x < 1)$;

(2) $e^x > 1 + x \ (x \ne 0)$;

(3) $x < \sin x < x - \dfrac{x^3}{6} \ (x < 0)$;

(4) $\dfrac{1}{x} + \dfrac{1}{\ln(1-x)} < 1 (x < 0)$.

32. 求下列函数极限:

(1) $\lim\limits_{x \to 0} \dfrac{e^x - 1}{\sin x}$;

(2) $\lim\limits_{x \to +\infty} \dfrac{x^2}{e^{2x}}$;

(3) $\lim\limits_{x \to 0^+} \dfrac{\ln x}{\cot x}$;

(4) $\lim\limits_{x \to 0} \left(\dfrac{1}{x} - \dfrac{1}{e^x - 1} \right)$;

(5) $\lim\limits_{x \to \frac{\pi}{2}} \left(\sec 3x \cdot \cos 5x \right)$;

(6) $\lim\limits_{x \to \infty} x \left(e^{\frac{1}{x}} - 1 \right)$;

(7) $\lim\limits_{x \to 1} \left(\dfrac{2}{x^2 - 1} - \dfrac{1}{x-1} \right)$;

(8) $\lim\limits_{x \to 1} x^{\frac{1}{1-x}}$;

(9) $\lim\limits_{x \to 0} \left(\tan x \right)^{\sin x}$;

(10) $\lim\limits_{x \to 0^+} \left(\dfrac{1}{x} \right)^{\tan x}$.

33. 判定下列函数的单调区间:

(1) $y = 2x^3 + 3x^2 - 36x - 5$;

(2) $f(x) = x - \ln(1+x)$;

(3) $y = 7x - \dfrac{3}{x} (x > 0)$;

(4) $f(x) = \arctan x - x$.

34. 求下列函数的极值:

(1) $y = 2x^3 - x^4$;

(2) $y = \dfrac{2x}{1+x^2}$;

(3) $y = x + \tan x$;

(4) $y = \sqrt{x} - \ln x$.

35. 当 a 为何值时，函数 $f(x) = a \sin x + \dfrac{1}{3} \sin 3x$ 在 $x = \dfrac{\pi}{3}$ 处取得极值? 求出此极值.

36. 求下列函数在给定区间的最大值和最小值.

(1) $f(x) = x - \ln(1+x)$, $x \in [0,3]$;   (2) $f(x) = \sqrt{5-4x}$, $x \in [-1,1]$;

(3) $f(x) = |x^2 - 5x + 6|$, $x \in [-5,5]$;   (4) $y = \arctan \dfrac{x-1}{x+1}$, $x \in [0,1]$.

37. 把长为 l 的线段截为两段,问怎样的截法能使以这两段线为边所组成的矩形的面积最大?

38. 求一个正数 a,使它与其倒数之和最小.

39. 在化学反应中,反应速度 v 与反应物浓度 x 的关系为 $v = kx(a-x)$, k 是反应速度常数,a 是反应物初始浓度,问当 x 取何值时,反应速度最快?

40. 水中氢离子浓度和氢氧离子浓度的乘积为一定值 10^{-14}. 问应有怎样的氢离子浓度时,氢离子和氢氧离子的浓度之和为最小?

41. 烟囱向其周围地区散落烟尘而污染环境. 已知落在地面某处的烟尘浓度与该处至烟囱距离的平方成反比,而与该烟囱喷出的烟尘量成正比. 现有两座烟囱相距 20km,其中一座烟囱喷出的烟尘量是另一座的 8 倍,试求出两座烟囱连线上的一点,使该点的烟尘浓度最小.

42. 求下列曲线的拐点及凹凸区间:

(1) $y = x + \dfrac{1}{x}$;   (2) $y = x^3 - 3x^2 - 9x + 14$;

(3) $y = x^2 \ln x$;   (4) $y = xe^{-x}$.

43. 试求 a, b 为何值时,点 $P(1,3)$ 为曲线 $y = ax^3 + bx^2$ 的拐点?

44. 给患者施以某种药物,t 小时后患者体内血药浓度(mg/ml)为

$$C(t) = \frac{0.14t}{t^2 + 1},$$

试绘出 $C(t)$ 的曲线图形并说明不同时长下患者体内血药浓度的变化特点.

用 MATLAB 软件求导数

1. 求 $\sin x + x^2$ 的导数.

```
>>clear all;
>>syms x;
>>f=sin(x)+x^2;        %函数
>>diff(f)              %求导
```

运行后结果如下:

```
ans=
2*x+cos(x)
```

2. 求 $y = \sin^2 xe^{-0.1x} - 0.5\sin x(x+0.1)$ 的极值.

```
>>clear all;
>>syms x;
```

```
>>y=sin(x)^2*exp(-1.0*x)-0.5*sin(x)*(x+0.1);      %函数
>>diff(y, x)                    %求导
>>xs0=solve(yd, x)                   %求导函数为 0 的自变量 xs0
>>y_xs0=vpa(subs(y, x, xs0), 6)               %求 xs0 处的函数值
```
运行后结果如下：
```
xs0=
0.050838
y_xs0=
-0.00126332
```

知识拓展

导数与微分概念的提出

说起导数，就要提起著名数学家费马. 1629 年左右，他研究了作曲线的切线和求函数极值的方法，并在之后写了一篇手稿《求最大值与最小值的方法》. 在作切线时，他构造了差分 $f(A+E)-f(A)$，发现的因子 E 就是我们所说的导数 $f'(A)$.

在前人创造性研究的基础上，牛顿、莱布尼茨等从不同的角度开始系统地研究微积分. 1665 年，牛顿的微积分理论被称为"流数术"，他称变量为流量，称变量的变化率为流数，相当于我们所说的导数. 流数理论的实质可概括为：其重点在于一个变量的函数而不在于多变量的方程；在于自变量的变化与函数的变化的比的构成；在于决定这个比当变化趋于零时的极限. 1684年，莱布尼茨发表了现在世界上认为是最早的微积分文献——《一种求极大极小和切线的新方法，它也适用于分式和无理量，以及与这种新方法相关的的奇妙类型的计算》. 文章已经包含了现代的微分符号 dx 和 dy，以及基本微分法. 1750 年达朗贝尔在出版的《百科全书》第四版写的"微分"条目中提出了关于导数的一种观点，可以用现代符号简单表示：$\dfrac{\mathrm{d}y}{\mathrm{d}x}=\lim\limits_{\Delta x\to 0}\dfrac{\Delta y}{\Delta x}$.

1823 年，柯西在他的《无穷小分析概论》中定义了导数：如果函数 $y=f(x)$ 在变量 x 的两个给定的界限之间保持连续，并且我们为这样的变量指定一个包含在这两个不同界限之间的值，那么是使变量得到一个无穷小增量. 19 世纪 60 年代以后，魏尔斯特拉斯创造了 ε-δ 语言，对微积分中出现的各种类型的极限重加表达，导数的定义也就获得了今天常见的形式.

第3章 不定积分

积分学是微积分另一个重要组成部分, 主要包括不定积分与定积分两部分. 不定积分是作为函数导数的逆问题提出的, 而定积分是作为微元的无限累加求和引进的, 两者理论基础不同, 但在计算上却有着紧密的联系, 不定积分侧重于算法, 而定积分更注重实际问题的应用. 本章主要研究不定积分的概念、性质及基本积分方法.

3.1 原函数与不定积分的概念

我们知道, 设已知直线运动的运动方程为 $s=s(t)$, 用微分法即可求得运动的瞬时速度 $v(t) = \dfrac{\mathrm{d}s}{\mathrm{d}t}$. 但在实际问题中也常会遇到相反的问题, 即已知运动瞬时速度 $v(t)$, 而求运动方程 $s(t)$; 或者说已知 $s(t)$ 的导函数 $v(t)$, 反过来要求原来的函数 $s(t)$. 这种问题正是微分法的逆问题. 在物理、化学、生物、医学以及其他科技领域中常会遇到这类问题. 从数学角度来说, 它们都是已知一个函数的导函数或微分, 要求原来的函数, 这就是积分学中原函数与不定积分概念的实际背景.

3.1.1 原函数

定义 1 若在某区间上 $F'(x)=f(x)$, 则称 $F(x)$ 为 $f(x)$ 在该区间上的一个**原函数**.

例如, $\sin x$ 是 $\cos x$ 在区间 $(-\infty, +\infty)$ 上的一个原函数, x^2 是 $2x$ 在区间 $(0, +\infty)$ 上的一个原函数.

对于一个给定的函数 $f(x)$, 假如它有一个原函数 $F(x)$, 那么它便有无穷多个原函数. 因为对任意常数 C, 都有 $[F(x)+C]'=F'(x)=f(x)$.

这表明 $F(x)+C$ 是 $f(x)$ 的所有原函数.

同时, $F(x)+C$ 包含了 $f(x)$ 的所有原函数. 若 $G(x)$ 也是 $f(x)$ 的一个原函数, 则

$$[G(x)-F(x)]'=G'(x)-F'(x)=f(x)-f(x)=0.$$

由拉格朗日中值定理的推论可知: 导数恒为零的函数必为常数, 因此

$$G(x)-F(x)=C \quad (C \text{ 为常数}).$$

3.1.2 不定积分的概念

定义 2 若 $F(x)$ 是 $f(x)$ 的一个原函数, 则 $f(x)$ 的所有原函数 $F(x)+C$ 称为 $f(x)$

的不定积分，记为 $\int f(x)\mathrm{d}x$，即

$$\int f(x)\mathrm{d}x = F(x)+C.$$

其中 $\int$ 称为**积分号**，x 称为**积分变量**，$f(x)$称为**被积函数**，$f(x)\mathrm{d}x$ 称为**被积表达式**，C 称为**积分常量**. 因此，求已知函数的不定积分，就归结为先求出它的一个典型原函数，再加上任意量 C. 接下来，我们按照这个思路来求解例 1 和例 2 中的不定积分.

例 1 求函数 $f(x)=2x$ 的不定积分.

解 因$(x^2)'=2x$，所以 $\int 2x\mathrm{d}x = x^2+C$.

例 2 求函数 $f(x)=\dfrac{1}{x}$ 的不定积分.

解 因为当 $x>0$ 时，$(\ln x)'=\dfrac{1}{x}$，所以，$\int \dfrac{1}{x}\mathrm{d}x = \ln x+C$，$x>0$.

当 $x<0$ 时，$-x>0$，$[\ln(-x)]'=\dfrac{1}{-x}\cdot(-1)=\dfrac{1}{x}$，所以 $\int \dfrac{1}{x}\mathrm{d}x = \ln(-x)+C$，$x<0$.

合并上面两式，得到 $\int \dfrac{1}{x}\mathrm{d}x = \ln|x|+C$，$x\neq 0$.

1. 不定积分的几何意义

求函数 $f(x)$的不定积分，从几何的观点来看，就是要找出所有这样的曲线，它们在横坐标 x_0 点处的切线斜率等于 $f(x_0)$. 如果 $y=F(x)$是这些曲线之一，它即称为 $f(x)$的一条积分曲线. 将这条曲线沿着 y 轴作上、下平行移动，便可以得到一簇积分曲线 $y=F(x)+C$. 如图 3-1 所示.

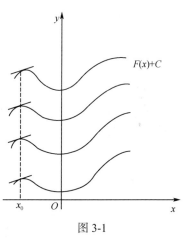

图 3-1

例 3 求经过点$(2，5)$，且其切线的斜率为 $2x$ 的曲线方程.

解 由曲线切线斜率(导数的几何意义)为 $2x$ 和不定积分定义可知，$\int 2x\mathrm{d}x = x^2+C$ 得曲线簇 $y=x^2+C$，将 $x=2$，$y=5$ 代入，得 $C=1$. 所以 $y=x^2+1$ 就是所求曲线方程.

2. 不定积分的性质和基本积分公式

根据不定积分的定义，有

性质 1 $\left[\int f(x)\mathrm{d}x\right]' = f(x)$ 或 $\mathrm{d}\int f(x)\mathrm{d}x = f(x)\mathrm{d}x$.

性质 2 $\int f'(x)\mathrm{d}x = f(x)+C$ 或 $\int \mathrm{d}f(x) = f(x)+C$.

上述两个性质清楚地表明，求不定积分与求导数(或微分)互为逆运算，请同学

们牢记它们之间的转换关系. 因此, 有一个导数公式, 就相应地有一个积分公式.

性质 3 $\int kf(x)\mathrm{d}x = k\int f(x)\mathrm{d}x\,(k\neq 0)$.

性质 4 $\int [f(x)\pm g(x)]\mathrm{d}x = \int f(x)\mathrm{d}x \pm \int g(x)\mathrm{d}x$.

上述两个性质为不定积分的运算性质, 亦可称为不定积分的运算法则. 不同于微分学有完整的四则运算法则, 积分学的运算法则却只有加减法则, 没有乘除法则.

基本积分公式如下:

(1) $\int 0\mathrm{d}x = C$;   (2) $\int x^{\alpha}\mathrm{d}x = \dfrac{1}{\alpha+1}x^{\alpha+1}+C, \alpha\neq -1$;

(3) $\int \dfrac{1}{x}\mathrm{d}x = \ln|x|+C, x\neq 0$;   (4) $\int a^{x}\mathrm{d}x = \dfrac{1}{\ln a}a^{x}+C$;

(5) $\int \mathrm{e}^{x}\mathrm{d}x = \mathrm{e}^{x}+C$;   (6) $\int \sin x\mathrm{d}x = -\cos x+C$;

(7) $\int \cos x\mathrm{d}x = \sin x+C$;   (8) $\int \sec^{2}x\mathrm{d}x = \tan x+C$;

(9) $\int \csc^{2}x\mathrm{d}x = -\cot x+C$;   (10) $\int \sec x\tan x\mathrm{d}x = \sec x+C$;

(11) $\int \csc x\cot x\mathrm{d}x = -\csc x+C$;

(12) $\int \dfrac{1}{1+x^{2}}\mathrm{d}x = \arctan x+C = -\mathrm{arccot}x+C$;

(13) $\int \dfrac{1}{\sqrt{1-x^{2}}}\mathrm{d}x = \arcsin x+C = -\arccos x+C$.

要证明上述积分公式, 只需验证右边的导数等于左边的被积函数, 以上公式是求不定积分的基础, 因此必须熟练、准确地掌握. 一般来讲, 对于上面的公式(12)和(13), 我们常常会使用第一个结果. 接下来, 让我们利用上述公式来求解不定积分.

例 4 求 $\int \dfrac{2}{\sqrt{x}}\mathrm{d}x$.

解 $\displaystyle\int \dfrac{2}{\sqrt{x}}\mathrm{d}x = 2\int x^{-\frac{1}{2}}\mathrm{d}x = 2\left(\dfrac{x^{-\frac{1}{2}+1}}{1/2}\right)+C = 4x^{\frac{1}{2}}+C$.

例 5 求 $\displaystyle\int \left(\dfrac{1}{x}+\dfrac{3}{\cos^{2}x}-\dfrac{7}{\sqrt{1-x^{2}}}\right)\mathrm{d}x$.

解 $\displaystyle\int \left(\dfrac{1}{x}+\dfrac{3}{\cos^{2}x}-\dfrac{7}{\sqrt{1-x^{2}}}\right)\mathrm{d}x = \int \dfrac{1}{x}\mathrm{d}x + 3\int \sec^{2}x\mathrm{d}x - 7\int \dfrac{1}{\sqrt{1-x^{2}}}\mathrm{d}x$

$$= \ln|x|+3\tan x - 7\arcsin x+C.$$

例 6 求 $\int (1-\sqrt{x})^{2}\mathrm{d}x$.

解 $\displaystyle\int (1-\sqrt{x})^{2}\mathrm{d}x = \int (1-2\sqrt{x}+x)\mathrm{d}x = \int \mathrm{d}x - 2\int \sqrt{x}\mathrm{d}x + \int x\mathrm{d}x$

$$= x - \frac{4}{3}x^{\frac{3}{2}} + \frac{1}{2}x^2 + C.$$

例 7 求 $\int \tan^2 x \mathrm{d}x.$

解 $\int \tan^2 x \mathrm{d}x = \int (\sec^2 x - 1)\mathrm{d}x = \int \sec^2 x \mathrm{d}x - \int \mathrm{d}x = \tan x - x + C.$

利用不定积分的定义求解不定积分的情况比较少见，大多数的不定积分计算问题，需要对被积函数或被积表达式进行变形，并结合运算性质，从而把不定积分改写成基本积分公式表中对应的样子，然后按照公式写出结果即可. 我们将只对不定积分中被积函数进行变形化简的积分方法称为直接积分法，该方法非常重要，下面请同学们试着采用此方法化简以下例题中的被积函数，并利用基本积分公式求出结果.

例 8 求 $\int \cos^2 \frac{x}{2} \mathrm{d}x.$

解 $\int \cos^2 \frac{x}{2} \mathrm{d}x = \int \frac{1 + \cos x}{2} \mathrm{d}x = \frac{1}{2} \int \mathrm{d}x + \frac{1}{2} \int \cos x \mathrm{d}x = \frac{1}{2}x + \frac{1}{2}\sin x + C.$

例 9 求 $\int \frac{x^4}{1 + x^2} \mathrm{d}x.$

解 $\int \frac{x^4}{1 + x^2} \mathrm{d}x = \int \left(\frac{x^4 - 1 + 1}{1 + x^2} \right) \mathrm{d}x = \int \left(x^2 - 1 + \frac{1}{1 + x^2} \right) \mathrm{d}x = \frac{x^3}{3} - x + \arctan x + C.$

例 10 求 $\int \frac{\cos 2x}{\cos x - \sin x} \mathrm{d}x.$

解 $\int \frac{\cos 2x}{\cos x - \sin x} \mathrm{d}x$

$$= \int \frac{\cos^2 x - \sin^2 x}{\cos x - \sin x} \mathrm{d}x = \int \frac{(\cos x + \sin x)(\cos x - \sin x)}{\cos x - \sin x} \mathrm{d}x$$

$$= \int (\cos x + \sin x)\mathrm{d}x = \sin x - \cos x + C.$$

例 11 在用狗做踏车的实验中发现，其血中肌酸浓度 $C(v)$ 关于踏车速度 v 的变化率为

$$\frac{\mathrm{d}C}{\mathrm{d}v} = 6v(5 - v) \quad (0 < v < 5).$$

设运动开始时，踏车速度 $v=0$，该狗血中肌酸浓度为 $C(0)=C_0$，试确定该狗血中肌酸浓度与踏车速度之间的关系.

解 由题意可知

$$C(v) = \int 6v(5 - v)\mathrm{d}v = \int (30v - 6v^2)\mathrm{d}v = 15v^2 - 2v^3 + r.$$

其中 r 为积分常量，又因为 $C(0)=C_0$，于是 $r=C_0$.

故该狗血中肌酸浓度与踏车速度之间的关系为

$$C(v) = 15v^2 - 2v^3 + C_0.$$

我们可以发现，上述例题中不定积分计算的主要方法是：首先对被积函数进行变形，然后结合不定积分的加减法则以及结合基本积分公式进行求解. 要记住，变形是一种很好的解题思路，即使是在遇到更为复杂的不定积分问题的时候，它仍然可以引领我们走出迷局. 接下来，我们将会看到更有趣的一些变形问题，不过，要更好地理解 3.2 节中的变形，同学们需要对第 2 章中的微分内容非常熟悉.

3.2　换元积分法

3.2.1　第一类换元积分法(凑微分法)

有一些不定积分，将积分变量进行一定的变量替换后，被积表达式由于引进中间变量而变为新的形式，而新的被积表达式和新的积分变量可直接由基本积分公式求出结果来. 例如，$\int 2\cos 2x dx = \int \cos 2x d(2x)$，观察该等式右侧可以看出，若令 $u=2x$，把 $2x$ 看成一个整体(新的积分变量)，这个积分可直接利用基本积分公式算出来，即可去掉积分号，然后再代回原来的变量 x，就可得到不定积分的结果

$$\int 2\cos 2x dx = \int \cos 2x d(2x) = \int \cos u du = \sin u + C = \sin 2x + C.$$

定理 1　设 $f(u)$ 具有原函数 $F(u)$，$u = \varphi(x)$ 可导，则

$$\int f[\varphi(x)] \varphi'(x) dx = \left[\int f(u) du\right]_{u=\varphi(x)} = F[\varphi(x)] + C. \tag{3.1}$$

证　由假设 $F'(u) = f(u)$，应用复合函数求导法则，得

$$\frac{d}{dx} F[\varphi(x)] = F'(u)\varphi'(x) = f(u)\varphi'(x) = f[\varphi(x)] \varphi'(x).$$

故式(3.1)成立.

第一类换元积分法的关键，是通过引入适当的中间变量 $u = \varphi(x)$，把被积表达式凑成某个函数的微分，然后利用基本积分公式求出结果，因此该方法又称凑微分法.

例 12　求 $\int \dfrac{1}{\sqrt{1+2x}} dx$.

解　$\int \dfrac{1}{\sqrt{1+2x}} dx = \int \dfrac{1}{2\sqrt{1+2x}} 2 dx = \dfrac{1}{2} \int \dfrac{1}{\sqrt{1+2x}} (2x+1)' dx = \dfrac{1}{2} \int \dfrac{1}{\sqrt{1+2x}} d(2x+1).$

设 $u=2x+1$，则有 $\int \dfrac{1}{\sqrt{1+2x}} dx = \dfrac{1}{2} \int \dfrac{1}{\sqrt{u}} du = \dfrac{1}{2} \cdot 2\sqrt{u} + C = \sqrt{u} + C = \sqrt{2x+1} + C.$

有了例 12 的示范，请同学们试着求解例 13 吧，答案写在下方，同学们先尝试求解之后再核对答案哦.

例 13　求 $\int e^{3x+7} dx$.

解 $\int e^{3x+7}dx = \int \dfrac{1}{3}e^{3x+7}d(3x+7)$，令 $u = 3x + 7$，$\int e^{3x+7}dx = \dfrac{1}{3}\int e^u du = \dfrac{1}{3}e^{3x+7} + C$.

接下来，我们加深一些难度.

例 14 求 $\int \dfrac{1}{a^2 + x^2}dx$.

解 $\int \dfrac{1}{a^2 + x^2}dx = \dfrac{1}{a^2}\int \dfrac{1}{1 + \left(\dfrac{x}{a}\right)^2}dx = \dfrac{1}{a}\int \dfrac{1}{1 + \left(\dfrac{x}{a}\right)^2}\left(\dfrac{x}{a}\right)' dx$

$\quad\quad = \dfrac{1}{a}\int \dfrac{1}{1 + \left(\dfrac{x}{a}\right)^2}d\left(\dfrac{x}{a}\right) = \dfrac{1}{a}\arctan\dfrac{x}{a} + C$.

例 15 求 $\int \dfrac{1}{\sqrt{a^2 - x^2}}dx \ (a > 0)$.

解 $\int \dfrac{1}{\sqrt{a^2 - x^2}}dx = \int \dfrac{1}{a\sqrt{1 - \left(\dfrac{x}{a}\right)^2}}dx = \int \dfrac{1}{\sqrt{1 - \left(\dfrac{x}{a}\right)^2}}d\left(\dfrac{x}{a}\right) = \arcsin\dfrac{x}{a} + C$.

例 16 求 $\int \dfrac{1}{x^2 - a^2}dx$.

解 $\int \dfrac{1}{x^2 - a^2}dx = \int \dfrac{1}{2a}\dfrac{(x+a) - (x-a)}{(x-a)(x+a)}dx = \dfrac{1}{2a}\int\left(\dfrac{1}{x-a} - \dfrac{1}{x+a}\right)dx$

$\quad\quad = \dfrac{1}{2a}\left(\int \dfrac{dx}{x-a} - \int \dfrac{dx}{x+a}\right) = \dfrac{1}{2a}\left[\int \dfrac{d(x-a)}{x-a} - \int \dfrac{d(x+a)}{x+a}\right]$

$\quad\quad = \dfrac{1}{2a}[\ln|x-a| - \ln|x+a|] + C = \dfrac{1}{2a}\ln\left|\dfrac{x-a}{x+a}\right| + C$.

在第一类换元积分法中，以下一些凑微分形式是常见的，同学们可以在练习的时候尝试着使用它们：

(1) $dx = \dfrac{1}{a}d(ax + b)$；　　(2) $xdx = \dfrac{1}{2}d(x^2)$；　　(3) $\dfrac{1}{x}dx = d(\ln|x|)$；

(4) $\dfrac{1}{\sqrt{x}}dx = 2d(\sqrt{x})$；　　(5) $\dfrac{1}{x^2}dx = -d\left(\dfrac{1}{x}\right)$；　　(6) $\dfrac{1}{1 + x^2}dx = d(\arctan x)$；

(7) $\dfrac{1}{\sqrt{1 - x^2}}dx = d(\arcsin x)$；　　(8) $e^x dx = d(e^x)$.

我们可以利用第一类换元积分法推导出 $\tan x$，$\cot x$，$\sec x$，$\csc x$ 的积分公式.

例 17 求 $\int \tan xdx$.

解 $\int \tan xdx = \int \dfrac{\sin x}{\cos x}dx = -\int \dfrac{1}{\cos x}d(\cos x) = -\ln|\cos x| + C$.

同理可以推导出 $\int \cot xdx$，你来试试？

(解：$\int \cot x dx = \int \dfrac{\cos x}{\sin x}dx = \int \dfrac{1}{\sin x}d(\sin x)=\ln|\sin x|+C$)

例 18 求 $\int \csc x dx$.

解 $\displaystyle\int \csc x dx = \int \dfrac{dx}{\sin x} = \int \dfrac{2d\left(\dfrac{x}{2}\right)}{2\sin\dfrac{x}{2}\cos\dfrac{x}{2}} = \int \dfrac{\cos\dfrac{x}{2}}{\sin\dfrac{x}{2}}\cdot\dfrac{1}{\cos^2\dfrac{x}{2}}d\left(\dfrac{x}{2}\right)$

$$= \int \dfrac{\sec^2\dfrac{x}{2}}{\tan\dfrac{x}{2}}d\left(\dfrac{x}{2}\right) = \int \dfrac{d\left(\tan\dfrac{x}{2}\right)}{\tan\dfrac{x}{2}} = \ln\left|\tan\dfrac{x}{2}\right| + C \text{（根据三角函数恒等式）}.$$

$\tan\dfrac{x}{2} = \dfrac{\sin\dfrac{x}{2}}{\cos\dfrac{x}{2}} = \dfrac{2\sin^2\dfrac{x}{2}}{2\sin\dfrac{x}{2}\cos\dfrac{x}{2}} = \dfrac{1-\cos x}{\sin x} = \csc x - \cot x$ ，所以有

$$\int \csc x dx = \int \dfrac{dx}{\sin x} = \ln|\csc x - \cot x| + C.$$

同理可以推导出 $\int \sec x dx = \ln|\sec x + \tan x| + C$ ，你来试试？（解法略）

例 19 求 $\int \dfrac{1-x}{\sqrt{9-4x^2}}dx$.

解 由于 $\displaystyle\int \dfrac{1-x}{\sqrt{9-4x^2}} = \int \dfrac{1}{\sqrt{9-4x^2}}dx - \int \dfrac{x}{\sqrt{9-4x^2}}dx$ ，而

$$\int \dfrac{1}{\sqrt{9-4x^2}}dx = \int \dfrac{dx}{3\sqrt{1-\left(\dfrac{2}{3}x\right)^2}} = \dfrac{1}{3}\int \dfrac{\dfrac{3}{2}d\left(\dfrac{2}{3}x\right)}{\sqrt{1-\left(\dfrac{2}{3}x\right)^2}} = \dfrac{1}{2}\arcsin\left(\dfrac{2}{3}x\right) + C_1 ,$$

$$\int \dfrac{x}{\sqrt{9-4x^2}}dx = \int \dfrac{\dfrac{1}{2}d(x^2)}{\sqrt{9-4x^2}} = \dfrac{1}{2}\int \dfrac{-\dfrac{1}{4}d(9-4x^2)}{\sqrt{9-4x^2}} = -\dfrac{1}{8}\cdot 2\sqrt{9-4x^2} + C_2 ,$$

因此，$\displaystyle\int \dfrac{1-x}{\sqrt{9-4x^2}}dx = \dfrac{1}{2}\arcsin\left(\dfrac{2}{3}x\right) + \dfrac{1}{4}\sqrt{9-4x^2} + C.$ （其中 $C=C_1+C_2$ ）

3.2.2 第二类换元积分法

第一类换元积分法是通过变量代换 $u=\varphi(x)$ ，将积分 $\int f[\varphi(x)]\varphi'(x)dx$ 化为 $\int f(u)du$. 第二类换元积分法则相反，它是通过变量代换 $x=\psi(t)$ 将积分 $\int f(x)dx$ 化为 $\int f[\psi(t)]\psi'(t)dt$. 在求出后一个积分后，再以 $x=\psi(t)$ 的反函数 $t=\psi^{-1}(x)$ 代

回去. 这样, 换元积分公式可表为

$$\int f(x)\mathrm{d}x = \left[\int f[\psi(t)]\psi'(t)\mathrm{d}t\right]_{t=\psi^{-1}(x)} .$$

为保证上式成立, 除被积函数应存在原函数外, 还应有反函数 $t=\psi^{-1}(x)$ 存在的条件. 我们给出下面的定理.

定理 2 设 $x=\psi(t)$ 为单调可导函数, $\psi'(t)$ 存在且 $\psi'(t)\neq 0$, 据不定积分的定义, 若

$$\int f[\psi(t)\psi'(t)\mathrm{d}t] = F(t)+C ,$$

则有 $\int f(x)\mathrm{d}x = F[\psi^{-1}(x)]+C$ 成立.

证 由一阶微分形式的不变性, 因 $x=\psi(t)$, 所以

$$\int f(x)\mathrm{d}x = \left[\int f[\psi(t)]\psi'(t)\mathrm{d}t\right]_{x=\psi(t)} = F(t)+C\Big|_{t=\psi^{-1}(x)} = F[\psi^{-1}(x)]+C ,$$

其中, $t=\psi^{-1}(x)$ 是 $x=\psi(t)$ 的反函数.

第二类换元积分法常常用于解决被积函数为无理函数的积分问题, 其主要目的是消除根式, 主要的第二类换元积分形式有: 根式代换、三角代换以及倒代换等方法.

1. 根式代换

当被积函数中出现根式 $\sqrt[n]{ax+b}$ 时常用此法, 请看如下例题.

例 20 求 $\int \dfrac{x+1}{\sqrt[3]{3x+1}}\mathrm{d}x$.

解 令 $t=\sqrt[3]{3x+1}$, 则 $x=\dfrac{t^3-1}{3}$ 且 $\mathrm{d}x=t^2\mathrm{d}t$, 将以上式子代入原式得

$$\int \frac{x+1}{\sqrt[3]{3x+1}}\mathrm{d}x = \int \frac{\dfrac{t^3-1}{3}+1}{t}t^2\mathrm{d}t = \int \frac{1}{3}(t^3+2)t\,\mathrm{d}t = \frac{1}{3}\int t^4\mathrm{d}t + \frac{2}{3}\int t\mathrm{d}t = \frac{t^5}{15}+\frac{t^2}{3}+C$$

$$= \frac{1}{15}\sqrt[3]{(3x+1)^5}+\frac{1}{3}\sqrt[3]{(3x+1)^2}+C.$$

下面的例 21 就请同学们自己来试一试吧.

例 21 求 $\int \dfrac{\sqrt[4]{x}}{1+\sqrt{x}}\mathrm{d}x$.

解 令 $t=\sqrt[4]{x}$, 则 $x=t^4$ 且 $\mathrm{d}x=4t^3\mathrm{d}t$ 将以上式子代入原式得

$$\int \frac{\sqrt[4]{x}}{1+\sqrt{x}}\mathrm{d}x = \int \frac{t}{1+t^2}4t^3\mathrm{d}t = \int \frac{4t^4}{1+t^2}\mathrm{d}t = 4\int \frac{t^4-1+1}{t^2+1}\mathrm{d}t = 4\int (t^2-1)\mathrm{d}t + 4\int \frac{1}{1+t^2}\mathrm{d}t$$

$$= \frac{4}{3}t^3 - 4t + 4\arctan t + C = \frac{4}{3}\sqrt[4]{x^3} - 4\sqrt[4]{x} + 4\arctan \sqrt[4]{x} + C.$$

2. 三角代换

当被积函数中出现根式 $\sqrt{a^2-x^2}$，$\sqrt{a^2+x^2}$，$\sqrt{x^2-a^2}$ 等形式时，常用此法，请看如下例题.

例 22 求 $\int\sqrt{a^2-x^2}\,\mathrm{d}x$ $(a>0)$.

解 令 $x=a\sin t\left(-\dfrac{\pi}{2}<t<\dfrac{\pi}{2}\right)$，则 $\mathrm{d}x=a\cos t\mathrm{d}t$，于是

$$\int\sqrt{a^2-x^2}\,\mathrm{d}x=\int a\cos t\cdot a\cos t\mathrm{d}t=a^2\int\cos^2 t\mathrm{d}t$$

$$=a^2\int\frac{1+\cos 2t}{2}\mathrm{d}t=\frac{a^2}{2}\left(t+\frac{1}{2}\sin 2t\right)+C$$

$$=\frac{a^2}{2}(t+\sin t\cos t)+C.$$

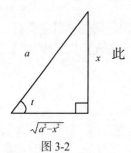

图 3-2

依据 $x=a\sin t$ 作辅助三角形(图 3-2)，得 $\cos t=\dfrac{\sqrt{a^2-x^2}}{a}$，因此

$$\int\sqrt{a^2-x^2}\,\mathrm{d}x=\frac{a^2}{2}\left[\arcsin\frac{x}{a}+\frac{x}{a}\cdot\frac{\sqrt{a^2-x^2}}{a}\right]+C$$

$$=\frac{a^2}{2}\arcsin\frac{x}{a}+\frac{x}{2}\sqrt{a^2-x^2}+C.$$

本题中也可以用 $x=a\cos t$ 进行三角代换，但需注意的是，为了保证其反三角函数存在，t 的取值范围应改为 $0<t<\pi$，其他过程均与以上代换类似.

例 23 求 $\int\dfrac{\mathrm{d}x}{\sqrt{a^2+x^2}}$.

解 令 $x=a\tan t\left(-\dfrac{\pi}{2}<t<\dfrac{\pi}{2}\right)$，则 $\mathrm{d}x=a\sec^2 t\mathrm{d}t$，于是

根据 $\tan t=\dfrac{x}{a}$，作辅助三角形(图 3-3)，得 $\sec t=\dfrac{\sqrt{a^2+x^2}}{a}$，因此

$$\int\frac{\mathrm{d}x}{\sqrt{a^2+x^2}}=\ln\left|\frac{\sqrt{a^2+x^2}}{a}+\frac{x}{a}\right|+C_1=\ln\left|x+\sqrt{a^2+x^2}\right|+C,$$

其中 $C=C_1-\ln a$.

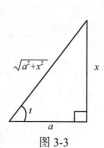

图 3-3

三角代换的方法比较复杂，经过例 22 和例 23 的示范，请同学们试着求解例 24 吧. 完成之后再看答案呀.

例 24 求 $\int \dfrac{\mathrm{d}x}{\sqrt{x^2 - a^2}}(a > 0)$.

解 令 $x = a\sec t$，则 $\mathrm{d}x = a\sec t \cdot \tan t\,\mathrm{d}t$. 当 $x > a$ 时，则 $0 < t < \dfrac{\pi}{2}$，于是有

$$\int \frac{\mathrm{d}x}{\sqrt{x^2 - a^2}} = \int \frac{a\sec t \cdot \tan t}{a\tan t}\mathrm{d}t = \int \sec t\,\mathrm{d}t = \ln|\sec t + \tan t| + C_1 .$$

根据 $\sec t = \dfrac{x}{a}$，作辅助三角形(图 3-4)，得

$\tan t = \dfrac{\sqrt{x^2 - a^2}}{a}$ ，因此

$$\int \frac{\mathrm{d}x}{\sqrt{x^2 - a^2}} = \ln\left|\frac{x}{a} + \frac{\sqrt{x^2 - a^2}}{a}\right| + C_1 = \ln\left|x + \sqrt{x^2 - a^2}\right| + C ,$$

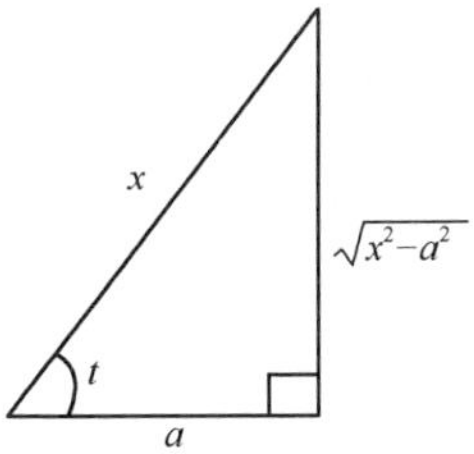

其中 $C = C_1 - \ln a$.

图 3-4

当 $x < -a$ 时，则只需要将 t 的取值范围改为 $\dfrac{\pi}{2} < t < \pi$，其他过程均与以上代换类似，计算过程中注意正负号的改变，即可得出类似的结论.

综合可得 $\int \dfrac{\mathrm{d}x}{\sqrt{x^2 - a^2}} = \ln\left|x + \sqrt{x^2 - a^2}\right| + C$.

在本节例题中，如下几个结果也经常使用，可作为基本积分公式的补充.

(1) $\int \tan x\,\mathrm{d}x = -\ln|\cos x| + C$ ；

(2) $\int \cot x\,\mathrm{d}x = \ln|\sin x| + C$ ；

(3) $\int \sec x\,\mathrm{d}x = -\ln|\sec x + \tan x| + C$ ；

(4) $\int \csc x\,\mathrm{d}x = \ln|\csc x - \cot x| + C$ ；

(5) $\int \dfrac{\mathrm{d}x}{x^2 + a^2} = \dfrac{1}{a}\arctan\dfrac{x}{a} + C$ ；

(6) $\int \dfrac{\mathrm{d}x}{x^2 - a^2} = \dfrac{1}{2a}\ln\left|\dfrac{x - a}{x + a}\right| + C$ ；

(7) $\int \dfrac{\mathrm{d}x}{\sqrt{a^2 - x^2}} = \arcsin\dfrac{x}{a} + C$ ；

(8) $\int \dfrac{\mathrm{d}x}{\sqrt{x^2 \pm a^2}} = \ln\left|x + \sqrt{x^2 \pm a^2}\right| + C$ ；

(9) $\int \sqrt{a^2 - x^2}\,\mathrm{d}x = \dfrac{a^2}{2}\arcsin\dfrac{x}{a} + \dfrac{x}{2}\sqrt{a^2 - x^2} + C$ ；

(10) $\int \sqrt{x^2 \pm a^2}\,\mathrm{d}x = \dfrac{x}{2}\sqrt{x^2 \pm a^2} \pm \dfrac{a^2}{2}\ln\left|\sqrt{x^2 \pm a^2} + x\right| + C$.

3. 倒代换

当被积函数中含有 $\dfrac{1}{x}$ 倒数形式时，可通过令 $\dfrac{1}{x}=t$ 对被积表达式进行变量代换.

例 25 求 $\displaystyle\int \dfrac{\mathrm{d}x}{x\sqrt{x^2-1}}$.

解 令 $t=\dfrac{1}{x}(t>0)$，则 $x=\dfrac{1}{t}$，于是

$$\int \frac{\mathrm{d}x}{x\sqrt{x^2-1}}=\int \frac{\mathrm{d}\left(\dfrac{1}{t}\right)}{\dfrac{1}{t}\sqrt{\dfrac{1}{t^2}-1}}=\int \frac{t^2\mathrm{d}\left(\dfrac{1}{t}\right)}{\sqrt{1-t^2}}=-\int \frac{\mathrm{d}t}{\sqrt{1-t^2}}=-\arcsin t+C=-\arcsin\frac{1}{x}+C.$$

以上换元积分法，经常可出现第一、第二类换元积分法混合使用，或者一题多种解法的情况，请看下面例题.

例 26 求 $\displaystyle\int \dfrac{\mathrm{d}x}{\sqrt{3-4x-x^2}}$.

解 $\displaystyle\int \dfrac{\mathrm{d}x}{\sqrt{3-4x-x^2}}=\int \dfrac{\mathrm{d}x}{\sqrt{7-(x+2)^2}}=\arcsin\dfrac{x+2}{\sqrt{7}}+C$.

例 27 求 $\displaystyle\int \dfrac{\mathrm{d}x}{x^2\sqrt{x^2+1}}$.

解 方法一 凑微分法

$$\int \frac{\mathrm{d}x}{x^2\sqrt{x^2+1}}=\int \frac{\mathrm{d}x}{x^2\cdot x\cdot\sqrt{1+\dfrac{1}{x^2}}}=\int \frac{\mathrm{d}x}{x^3\cdot\sqrt{1+\dfrac{1}{x^2}}}=-\frac{1}{2}\int \frac{\mathrm{d}\left(\dfrac{1}{x^2}\right)}{\sqrt{1+\dfrac{1}{x^2}}}$$

$$=-\frac{1}{2}\int \frac{\mathrm{d}\left(1+\dfrac{1}{x^2}\right)}{\sqrt{1+\dfrac{1}{x^2}}}=-\sqrt{1+\frac{1}{x^2}}+C=-\frac{\sqrt{1+x^2}}{x}+C.$$

方法二 倒代换法 令 $x=\dfrac{1}{t}$.

$$\int \frac{\mathrm{d}x}{x^2\sqrt{x^2+1}}=-\int \frac{t\mathrm{d}t}{\sqrt{1+t^2}}=-\frac{1}{2}\int \frac{\mathrm{d}(1+t^2)}{\sqrt{1+t^2}}=-\sqrt{1+t^2}+C=-\frac{\sqrt{1+x^2}}{x}+C.$$

方法三 三角代换法 令 $x=\tan t$.

$$\int \frac{\mathrm{d}x}{x^2\sqrt{x^2+1}}=\int \frac{\sec^2 t\mathrm{d}t}{\tan^2 t\sec t}=\int \frac{\mathrm{d}(\sin t)}{\sin^2 t}=-\frac{1}{\sin t}+C.$$

根据 $\tan t=x$，作辅助三角形(参见图 3-3，其中 $a=1$)，得 $\sin t=\dfrac{x}{\sqrt{1+x^2}}$，因此

$$\int \frac{\mathrm{d}x}{x^2\sqrt{x^2+1}} = -\frac{\sqrt{1+x^2}}{x} + C.$$

3.3　分部积分法

前面我们在推得换元积分法的过程中运用到了复合函数求导法则，这里我们将利用两个函数乘积的求导法则，来推得另一个求积分的基本方法——**分部积分法**.

定理3　设函数 $u=u(x)$ 及 $v=v(x)$ 连续，其导数 $u'(x)$ 及 $v'(x)$ 也连续，则

$$\int uv'\mathrm{d}x = uv - \int u'v\mathrm{d}x \quad \text{或者} \quad \int u\mathrm{d}v = uv - \int v\mathrm{d}u.$$

证　由两个连续函数乘积的求导公式有 $(uv)'=u'v+uv'$，移项，得 $uv'=(uv)'-u'v$. 对这个等式两边求不定积分，得

$$\int uv'\mathrm{d}x = uv - \int u'v\mathrm{d}x.$$

为方便起见，也可将上式写成如下形式： $\int u\mathrm{d}v = uv - \int v\mathrm{d}u.$

在实际应用中，分部积分法通常适合于求 $\int uv'\mathrm{d}x$ 有困难，而求 $\int u'v\mathrm{d}x$ 比较容易的不定积分，现在通过例子说明如何运用这个分部积分公式.

例28　求 $\int x\mathrm{e}^x\mathrm{d}x$.

解　这个积分用前面学过的积分法不易求得结果，现在可以用分部积分法来求，就非常容易了.

设 $u=x$, $\mathrm{d}v=\mathrm{e}^x\mathrm{d}x$，则 $\mathrm{d}u=\mathrm{d}x$, $v=\mathrm{e}^x$. 于是

$$\int x\mathrm{e}^x\mathrm{d}x = \int x\mathrm{d}(\mathrm{e}^x) = x\mathrm{e}^x - \int \mathrm{e}^x\mathrm{d}x = x\mathrm{e}^x - \mathrm{e}^x + C = \mathrm{e}^x(x-1) + C.$$

例29　求 $\int x\cos x\mathrm{d}x$.

解　在分部积分法使用中，重要的是如何选取合适的 u 和 $\mathrm{d}v$，本例中如果设 $u=\cos x$, $\mathrm{d}v=x\mathrm{d}x$，则

$$\mathrm{d}u = -\sin x\mathrm{d}x, v = \frac{x^2}{2}. \text{ 于是} \int x\cos x\mathrm{d}x = \frac{x^2}{2}\cos x + \int \frac{x^2}{2}\sin x\mathrm{d}x.$$

该式右端的积分比原积分更复杂，不易求出，这表明选取方法是不合理的.

而设 $u=x$, $\mathrm{d}v=\cos x\mathrm{d}x$，则 $\mathrm{d}u=\mathrm{d}x$, $v=\sin x$，代入分部积分公式，得

$$\int x\cos x\mathrm{d}x = \int x\mathrm{d}(\sin x) = x\sin x - \int \sin x\mathrm{d}x = x\sin x + \cos x + C.$$

由此可见，如果 u 和 $\mathrm{d}v$ 选取不当，会导致不定积分的计算求不出结果，所以应用分部积分公式计算时，选择合适的 u 和 $\mathrm{d}v$ 是关键. 当被积函数为两种函数乘积时，选取 u 的一般顺序是：反三角函数、对数函数、幂函数、三角函数、指数函数. 比如上例中被积函数为幂函数 x 和三角函数 $\cos x$ 的乘积，所以按照这个一

般顺序原则，选取幂函数为 u.

选取 u 和 $\mathrm{d}v$ 还要考虑以下两点：

(1)v 要容易求得；

(2)新得到的不定积分 $\int v\mathrm{d}u$ 要比原不定积分 $\int u\mathrm{d}v$ 容易求得.

例 30 求 $\int x\ln x\mathrm{d}x$.

解 设 $u=\ln x$，$\mathrm{d}v=x\mathrm{d}x$，则

$$\int x\ln x\mathrm{d}x = \int \ln x\mathrm{d}\frac{x^2}{2} = \frac{x^2}{2}\ln x - \int \frac{x^2}{2}\mathrm{d}(\ln x) = \frac{x^2}{2}\ln x - \frac{1}{2}\int x\mathrm{d}x = \frac{x^2}{2}\ln x - \frac{x^2}{4} + C.$$

例 31 求 $\int e^x\sin x\mathrm{d}x$.

解 设 $u=\sin x$，$\mathrm{d}v=e^x\mathrm{d}x$，$\int e^x\sin x\mathrm{d}x = \int \sin x\mathrm{d}(e^x) = e^x\sin x - \int e^x\cos x\mathrm{d}x$，在等式右侧的积分与左侧的积分是同一类型的，可以对右端的积分再用一次分部积分法，得

$$\int e^x\sin x\mathrm{d}x = e^x\sin x - \int \cos x\mathrm{d}(e^x) = e^x\sin x - e^x\cos x - \int e^x\sin x\mathrm{d}x$$，

记 $I = \int e^x\sin x\mathrm{d}x$，上式变成 $I = e^x\sin x - e^x\cos x - I$，进而

$$I = \frac{1}{2}e^x(\sin x - \cos x) + C.$$

同理，可得 $\int e^x\cos x\mathrm{d}x = \dfrac{e^x(\cos x + \sin x)}{2} + C.$

在这个例题中，使用了两次分部积分法，但注意若进行两次分部积分，则两次分部积分选取的函数类型必须保持一致，在此题中，我们均选取 u 为三角函数.(思考：如果两次分部积分选取的类型不同，结果会是怎样的呢？)

经过上述例题，相信同学们对如何选取 u 和 $\mathrm{d}v$ 有了一定的认识，接下来的例 32、例 33 和例 34 留给同学们练习一下，相信同学们很快就会掌握利用分部积分法求解不定积分的精髓啦.

例 32 求 $\int x^2 e^x\mathrm{d}x$.

解 设 $u=x^2$，$\mathrm{d}v=e^x\mathrm{d}x=\mathrm{d}(e^x)$，则

$$\int x^2 e^x\mathrm{d}x = \int x^2\mathrm{d}(e^x) = x^2 e^x - \int e^x\mathrm{d}(x^2) = x^2 e^x - 2\int x e^x\mathrm{d}x$$，

再进行一次分部积分，得

$$\int x^2 e^x\mathrm{d}x = x^2 e^x - 2\int x e^x\mathrm{d}x = x^2 e^x - 2\int x\mathrm{d}(e^x) = x^2 e^x - 2(x e^x - e^x) + C$$
$$= e^x(x^2 - 2x + 2) + C.$$

例 33 求 $\int \ln x\mathrm{d}x$.

解 设 $u=\ln x$，$\mathrm{d}v=\mathrm{d}x$，则

$$\int \ln x \mathrm{d}x = x \ln x - \int x \mathrm{d} \ln x = x \ln x - \int x \cdot \frac{1}{x} \mathrm{d}x = x \ln x - x + C.$$

例 34 求 $\int \arctan x \mathrm{d}x$.

解 $\int \arctan x \mathrm{d}x = x \arctan x - \int x \mathrm{d} \arctan x = x \arctan x - \int x \cdot \frac{1}{1+x^2} \mathrm{d}x$

$$= x \arctan x - \frac{1}{2} \int \frac{\mathrm{d}(1+x^2)}{1+x^2} = x \arctan x - \frac{1}{2} \ln(1+x^2) + C.$$

有些不定积分只靠单一方法不能计算出结果，需要多种积分方法综合使用.

例 35 求 $\int \mathrm{e}^{\sqrt{x}} \mathrm{d}x$.

解 设 $t = \sqrt{x}$ ，则 $x = t^2$ ，$\mathrm{d}x = 2t\mathrm{d}t$ 结合例 28 的结果，于是

$$\int \mathrm{e}^{\sqrt{x}} \mathrm{d}x = 2 \int t \mathrm{e}^t \mathrm{d}t = 2\mathrm{e}^t (t-1) - C,$$

将 $t = \sqrt{x}$ 代回，求出原不定积分

$$\int \mathrm{e}^{\sqrt{x}} \mathrm{d}x = 2\mathrm{e}^{\sqrt{x}}(\sqrt{x}-1) + C.$$

例 36 求 $\int \cos \ln x \mathrm{d}x$.

解 令 $t = \ln x$ ，则 $x = \mathrm{e}^t$ ，

$$\int \cos \ln x \mathrm{d}x = \int \mathrm{e}^t \cos t \mathrm{d}t = \frac{\mathrm{e}^t (\cos t + \sin t)}{2} + C \quad \text{(由例 31 得).}$$

将 $t = \ln x$ 带回，求出原不定积分

$$\int \cos \ln x \mathrm{d}x = \frac{x(\cos \ln x + \sin \ln x)}{2} + C.$$

3.4 有理函数积分

前面已经介绍了两种不定积分的基本求法——换元积分法和分部积分法，本节主要介绍有理函数的不定积分求法.

两个多项式的商 $\dfrac{P(x)}{Q(x)}$ 称为有理函数，又称有理分式. 若分子分母无公因式，则当 $P(x)$ 的次数小于 $Q(x)$ 的次数时，有理函数为真分式，否则为假分式. 通过多项式除法，可以将一个假分式转化为一个多项式与一个真分式之和的形式，所以本节主要介绍真分式的不定积分求法.

如果 $Q(x)$ 可以分解成两个多项式的乘积，且这两个多项式没有公因式，那么这个真分式可以化成部分分式之和

$$\frac{P(x)}{Q(x)} = \frac{P(x)}{Q_1(x) \cdot Q_2(x)} = \frac{P_1(x)}{Q_1(x)} + \frac{P_2(x)}{Q_2(x)}.$$

简单的部分分式主要有以下几种：

$$\frac{A}{x-a}, \quad \frac{A}{(x-a)^n} \ (n>1), \quad \frac{Ax+B}{x^2+px+q}(p^2<4q), \quad \frac{Ax+B}{(x^2+px+q)^n}(p^2<4q).$$

(1) 当真分式分母中含有因式$(x-a)^k$时，则分解后有下列 k 个部分分式之和.

$$\frac{A_1}{x-a}+\frac{A_2}{(x-a)^2}+\cdots+\frac{A_k}{(x-a)^k}.$$

(2) 当真分式分母中含有因式$(x^2+px+q)^k(p^2<4q)$时，则分解后有下列 k 个部分分式之和.

$$\frac{B_1x+C_1}{x^2+px+q}+\frac{B_2x+C_2}{(x^2+px+q)^2}+\cdots+\frac{B_kx+C_k}{(x^2+px+q)^k}.$$

其中A_1，A_2，$\cdots$，A_k；B_1，B_2，$\cdots$，B_k；C_1，C_2，$\cdots$，C_k为待定系数，例如：

$$\frac{3x+2}{(x-2)(x-3)^2(x^2+x+1)(x^2+3x+4)^2}$$

$$=\frac{A_1}{x-2}+\frac{A_2}{x-3}+\frac{A_3}{(x-3)^2}+\frac{B_1x+C_1}{x^2+x+1}+\frac{B_2x+C_2}{x^2+3x+4}+\frac{B_3x+C_3}{(x^2+3x+4)^2}.$$

有理真分式化简为部分分式之和的基本方法是待定系数法和代入法，下面通过例题具体说明.

例 37 将真分式$\dfrac{1}{x^2-1}$分解为部分分式之和.

解 $\dfrac{1}{x^2-1}=\dfrac{1}{(x-1)(x+1)}=\dfrac{A}{x-1}+\dfrac{B}{x+1}=\dfrac{A(x+1)+B(x-1)}{(x-1)(x+1)}$

$$=\frac{(A+B)x+(A-B)}{(x-1)(x+1)}.$$

比较两端同次项系数，得

$$\begin{cases} A+B=0, \\ A-B=1, \end{cases} \quad \text{解得} \quad \begin{cases} A=\dfrac{1}{2}, \\ B=-\dfrac{1}{2}. \end{cases}$$

$$\frac{1}{x^2-1}=\frac{\dfrac{1}{2}}{x-1}-\frac{\dfrac{1}{2}}{x+1}=\frac{1}{2}\left(\frac{1}{x-1}-\frac{1}{x+1}\right).$$

例 38 将真分式$\dfrac{x+3}{x^2-5x+6}$分解为部分分式之和.

解 $\dfrac{x+3}{x^2-5x+6}=\dfrac{x+3}{(x-2)(x-3)}=\dfrac{A}{x-2}+\dfrac{B}{x-3}$

$$=\frac{A(x-3)+B(x-2)}{(x-2)(x-3)}=\frac{(A+B)x-(3A+2B)}{(x-2)(x-3)}.$$

比较两端同次项系数，得

$$\begin{cases} A+B=1, \\ 3A+2B=-3, \end{cases} \quad 解得 \quad \begin{cases} A=-5, \\ B=6. \end{cases}$$

$$\frac{x+3}{x^2-5x+6}=\frac{-5}{x-2}+\frac{6}{x-3}.$$

下面我们将有理分式的化简融入求解不定积分中，请看下面的例 39 和例 40.

例 39 求 $\displaystyle\int\frac{x^2+1}{(x+1)^2(x-1)}\mathrm{d}x$.

解 $\displaystyle\frac{x^2+1}{(x+1)^2(x-1)}=\frac{A}{x-1}+\frac{B}{x+1}+\frac{C}{(x+1)^2}=\frac{A(x+1)^2+B(x-1)(x+1)+C(x-1)}{(x+1)^2(x-1)}.$

本例采用代入法，由于等式两端对于任何 x 都成立，

$$x^2+1=A(x+1)^2+B(x-1)(x+1)+C(x-1).$$

令 $x=1$，代入上式，得 $A=\dfrac{1}{2}$；令 $x=-1$，代入上式，得 $C=-1$；令 $x=0$，代入

上式，得 $B=\dfrac{1}{2}$.

$$\int\frac{x^2+1}{(x+1)^2(x-1)}\mathrm{d}x=\int\left[\frac{\dfrac{1}{2}}{x-1}+\frac{\dfrac{1}{2}}{x+1}+\frac{-1}{(x+1)^2}\right]\mathrm{d}x=\frac{1}{2}\ln|x-1|+\frac{1}{2}\ln|x+1|+\frac{1}{x+1}+C$$

$$=\frac{1}{2}\ln|x^2-1|+\frac{1}{x+1}+C.$$

例 40 求 $\displaystyle\int\frac{\mathrm{d}x}{x(x^2+1)}$.

解 方法一

$$\frac{1}{x(x^2+1)}=\frac{A}{x}+\frac{Bx+C}{x^2+1}=\frac{Ax^2+A+Bx^2+Cx}{x(x^2+1)}=\frac{(A+B)x^2+Cx+A}{x(x^2+1)}.$$

比较两端同次项系数，得

$$\begin{cases} A+B=0, \\ A=1, \\ C=0, \end{cases} \quad 解得 \quad \begin{cases} A=1, \\ B=-1, \end{cases}$$

$$\frac{1}{x(x^2+1)}=\frac{1}{x}-\frac{x}{x^2+1}，则$$

$$\int\frac{\mathrm{d}x}{x(x^2+1)}=\int\left(\frac{1}{x}-\frac{x}{x^2+1}\right)\mathrm{d}x=\int\frac{1}{x}\mathrm{d}x-\int\frac{x}{x^2+1}\mathrm{d}x$$

$$=\ln|x|+C_1-\frac{1}{2}\int\frac{\mathrm{d}(x^2+1)}{x^2+1}=\ln|x|-\frac{1}{2}\ln(x^2+1)+C=\frac{1}{2}\ln\frac{x^2}{x^2+1}+C.$$

方法二

$$\int \frac{\mathrm{d}x}{x(x^2+1)} = \int \frac{x\mathrm{d}x}{x^2(x^2+1)} = \int \frac{\mathrm{d}x^2}{2x^2(x^2+1)} = \frac{1}{2}\int\left(\frac{1}{x^2}-\frac{1}{x^2+1}\right)\mathrm{d}x^2$$

$$= \frac{1}{2}[\ln x^2 - \ln(x^2+1)] + C = \frac{1}{2}\ln\frac{x^2}{x^2+1} + C.$$

本章讨论了这么多不定积分的解法,例 41 就留给同学们独立完成啦,相信同学们可以顺利完成. 加油!

例 41 求 $\int \dfrac{\mathrm{d}x}{1+\sqrt[3]{x+1}}$.

解 设 $\sqrt[3]{x+1}=t$, $x=t^3-1$, $\mathrm{d}x=3t^2\mathrm{d}t$

$$\int \frac{\mathrm{d}x}{1+\sqrt[3]{x+1}} = \int \frac{3t^2}{1+t}\mathrm{d}t = \int \frac{3(t^2-1+1)}{1+t}\mathrm{d}t = \int\left(3t-3+\frac{3}{1+t}\right)\mathrm{d}t$$

$$= \frac{3}{2}t^2 - 3t + 3\ln|1+t| + C = \frac{3}{2}\sqrt[3]{(x+1)^2} - 3\sqrt[3]{x+1} + 3\ln\left|1+\sqrt[3]{x+1}\right| + C.$$

章 末 小 结

本章内容主要包括不定积分的定义、性质以及主要的两种计算方法——换元积分法和分部积分法. 从某种计算角度讲,积分学和微分学是互为逆运算的过程,为后续章节内容的学习奠定了初步的计算基础. 在掌握基本积分公式表的基础上,应该灵活使用不同的计算方法,以便求解不定积分. 不定积分是被积函数的所有原函数,我们采用一个典型原函数加上积分常量作为最终不定积分的表达式. 但需要注意的是,由于不同的计算方法可能会使得同一个不定积分对应出不同的典型原函数,因此,当出现这种情况时,可以通过对不同的原函数进行求导验证,如果求得的导数都为被积函数的话,那么不同的典型原函数就都是正确的.

习 题

1. 判断题

(1) 函数的不定积分就是原函数的全体. （　）

(2) 函数 $f(x)$ 的任意两个原函数之差恒为零. （　）

(3) 凑微分法是直接积分法中的一种方法. （　）

(4) 不定积分与微分公式之间的联系:$F'(x)=f(x)$ 或 $\mathrm{d}F(x)=f(x)\mathrm{d}x \Leftrightarrow \int f(x)\mathrm{d}x = F(x)+C$. （　）

(5) 初等函数在其定义域内的原函数不一定存在. ( )

(6) 设 $f'(e^x)=1+x$，则 $f(x)=x \ln x+C$. ( )

(7) 设 $f(x)$ 的一个原函数为 $\dfrac{1}{x}$，则 $f'(x)=-\dfrac{1}{x^2}$. ( )

(8) 一个恒为零的函数，它的原函数也恒为零. ( )

2. 选择题

(1) 设 $f(x)$ 在区间 I 内连续，则 $f(x)$ 在 I 内( ).

    A. 必存在导函数　　B. 必存在原函数　　　C. 必有界　　　　D. 必有极值

(2) 若 $G(x)$ 是 $f(x)$ 的一个原函数，C 为常数，则下列函数中仍是 $f(x)$ 的原函数的是( ).

    A. $G(x)$　　　　　　B. $G(x+C)$　　　　C. $G(Cx)$　　　　D. $G(x)-C$

(3)设 $f(x)$ 和 $g(x)$ 均为区间 I 内的可导函数，则在 I 内，下列结论中正确的是( ).

    A. 若 $f(x)=g(x)$，则 $f'(x)=g'(x)$　　　　　B. 若 $f'(x)=g'(x)$，则 $f(x)=g(x)$

    C. 若 $f(x)>g(x)$，则 $f'(x)>g'(x)$　　　　　D. 若 $f'(x)>g'(x)$，则 $f(x)>g(x)$

(4) 计算 $\displaystyle\int \dfrac{\cos x-\sin x}{\cos x+\sin x}\mathrm{d}x$，下列算法中错误的是( ).

    A. $\displaystyle\int \dfrac{\mathrm{d}(\cos x+\sin x)}{\cos x+\sin x}$　　　　　　　　B. $\displaystyle\int \dfrac{1-\sin 2x}{\cos 2x}\mathrm{d}x$

    C. $\displaystyle\int \left(\dfrac{1}{1+\tan x}-\dfrac{\tan x}{1+\tan^2 x}\right)\mathrm{d}\tan x$　　　　D. $\displaystyle\int \dfrac{\cos 2x}{1-\sin 2x}\mathrm{d}x$

(5) 计算不定积分 $\displaystyle\int \dfrac{\mathrm{d}x}{\sqrt{x(4-x)}}$，正确的是( ).

    A. $\arccos\dfrac{x-2}{2}+C$　　　　　　　B. $2\arccos\dfrac{\sqrt{x}}{3}+C$

    C. $\arcsin\dfrac{x-2}{2}+C$　　　　　　　D. $2\arctan\dfrac{\sqrt{x}}{4}+C$

(6) 若已知 $f(x)$ 的导数是 $\sin x$，则 $f(x)$ 有一个原函数为( ).

    A. $1+\sin x$　　　　B. $1-\sin x$　　　　C. $1+\cos x$　　　D. $1-\cos x$

(7) 设函数 $f(x)$ 具有连续的导数，则 $\displaystyle\int [xf'(x)+f(x)]\mathrm{d}x=($).

    A. $xf(x)+C$　　　B. $xf'(x)+C$　　　C. $x+f'(x)+C$　　D. $x+f(x)+C$

(8)设 $f'(x)=2$，且 $f(0)=1$，则 $\displaystyle\int f(x)f'(x)\mathrm{d}x=($).

    A. $\dfrac{1}{2}(2x+1)^2+C$　　　　　　　B. $\dfrac{1}{2}(2x+1)+C$

    C. $2(2x+1)^2+C$　　　　　　　　D. $2(2x+1)+C$

(9) 已知 $\displaystyle\int f(x+1)\mathrm{d}x=xe^{x+1}+C$，则 $f(x)=($).

    A. xe^x　　　　　　B. xe^{x+1}　　　　C. $(x+1)e^x$　　　D. $(x+1)e^{x+1}$

(10) 若 $F'(x){=}f(x)$，则 $\int \mathrm{d}F(x) =($ 　　)．

A. $f(x)$　　　　　B. $f(x){+}C$　　　　　C. $F(x)$　　　　　D. $F(x){+}C$

(11) 设 e^{-x} 是 $f(x)$ 的原函数，则 $\int xf(x)\mathrm{d}x =($ 　　)．

A. $\mathrm{e}^{-x}(x{-}1){+}C$　　　B. $\mathrm{e}^{-x}(1{-}x){+}C$　　　C. $\mathrm{e}^{-x}(1{+}x){+}C$　　　D. $-\mathrm{e}^{-x}(x{+}1){+}C$

(12) $\int f'(x^3)\mathrm{d}x = x^3 + C$，则 $f(x){=}($ 　　)．

A. $\dfrac{6}{5}x^{\frac{5}{3}}+C$　　　B. $\dfrac{9}{5}x^{\frac{5}{3}}+C$　　　C. $x^3{+}C$　　　D. $x{+}C$

(13) $\int \dfrac{1}{1+\mathrm{e}^x}\mathrm{d}x =($ 　　)．

A. $\mathrm{e}^x{-}\ln(1{+}\mathrm{e}^x){+}C$　　B. $x{-}\ln(1{+}\mathrm{e}^x){+}C$　　　C. $\ln(1{+}\mathrm{e}^x){+}C$　　D. 以上都不对

(14) 已知 $\int f(x)\mathrm{d}x = F(x) + C$，则 $\int f\left(\dfrac{x}{2}+1\right)\mathrm{d}x =($ 　　)．

A. $2F\left(\dfrac{x}{2}+1\right)+C$　　　　　　　　　B. $F\left(\dfrac{x}{2}\right)+C$

C. $F\left(\dfrac{x}{2}+1\right)+C$　　　　　　　　　D. $2F(x){+}C$

(15) 已知 $\int f(x)\mathrm{d}x = x^2 + C$，则 $\int xf(1-x^2)\mathrm{d}x =($ 　　)．

A. $\dfrac{1}{2}(1-x^2)^2 + C$　　　　　　　　　B. $-2(1-x^2) + C$

C. $-\dfrac{1}{2}(1-x^2)^2 + C$　　　　　　　　　D. $2(1-x^2)^2 + C$

(16) 设 $f(x){=}\mathrm{e}^{-x}$，则 $\int \dfrac{f(\ln x)}{x}\mathrm{d}x =($ 　　)．

A. $\dfrac{1}{x}+C$　　　　B. $\ln x{+}C$　　　　　C. $-\dfrac{1}{x}+C$　　　D. $-\ln x{+}C$

3. 用直接积分法计算下列不定积分：

(1) $\int \dfrac{1}{x^2}\mathrm{d}x$；

(2) $\int \dfrac{1}{\sqrt{2gh}}\mathrm{d}h$（$g$ 是常数）；

(3) $\int (x^3 + 5)\mathrm{d}x$；

(4) $\int \sqrt{x}(x-3)\mathrm{d}x$；

(5) $\int \left(1-\dfrac{1}{x^2}\right)\sqrt{x\sqrt{x}}\,\mathrm{d}x$；

(6) $\int \dfrac{2x-\sqrt{x}-3}{x}\mathrm{d}x$；

(7) $\int (x^2 + 1)^2\mathrm{d}x$；

(8) $\int \left(\dfrac{3}{1+x^2}-\dfrac{2}{\sqrt{1-x^2}}\right)\mathrm{d}x$；

(9) $\int \dfrac{\sqrt{1+x^2}}{\sqrt{1-x^4}}\,\mathrm{d}x$；

(10) $\int (3^x)^3\mathrm{d}x$；

(11) $\int (2\sin x + \mathrm{e}^x)\mathrm{d}x$；

(12) $\int \sec x(3\tan x + \sec x)\mathrm{d}x$；

(13) $\int \dfrac{e^{2x}-1}{e^{x}+1}x\mathrm{d}x$;

(14) $\int \sin^{2}\dfrac{x}{2}\mathrm{d}x$;

(15) $\int \dfrac{1}{\sin^{2}\dfrac{x}{2}\cos^{2}\dfrac{x}{2}}\mathrm{d}x$;

(16) $\int \left(\dfrac{1}{\cos x}-\dfrac{1}{\sin x}\right)\left(\dfrac{1}{\cos x}+\dfrac{1}{\sin x}\right)\mathrm{d}x$.

4. 用凑微分法求下列不定积分:

(1) $\int (7x+5)^{10}\mathrm{d}x$;

(2) $\int \sin 3x\mathrm{d}x$;

(3) $\int e^{5x}\mathrm{d}x$;

(4) $\int \dfrac{\arctan x}{1+x^{2}}\mathrm{d}x$;

(5) $\int \dfrac{2x-3}{x^{2}-3x+8}\mathrm{d}x$;

(6) $\int \dfrac{\cos x}{\sqrt{\sin^{3}x}}\mathrm{d}x$;

(7) $\int \dfrac{\sin \sqrt{x}}{\sqrt{x}}\mathrm{d}x$;

(8) $\int \dfrac{\sqrt{\ln x}}{x}\mathrm{d}x$;

(9) $\int \dfrac{1}{x\cdot \ln x\cdot \ln \ln x}\mathrm{d}x$;

(10) $\int \sin^{3}x\cos^{3}x\mathrm{d}x$;

(11) $\int \dfrac{1}{e^{x}+e^{-x}}\mathrm{d}x$;

(12) $\int \dfrac{1+\ln x}{(x\ln x)^{2}}\mathrm{d}x$.

5. 用第二类换元积分法求下列不定积分:

(1) $\int x\sqrt{x-1}\mathrm{d}x$;

(2) $\int \dfrac{1}{1+\sqrt{2x}}\mathrm{d}x$;

(3) $\int \dfrac{1}{x+\sqrt{1-x^{2}}}\mathrm{d}x$;

(4) $\int \dfrac{1}{(x+1)\sqrt{x+2}}\mathrm{d}x$;

(5) $\int \dfrac{x^{2}}{\sqrt{3-x}}\mathrm{d}x$;

(6) $\int \dfrac{x^{2}\mathrm{d}x}{\sqrt{a^{2}-x^{2}}}$;

(7) $\int \dfrac{\sqrt{x^{2}-9}}{x}\mathrm{d}x$;

(8) $\int \dfrac{1}{\sqrt{(a^{2}-x^{2})^{3}}}\mathrm{d}x$;

(9) $\int \dfrac{\ln x}{x\sqrt{1+\ln x}}\mathrm{d}x$;

(10) $\int \dfrac{1}{\sqrt{1+e^{x}}}\mathrm{d}x$;

(11) $\int \dfrac{1}{x^{2}\sqrt{1+x^{2}}}\mathrm{d}x$;

(12) $\int \dfrac{x^{2}}{(1-x)^{100}}\mathrm{d}x$.

6. 用分部积分法求下列不定积分:

(1) $\int x\sin x\mathrm{d}x$;

(2) $\int x\tan^{2}x\mathrm{d}x$;

(3) $\int x\sin x\cos x\mathrm{d}x$;

(4) $\int \dfrac{\ln x}{x^{3}}\mathrm{d}x$;

(5) $\int (\arcsin x)^{2}\mathrm{d}x$;

(6) $\int x^{2}\cos x\mathrm{d}x$;

(7) $\int x\arctan x\mathrm{d}x$;

(8) $\int e^{-x}\cos x\mathrm{d}x$;

(9) $\int \sin(\ln x)\mathrm{d}x$;

(10) $\int \ln(x^2+1)\mathrm{d}x$;

(11) $\int \sec^3 x\mathrm{d}x$;

(12) $\int \dfrac{x\ln\left(x+\sqrt{1+x^2}\right)}{\sqrt{1+x^2}}\mathrm{d}x$.

7. 求下列有理分式的不定积分：

(1) $\int \dfrac{x^3}{2+x^2}\mathrm{d}x$;

(2) $\int \dfrac{x+1}{x^2-x-12}\mathrm{d}x$;

(3) $\int \dfrac{x^2+1}{(x+1)^2(x-1)}\mathrm{d}x$;

(4) $\int \dfrac{1}{3+\cos x}\mathrm{d}x$;

(5) $\int \dfrac{x^2-3x+2}{x^3-5x^2+6x}\mathrm{d}x$;

(6) $\int \dfrac{x}{(x^2+1)(x^2+4)}\mathrm{d}x$;

(7) $\int \dfrac{1}{\sqrt{1+\mathrm{e}^{2x}}}\mathrm{d}x$

(8) $\int \dfrac{1}{\sqrt{x}+\sqrt[4]{x}}\mathrm{d}x$.

8. 求下列不定积分：

(1) $\int \dfrac{3x^2+2}{x^2(x^2+1)}\mathrm{d}x$;

(2) $\int \dfrac{\sqrt{x^4+x^{-4}+2}}{x^3}\mathrm{d}x$;

(3) $\int \mathrm{e}^{\sin x}\cos x\mathrm{d}x$;

(4) $\int \dfrac{x}{\sqrt{4-x^4}}\mathrm{d}x$;

(5) $\int \dfrac{\tan x}{\sqrt{\cos x}}\mathrm{d}x$;

(6) $\int \cos^2 x\sin^4 x\,\mathrm{d}x$;

(7) $\int \dfrac{x^3}{\sqrt{x^2+2}}\mathrm{d}x$;

(8) $\int \dfrac{\sin x}{\sin x+\cos x}\mathrm{d}x$;

(9) $\int \dfrac{1}{2-\tan^2 x}\mathrm{d}x$;

(10) $\int \dfrac{x}{\sin^2 x}\mathrm{d}x$;

(11) $\int \dfrac{\ln(1+x)}{x^2}\mathrm{d}x$;

(12) $\int \mathrm{e}^{\sqrt[3]{x}}\mathrm{d}x$;

(13) $\int \dfrac{1}{(x^2+x)(x^2+1)}\mathrm{d}x$;

(14) $\int \dfrac{\mathrm{d}x}{(1+\mathrm{e}^x)^2}$.

9. 求一曲线 $y=f(x)$，使得在曲线上每一点(x, y)处的切线斜率都等于该点横坐标倒数，且通过点$(\mathrm{e}^2, 3)$.

10. 伤口面积 A 的痊愈率由函数 $\dfrac{\mathrm{d}A}{\mathrm{d}t}=-4t^{-3}(1\leqslant t\leqslant 10)$给出，其中 t 为痊愈日数，且 $A(1)=2\mathrm{cm}^2$. 求 10 日后伤口的面积.

11. 一种酵母培养物的生长率函数为

$$W'(t)=0.2\mathrm{e}^{0.1t}(\mathrm{g/\,h})$$

若培养物的初始重量为 2g，t 小时后培养物的重量 $W(t)$为多少克？8 小时后培养

物的重量 $W(t)$ 又为多少克?

12. 已知某药品生产量 $f(t)$ 的变化率是时间 t 的函数 $f'(t)=at+b$, a, b 为常数,设该药品在 $t=0$ 时的产量为 $f(0)=0$, 求 $f(t)$.

知识拓展

三次数学危机

在数学史上,有过三次比较重大的危机,分别涉及无理数、微积分和集合等数学概念的发展.

第一次数学危机发生在公元前 500 年左右. 毕达哥拉斯的得意门生希帕索斯发现了一个腰为 1 的等腰直角三角形的斜边(即 2 的 2 次方根)永远无法用最简整数比来表示,从而发现了第一个无理数,推翻了毕达哥拉斯著名的有理数理论——"合理存在的数". 相传由于这一发现,毕达哥拉斯派的人竟然将希帕索斯抛入大海.

第二次数学危机出现于 18 世纪,由于微分法和积分法运算的完整性和运算范围的广泛性,在生产和实践上都有了广泛而成功的应用. 但是不管是牛顿,还是莱布尼茨所创立的微积分理论都是不严格的. 两人的理论都建立在无穷小分析之上,但他们对作为基本概念的无穷小量的理解与运用却是混乱的. 因而,从微积分诞生时就遭到了一些人的反对与攻击. 1734 年,英国哲学家、大主教贝克莱发表《分析学家或者向一个不信正教数学家的进言》,将矛头指向微积分的基础——无穷小的问题,提出了所谓贝克莱悖论. 由此而引起了数学界甚至哲学界长达一个半世纪的争论,导致了数学史上的第二次数学危机. 直到微积分发明 100 多年后,法国数学家柯西用极限定义了无穷小量,才彻底解决了这个问题.

第三次数学危机出现在 1897 年。这次危机是由于在康托尔的一般集合理论的边缘发现悖论造成的. 集合论中最著名的悖论是罗素给出的理发师的困惑:"理发师给所有不给自己刮脸的人刮脸,并且只给村里这样的人刮脸." 请问理发师是否给自己刮脸?罗素悖论使整个数学大厦发生动摇. 危机产生后,数学家们纷纷提出自己的解决方案. 例如,策梅洛提出的第一个公理化集合论体系,ZF 公理系统;又如诺依曼等提出的 NBG 系统等, 成功排除了集合论中出现的悖论,从而在一定程度上解决了第三次数学危机.

第4章 定 积 分

定积分是积分学中的一个重要的概念,在自然科学和生产实践中的很多问题,如平面图形的面积、变力做功等都可以归结为定积分,而且定积分在医药学领域中也有广泛的应用.

本节从求曲边梯形的面积和变速直线运动的路程两个实例入手,首先引出定积分概念,接着讨论定积分的性质、定积分的计算和定积分的应用.

4.1 定积分的概念和性质

在讲解定积分之前,我们先来介绍一个特殊的图形——曲边梯形. 我们先给出曲边梯形的概念,然后由求解曲边梯形面积和做变速直线运动物体的路程入手,最后抽象出定积分的概念.

4.1.1 曲边梯形的面积

设 $y = f(x)$ 在区间 $[a,b]$ 上连续, 且 $f(x) \geqslant 0$, 则由直线 $x = a, x = b, Ox$ 轴及曲线 $y = f(x)$ 所围成的图形 $aMNb$ 称**曲边梯形**(图 4-1).

由平面曲线所围成的任意图形的面积都可化为若干个曲边梯形面积的代数和,如图 4-2 所示,曲线图形 $McNd$ 的面积就等于曲边梯形 $aMdNb$ 的面积减去曲边梯形 $aMcNb$ 的面积. 因此,计算任意平面图形的面积的问题,实际上可归结为求曲边梯形的面积的代数和问题. 下面我们专门讨论如何用四步法计算曲边梯形 $aMdNb$ 的面积 A.

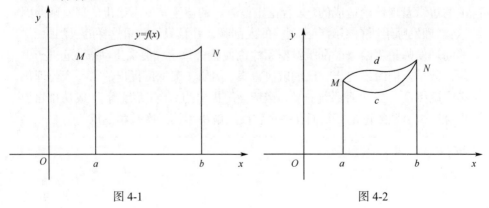

图 4-1   图 4-2

1. 分割

先把图 4-3 中曲边梯形的底边 $[a,b]$ 用分点 $a=x_0,x_1,x_2,\cdots,x_{i-1}$, $x_i,\cdots,x_n=b$ 任意分成 n 个小区间 $[x_0,x_1],[x_1,x_2],\cdots,[x_{i-1},x_i],\cdots,[x_{n-1},x_n]$,每个小区间的长度用 $\Delta x_i=x_i-x_{i-1}$ ($i=1,2,\cdots,n$) 表示;并在各分点作 x 轴的垂线,这样就把原来的曲边梯形分成 n 个小曲边梯形,n 个小曲边梯形面积依次记作 ΔA_i.

2. 近似

在每一个小区间 $[x_{i-1},x_i]$ ($i=1,2,\cdots,n$) 上任意取一点 ξ_i ,即 $x_{i-1}\leqslant\xi_i\leqslant x_i$,在点 ξ_i 引 x 轴的垂线交曲边 $y=f(x)$ 于点 P_i. 显然点 P_i 的纵坐标是 $f(\xi_i)$. 过 P_i 作平行于 x 轴的直线与纵线 $x=x_{i-1}$ 及 $x=x_i$ 相交,便成一个小矩形,如图 4-3 中阴影部分. 这个小矩形的面积 $f(\xi_i)\Delta x_i(\Delta x_i=x_i-x_{i-1})$ 与同底边的小曲边梯形的面积相近似,即

$$\Delta A_i\approx f(\xi_i)\Delta x_i \quad (i=1,2,\cdots,n).$$

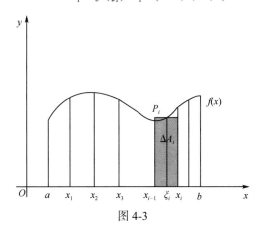

图 4-3

3. 求和

曲边梯形的面积等于 n 个小曲边梯形的面积和,并且近似等于 n 个小矩形面积之和,即 $A=\sum_{i=1}^{n}\Delta A_i\approx\sum_{i=1}^{n}f(\xi_i)\Delta x_i$.

4. 取极限

我们观察这个近似值的变化规律. 当每个小区间的长度 Δx_i 愈小时,小矩形面积就愈接近于小曲边梯形的面积. 若达到分割无限加细时,使所有的 Δx_i 都趋向零,即令 $\lambda=\max\{\Delta x_1,\Delta x_2,\cdots,\Delta x_n\}\to 0$,无限个小矩形面积之和 $\sum_{i=1}^{n}f(\xi_i)\Delta x_i$ 的极限则为曲边梯形面积 A 的精确值,即 $A=\lim_{\lambda\to 0}\sum_{i=1}^{n}f(\xi_i)\Delta x_i$.

4.1.2 做变速直线运动物体的路程

设某物体做变速直线运动，已知速度 $v = v(t)$ 是在时间间隔 $[T_1, T_2]$ 上的一个连续函数，且 $v(t) \geq 0$，要计算在这段时间内物体所走过的路程 s.

与前面求解曲边梯形的面积的做法类似，我们仍然采取分割、近似、求和及取极限 $(\lambda \to 0)$ 的四个步骤.

1. 分割

先用分点 $T_1 = t_0 < t_1 < t_2 < \cdots < t_{i-1} < t_i < \cdots < t_{n-1} < t_n = T_2$，把时间间隔 $[T_1, T_2]$ 任意分成 n 个时间间隔 $[t_0, t_1], [t_1, t_2], \cdots, [t_{i-1}, t_i], \cdots, [t_{n-1}, t_n]$. 每一小段上时间间隔为 $\Delta t_i = t_i - t_{i-1}(i = 1, 2, \cdots, n)$. 相应地，在每一小段时间上物体所经过的路程为 Δs_i.

2. 近似

在时间间隔 $[t_{i-1}, t_i]$ 上任取一个时刻 $\tau_i(t_{i-1} \leq \tau_i \leq t_i)$，以 τ_i 时的速度 $v(\tau_i)$ 近似代替 $[t_{i-1}, t_i]$ 上各个时刻的速度，得到 $[t_{i-1}, t_i]$ 上的路程 Δs_i 的近似值，即 $\Delta s_i \approx v(\tau_i) \Delta t_i$.

3. 求和

变速直线运动的路程 s 等于 n 个小路程的和，近似等于 n 段各部分路程的近似值之和，即 $s = \sum_{i=1}^{n} \Delta s_i \approx \sum_{i=1}^{n} v(\tau_i) \Delta t_i$.

4. 取极限

近似值的变化规律仍是 Δt_i 越小，和式越接近精确值，令 $\lambda = \max\{\Delta t_1, \Delta t_2, \cdots, \Delta t_n\}$，当 $\lambda \to 0$ 时，所有的时间间隔趋于零，上述和式的极限就作为变速直线运动的物体在 $[T_1, T_2]$ 段上所经过路程 s 的精确值，即 $s = \lim_{\lambda \to 0} \sum_{i=1}^{n} v(\tau_i) \Delta t_i$.

上述面积和路程问题最后都归结为求一个具有特定结构的和式极限问题. 自然界中有许多量的计算都需要通过这种分割、近似、求和、取极限的四个步骤，虽然它们的实际意义不同，比如就本节所举的两个量而言，一个是几何量，另一个是物理量，但它们解决问题的思想方法、步骤及数学结构都是相同的，而且最终将问题归结为求一个已知函数的上述形式的极限，撇开这些问题的具体背景，便可抽象概括出定积分的概念.

4.1.3 定积分的定义

定义 1 设函数 $f(x)$ 在区间 $[a, b]$ 上有界，用分点 $a = x_0 < x_1 < x_2 < \cdots < x_{i-1} < x_i < \cdots < x_n = b$ 将区间 $[a, b]$ 任意分成 n 个小区间 $[x_{i-1}, x_i](i = 1, \cdots, n)$，每个小区间的长度为 $\Delta x_i = x_i - x_{i-1}$，在每个小区间 $[x_{i-1}, x_i]$ 上任意取一点 $\xi_i(x_{i-1} \leq \xi_i \leq x_i)$，对

函数值 $f(\xi_i)$ 与小区间长度 Δx_i 作乘积 $f(\xi_i)\Delta x_i$，并作和式 $\sum_{i=1}^{n} f(\xi_i)\Delta x_i = f(\xi_1)\Delta x_1 + f(\xi_2)\Delta x_2 + \cdots + f(\xi_n)\Delta x_n$，令 $\lambda = \max\{\Delta x_1, \Delta x_2, \cdots, \Delta x_n\}$，若当 $\lambda \to 0$ 时，上述和式的极限存在(该极限值不依赖对 $[a,b]$ 的分法，也不依赖 ξ_i 的取法)，则称函数 $f(x)$ 在区间 $[a,b]$ 上可积，并称这个极限值为函数 $f(x)$ 在区间 $[a,b]$ 上的定积分，记作 $\int_a^b f(x)\mathrm{d}x = \lim_{\lambda \to 0} \sum_{i=1}^{n} f(\xi_i)\Delta \xi_i$，其中函数 $f(x)$ 叫作**被积函数**，$f(x)\mathrm{d}x$ 叫作**被积表达式**，x 叫作积分变量，a,b 分别叫作积分的**下限**和**上限**，区间 $[a,b]$ 叫作**积分区间**，并把 $\int_a^b f(x)\mathrm{d}x$ 读作**函数 $f(x)$ 从 a 到 b 的定积分**.

根据定积分的定义，我们可以将前述两个问题书写成定积分的形式，也即

$$\text{曲边梯形面积} \quad A = \lim_{\lambda \to 0} \sum_{i=1}^{n} f(\xi_i)\Delta x_i = \int_a^b f(x)\mathrm{d}x .$$

$$\text{变速直线运动的路程} \quad s = \lim_{\lambda \to 0} \sum_{i=1}^{n} v(\tau_i)\Delta t_i = \int_{T_1}^{T_2} v(t)\mathrm{d}t .$$

关于定积分定义，有几点注明.

(1) 定积分 $\int_a^b f(x)\mathrm{d}x$ 是一个和式的极限，是一个唯一的数值，它只与被积函数和积分的上限、下限有关，而与积分变量使用的符号无关，即 $\int_a^b f(x)\mathrm{d}x = \int_a^b f(t)\mathrm{d}t = \int_a^b f(u)\mathrm{d}u$.

(2) 为了定积分定义的完整性，规定：$\int_a^a f(x)\mathrm{d}x = 0$，$\int_a^b f(x)\mathrm{d}x = -\int_b^a f(x)\mathrm{d}x$.

(3) 可积性：被积函数在积分区间有界是可积的必要条件. 而有限区间上的连续函数的定积分一定存在. 连续函数是定积分存在的充分条件. 在实际生活中，大多数都是连续函数，因而可积性是没问题的.

(4) 定积分的几何意义：

当 $f(x) > 0$ 时，$\int_a^b f(x)\mathrm{d}x$ 表示由 $y = f(x), x = a, x = b$ 及 x 轴围成曲边梯形的面积.

当 $f(x) < 0$ 时，$\int_a^b f(x)\mathrm{d}x$ 是一个负数，其绝对值等于由 $y = f(x), x = a, x = b$ 及 x 轴围成的曲边梯形的面积.

在一般情况下，定积分 $\int_a^b f(x)\mathrm{d}x$ 的几何意义为：它是介于函数 $y = f(x), x = a, x = b$ 与 x 轴之间的各部分面积的代数和. 下面我们通过例 1 来展示一下如何根据定积分的定义来计算定积分的值.

例 1 利用定积分的定义计算 $\int_0^1 x^2 \mathrm{d}x$.

解 因被积函数 x^2 在 $[0,1]$ 连续，故其可积. 为方便计算，在区间 $[0,1]$ 内插入

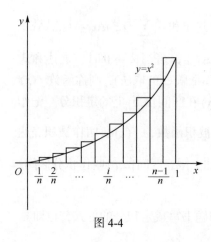

图 4-4

等距的 $n-1$ 个分点(图 4-4),将其等分成 n 个小区间 $[x_{i-1}, x_i]$ ，每个小区间长均为 $\Delta x_i = \dfrac{1}{n}$ $(i = 1, 2, \cdots, n)$ ，再任取 $\xi_i = \dfrac{i}{n} (x_{i-1} \leqslant \xi_i \leqslant x_i)$ ，于是

$$\sum_{i=1}^{n} f(\xi_i)\Delta x_i = \sum_{i=1}^{n} \xi_i^2 \Delta x_i = \sum_{i=1}^{n} \left(\frac{i}{n}\right)^2 \cdot \frac{1}{n}$$

$$= \frac{1}{n^3} \frac{1}{6} n(n+1)(2n+1) = \frac{1}{6}\left(\frac{1}{n}+1\right)\left(\frac{1}{n}+2\right),$$

当 $\lambda = \dfrac{1}{n}$ ，且 $\lambda \to 0$ 时，有 $n \to \infty$ ，由定积分的定义可得

$$\int_0^1 x^2 \mathrm{d}x = \lim_{n \to \infty} \frac{1}{6}\left(\frac{1}{n}+1\right)\left(\frac{1}{n}+2\right) = \frac{1}{3},$$

即在 $[0,1]$ ，曲线 $f(x) = x^2$ 与 x 轴之间所围的面积为 $\dfrac{1}{3}$.

4.1.4 定积分的性质

性质 1 $\displaystyle\int_a^b kf(x)\mathrm{d}x = k\int_a^b f(x)\mathrm{d}x$ （ k 是常数）.

性质 2 $\displaystyle\int_a^b [f(x) \pm g(x)]\mathrm{d}x = \int_a^b f(x)\mathrm{d}x \pm \int_a^b g(x)\mathrm{d}x$.

性质 3 定积分对积分区间具有可加性，即

$$\int_a^b f(x)\mathrm{d}x = \int_a^c f(x)\mathrm{d}x + \int_c^b f(x)\mathrm{d}x \text{(其中 } a, b, c \text{ 为三个任意实数)}.$$

性质 4 如果在区间 $[a,b]$ 上， $f(x) \leqslant g(x)$ ，则 $\displaystyle\int_a^b f(x)\mathrm{d}x \leqslant \int_a^b g(x)\mathrm{d}x$.

性质 5 设 M, m 是函数 $f(x)$ 在区间 $[a,b]$ 上的最大值和最小值，则

$$m(b-a) \leqslant \int_a^b f(x)\mathrm{d}x \leqslant M(b-a).$$

性质 6(定积分中值定理) 如果函数 $f(x)$ 在闭区间 $[a,b]$ 上连续，则在 $[a,b]$ 上至少存在一点 ξ ，使得

$$\int_a^b f(x)\mathrm{d}x = f(\xi)(b-a) \quad (a \leqslant \xi \leqslant b).$$

定积分中值定理的几何意义是：以区间 $[a,b]$ 为底、 $y = f(x)$ 为曲边的曲边梯形面积等于一个同底且高为 $f(\xi)$ 的矩形的面积(图 4-5). 通常称 $\dfrac{1}{b-a}\displaystyle\int_a^b f(x)\mathrm{d}x$ 为函

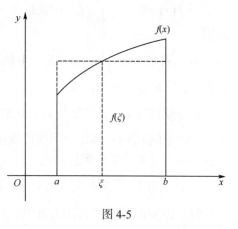

图 4-5

数 $y=f(x)$ 在区间 $[a,b]$ 上的平均值.

4.2　微积分基本定理

求解曲边梯形和变速直线运动物体的路程的前两步，即"分割"和"近似"，体现出了初等数学中的形式逻辑思维，而后两步"求和"和"取极限"则体现出了变量数学中的辩证逻辑思维，微积分巧妙有效地解决了初等数学所不能解决的问题. 不过，按照上述四步法(分割、近似、求和、取极限)计算定积分，显然很麻烦，有时又很困难. 而牛顿和莱布尼茨提出的一种有别于定积分定义的求解定积分的方法，即微积分基本定理，不但解决了定积分的计算问题，而且为微积分学的创立打下了基石.

在学习微积分基本定理之前，我们先来了解一个重要的构造函数，积分上限函数.

4.2.1　积分上限函数

设函数 $f(x)$ 在闭区间 $[a,b]$ 上连续，x 是 $[a,b]$ 上的任意一点，显然 $f(x)$ 在 $[a,x]$ 上可积，即 $\int_a^x f(t)\mathrm{d}t$ 存在. 当上限 x 在区间 $[a,b]$ 上变动时，对于每一个取定的 x 值，定积分都有一个对应的积分值，由此形成一个一一对应的函数关系，它是关于 x 的一个函数，可记为 $\Phi(x)$. $\Phi(x)=\int_a^x f(t)\mathrm{d}t\ (a\leqslant x\leqslant b)$，称这个函数为**积分上限函数**(又称可变上限积分).

积分上限函数属于一种构造型函数，它是由函数 $f(x)$ 构造而成，可将其看成是定积分的一种拓展形式，它可以继承定积分的相关性质，如图 4-6 中阴影部分面积表示的是积分上限函数的几何意义.

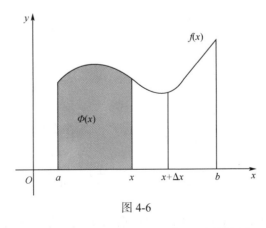

图 4-6

积分上限函数不仅具备可积的性质，还具备可导的性质.

定理 1 设函数 $f(x)$ 在闭区间 $[a,b]$ 上连续，则 $\varPhi(x)=\int_a^x f(t)\mathrm{d}t$ 在区间 $[a,b]$ 上可导，且有

$$\varPhi'(x)=\frac{\mathrm{d}}{\mathrm{d}x}\int_a^x f(t)\mathrm{d}t=f(x)\ (a\leqslant x\leqslant b).$$

证 给 x 以改变量 Δx，则函数 $\varPhi(x)$ 的相应改变量为

$$\Delta\varPhi(x)=\varPhi(x+\Delta x)-\varPhi(x)=\int_a^{x+\Delta x} f(t)\mathrm{d}t-\int_a^x f(t)\mathrm{d}t$$

$$=\int_x^a f(t)\mathrm{d}t+\int_a^{x+\Delta x} f(t)\mathrm{d}t=\int_x^{x+\Delta x} f(t)\mathrm{d}t,$$

根据积分中值定理 $\Delta\varPhi(x)=\int_x^{x+\Delta x} f(t)\mathrm{d}t=f(\xi)\Delta x\ (x\leqslant\xi\leqslant x+\Delta x)$。从而有 $\dfrac{\Delta\varPhi(x)}{\Delta x}=f(\xi)$，由于 $f(x)$ 在闭区间 $[a,b]$ 上连续，以及 $\Delta x\to 0$ 时，$\xi\to x$，故

$$\lim_{\Delta x\to 0}\frac{\Delta\varPhi(x)}{\Delta x}=\lim_{\xi\to x}f(\xi)=f(x)，即 \varPhi'(x)=f(x).$$

从定理 1 可以看出闭区间内的连续函数 $f(x)$ 一定存在着原函数，而积分上限函数 $\varPhi(x)=\int_a^x f(t)\mathrm{d}t$ 就是 $f(x)$ 的一个原函数，因此该定理也被称为原函数存在定理。

例 2 设 $\varPhi(x)=\int_1^x \sqrt{1+t^2}\mathrm{d}t$，求 $\varPhi'(x)$。

解 根据积分上限函数的性质，$\varPhi'(x)=\left(\int_1^x \sqrt{1+t^2}\mathrm{d}t\right)'=\sqrt{1+x^2}$。

例 3 设 $(1)\varPhi(x)=\int_x^b \sin^2 t\mathrm{d}t$；$(2)\varPhi(x)=\int_{2x}^b \sin^2 t\mathrm{d}t$，求 $\varPhi'(x)$。

解 (1)根据积分上限函数的性质，$\varPhi'(x)=\left(\int_x^b \sin^2 t\mathrm{d}t\right)'=\left(-\int_b^x \sin^2 t\mathrm{d}t\right)'=-\sin^2 x$；

(2)令 $u=2x$，根据积分上限函数的性质以及复合函数求导法则，有

$$\varPhi'(x)=\left(\int_u^b \sin^2 t\mathrm{d}t\right)'=\left(-\int_b^u \sin^2 t\mathrm{d}t\right)'=-\sin^2 u\cdot u'=-2\sin^2 2x.$$

例 2 和例 3 是利用定理 1 求解导数的一种方法，实际上，该定理还可以帮助我们完成很多类型的计算题，请看下面例题。

例 4 求 $\lim\limits_{x\to 0}\dfrac{\int_0^x \sin t\mathrm{d}t}{x^2}$。

解 当 $x\to 0$ 时，$\dfrac{\int_0^x \sin t\mathrm{d}t}{x^2}$ 是 $\dfrac{0}{0}$ 型不定式，由洛必达法则得

$$\lim_{x\to 0}\frac{\int_0^x \sin t\mathrm{d}t}{x^2}=\lim_{x\to 0}\frac{\left(\int_0^x \sin t\mathrm{d}t\right)'}{(x^2)'}=\lim_{x\to 0}\frac{\sin x}{2x}=\frac{1}{2}.$$

例 5 求函数 $f(x)=\int_0^x t(t-4)\mathrm{d}t$ 在区间 $[-1,5]$ 上的最大值与最小值。

解　因函数 $f(x)$ 在区间 $[-1,5]$ 上连续，故其一定有最大值和最小值.

令 $f'(x)=\left[\int_0^x t(t-4)\mathrm{d}t\right]'=x(x-4)=0$ ，得到驻点 $x=0$ 及 $x=4$ ，于是

$$f(0)=0, \quad f(4)=-\frac{32}{3}, \quad f(-1)=-\frac{7}{3}, \quad f(5)=-\frac{25}{3},$$

通过比较，可得函数的最大值为 $f(0)=0$ ，最小值为 $f(4)=-\frac{32}{3}$.

4.2.2　微积分基本定理

我们发现，在第 3 章中学习的不定积分，与本章的定积分只有一字之差，尽管它们从概念角度讲是完全不同的，但是定积分与不定积分能否联系到一起呢？答案是肯定的，二者之间存在着密切的联系，这种联系使微分学与积分学形成一体. 下面我们来学习这种联系的具体呈现形式，它就是微积分基本定理，也称其为牛顿-莱布尼茨公式. 该定理既给出了求解定积分的新方法，也成就了一个新的学科(微积分学)的出现.

定理 2　函数 $f(x)$ 在闭区间 $[a,b]$ 上连续，并且 $F(x)$ 是 $f(x)$ 在 $[a,b]$ 上的一个原函数，则

$$\int_a^b f(x)\mathrm{d}x=F(b)-F(a).$$

证　因为 $F(x)$ 是 $f(x)$ 的一个原函数，根据定理 1 可知 $\Phi(x)=\int_a^x f(t)\mathrm{d}t$ 也是 $f(x)$ 的一个原函数. 由于同一函数的任何两个原函数之间只能相差一个常数，所以

$$\int_a^x f(t)\mathrm{d}t=F(x)+C.$$

令 $x=a$ ，有 $\int_a^a f(t)\mathrm{d}t=F(a)+C=0$ ，所以 $C=-F(a)$ ，于是可得

$$\int_a^x f(t)\mathrm{d}t=F(x)-F(a).$$

再令 $x=b$ ，则有

$$\int_a^b f(x)\mathrm{d}x=F(b)-F(a).$$

为了书写简便，上述公式常写成

$$\int_a^b f(x)\mathrm{d}x=F(b)-F(a)=F(x)\Big|_a^b=[F(x)]_a^b.$$

可见，计算定积分时，先求被积函数的一个原函数，然后再求这个原函数在区间 $[a,b]$ 上的端点函数值之差 $F(b)-F(a)$ 即可. 我们已经学过不定积分的多种计算方法，如果能用不定积分求原函数的运算来计算定积分，那么求解定积分的问题就显得简单多了.

例 6　计算 $\int_0^1 \mathrm{e}^x\mathrm{d}x$.

解 $\int_0^1 e^x dx = e^x \big|_0^1 = e^1 - e^0 = e - 1$.

例 7 计算 $\int_{-1}^3 |2 - x| dx$

解 因为 $|2 - x| = \begin{cases} 2 - x, & x \leqslant 2, \\ x - 2, & x > 2, \end{cases}$ 所以

$$\int_{-1}^3 |2 - x| dx = \int_{-1}^2 (2 - x) dx + \int_2^3 (x - 2) dx$$

$$= \left(2x - \frac{x^2}{2} \right) \Big|_{-1}^2 + \left(\frac{x^2}{2} - 2x \right) \Big|_2^3$$

$$= 5.$$

例 8 已知某菌群总数在 t 时刻以每小时 $e^t(k+1)$ 百万个细菌的速率增长(k 为常数系数), 求 6 个小时之内, 菌群总数的增长量.

解 设 $N(t)$ 为 t 时刻的菌群总数, 可知 $N'(t) = e^t(k+1)$, 于是 6 个小时之内, 该菌群总数的增长量为 $\int_0^6 e^t(k+1) dt = (k+1) e^t \big|_0^6 = (k+1)(e^6 - e^0) = (k+1)(e^6 - 1)$ (百万个).

4.3 定积分的计算

4.3.1 定积分的换元积分法

前面介绍的微积分基本定理(牛顿-莱布尼茨公式)建立了定积分和不定积分之间的联系, 利用它和求不定积分的各种计算方法就可以解决定积分的很多计算问题. 在求不定积分的过程中换元积分法是一个十分重要的方法, 而在一定的条件下, 也可用换元积分法来计算定积分. 需要注意的是定积分有上限、下限, 这点与不定积分有所不同, 因此在利用换元积分法来进行定积分的计算时, 处理好上限、下限是一个很重要的前提, 为了说明如何用换元积分法计算定积分, 我们先来了解下面的定理.

定理 3 设函数 $y = f(x)$ 在闭区间 $[a, b]$ 上连续, 函数 $x = \varphi(t)$ 满足条件:

(1) $\varphi(\alpha) = a, \varphi(\beta) = b, a \leqslant \varphi(t) \leqslant b$;

(2) $\varphi(t)$ 在 $[\alpha, \beta]$ 上具有连续导数, 当 t 在 $[\alpha, \beta]$ 上变化时, $x \in [a, b]$, 则有

$$\int_a^b f(x) dx = \int_\alpha^\beta f[\varphi(t)] \varphi'(t) dt.$$

以上公式叫**定积分的换元积分公式**. 乍一看, 这个定理好像很难理解, 实际上, 如果我们通过学习例题就会发现, 这个换元积分公式的运用规律性强, 比较好掌握, 来让我们体会一下吧!

例9 计算 $\int_0^a \sqrt{a^2 - x^2}\,\mathrm{d}x\,(a > 0)$.

解 设 $x = a\sin t$ 则 $\mathrm{d}x = a\cos t\mathrm{d}t$，且当 $x = 0$ 时 $t = 0$；当 $x = a$ 时 $t = \dfrac{\pi}{2}$.于是

$$\int_0^a \sqrt{a^2 - x^2}\,\mathrm{d}x = a^2\int_0^{\frac{\pi}{2}}\cos^2 t\mathrm{d}t = \frac{a^2}{2}\int_0^{\frac{\pi}{2}}(1 + \cos 2t)\mathrm{d}t = \frac{a^2}{2}\left[t + \frac{1}{2}\sin 2t\right]_0^{\frac{\pi}{2}} = \frac{\pi a^2}{4}.$$

根据例 9，我们会发现：当换元积分的时候，原积分式的上限、下限也要进行相应替换，按照这种计算方法，请同学们完成以下几个例题吧，注意上限、下限也要进行替换.

例10 计算 $\int_0^4 \dfrac{\sqrt{x}}{1 + \sqrt{x}}\,\mathrm{d}x$.

解 设 $\sqrt{x} = t$，即 $x = t^2$，则 $\mathrm{d}x = 2t\mathrm{d}t$，且当 $x = 0$ 时 $t = 0$；当 $x = 4$ 时 $t = 2$.于是

$$\int_0^4 \frac{\sqrt{x}}{1 + \sqrt{x}}\,\mathrm{d}x = \int_0^2 \frac{t}{1 + t}\cdot 2t\mathrm{d}t = 2\int_0^2 \frac{t^2}{1 + t}\mathrm{d}t = 2\int_0^2\left(t - 1 + \frac{1}{1 + t}\right)\mathrm{d}t = 2\left[\frac{t^2}{2} - t + \ln|1 + t|\right]_0^2$$

$$= 2(2 - 2 + \ln 3) = 2\ln 3.$$

例11 计算 $\int_{-1}^2 x^2\mathrm{d}x$.

解 根据牛顿-莱布尼茨公式，我们可得 $\int_{-1}^2 x^2\mathrm{d}x = \dfrac{x^3}{3}\bigg|_{-1}^2 = \dfrac{8 - (-1)}{3} = 3$.

然而，如果设 $x^2 = t$，则有 $x^2\mathrm{d}x = \dfrac{1}{2}\sqrt{t}\mathrm{d}t$，且 $x = -1, t = 1, x = 2, t = 4$.于是，可得

$$\int_{-1}^2 x^2\mathrm{d}x = \frac{1}{2}\int_1^4 \sqrt{t}\mathrm{d}t = \frac{1}{3}\left[t^{\frac{3}{2}}\right]_1^4 = \frac{7}{3}.$$

该结果与上述利用牛顿-莱布尼茨公式计算的结果却不一致，出现错误的原因是当 x 在区间 $[-1, 2]$ 上变动时，函数 $x^2 = t$ 的反函数是 $x = \pm\sqrt{t}$，而不是单调函数 $x = \sqrt{t}$.

例12 证明奇偶函数的性质：

若 $f(x)$ 是 $[-a, a]$ 上连续的偶函数，则 $\int_{-a}^a f(x)\mathrm{d}x = 2\int_0^a f(x)\mathrm{d}x$；

若 $f(x)$ 是 $[-a, a]$ 上连续的奇函数，则 $\int_{-a}^a f(x)\mathrm{d}x = 0$.

证 由定积分的性质 $\int_{-a}^a f(x)\mathrm{d}x = \int_{-a}^0 f(x)\mathrm{d}x + \int_0^a f(x)\mathrm{d}x$.又因为

$$\int_{-a}^0 f(x)\mathrm{d}x \underset{令 x = -t}{=\!=\!=} \int_a^0 f(-t)\mathrm{d}(-t) = -\int_a^0 f(-t)\mathrm{d}t = \int_0^a f(-t)\mathrm{d}t = \int_0^a f(-x)\mathrm{d}x,$$

(请思考上式中的 t 怎么换成 x 了呢？)

所以 $\int_{-a}^a f(x)\mathrm{d}x = \int_{-a}^0 f(x)\mathrm{d}x + \int_0^a f(x)\mathrm{d}x = \int_0^a f(-x)\mathrm{d}x + \int_0^a f(x)\mathrm{d}x$

$$= \int_0^a [f(-x) + f(x)]\mathrm{d}x,$$

当 $f(x)$ 为偶函数时，$f(-x) = f(x)$，所以 $\int_{-a}^a f(x)\mathrm{d}x = 2\int_0^a f(x)\mathrm{d}x$.

当 $f(x)$ 为奇函数时，$f(-x)=-f(x)$，所以 $\int_{-a}^{a} f(x)\mathrm{d}x=0$.

4.3.2 定积分分部积分法

设函数 $u=u(x)$ 及 $v=v(x)$ 在闭区间 $[a,b]$ 上有连续的导数，由微分的乘法法则 $\mathrm{d}(uv)=u\mathrm{d}v+v\mathrm{d}u$，所以 $u\mathrm{d}v=\mathrm{d}(uv)-v\mathrm{d}u$，由微分定义可有 $uv'\mathrm{d}x=(uv)'\mathrm{d}x-vu'\mathrm{d}x$，对该等式两端各取由 a 到 b 的定积分，可得 $\int_{a}^{b} uv'\mathrm{d}x=\int_{a}^{b}(uv)'\mathrm{d}x-\int_{a}^{b} vu'\mathrm{d}x=[uv]_{a}^{b}-\int_{a}^{b} vu'\mathrm{d}x$，即 $\int_{a}^{b} uv'\mathrm{d}x=[uv]_{a}^{b}-\int_{a}^{b} vu'\mathrm{d}x$，我们将此式称为**定积分的分部积分公式**，该式又常常简写成 $\int_{a}^{b} u\mathrm{d}v=[uv]_{a}^{b}-\int_{a}^{b} v\mathrm{d}u$.

例 13 计算 $\int_{0}^{1} xe^{x}\mathrm{d}x$.

解 $\int_{0}^{1} xe^{x}\mathrm{d}x=xe^{x}\Big|_{0}^{1}-\int_{0}^{1} e^{x}\mathrm{d}x=e-e^{x}\Big|_{0}^{1}=1$.

请同学们按照分部积分法的步骤独立完成例 14 吧.

例 14 计算 $\int_{0}^{1} x\arctan x\mathrm{d}x$.

解 $\int_{0}^{1} x\arctan x\mathrm{d}x=\dfrac{1}{2}\int_{0}^{1}\arctan x\mathrm{d}x^{2}=\dfrac{1}{2}\left(x^{2}\arctan x\Big|_{0}^{1}-\int_{0}^{1}\dfrac{x^{2}}{1+x^{2}}\mathrm{d}x\right)$

$$=\dfrac{\pi}{4}-\dfrac{1}{2}.$$

4.4 反常积分

定积分与被积函数及积分上限、下限有直接的关系. 然而在许多实际问题中，会遇到被积函数是无界函数或积分区间是无限区间的积分情况，我们将这两类积分统称为**反常积分**. 显然，反常积分不同于前面所说的定积分，不过它们仍然可以继承定积分的有关性质.

4.4.1 无穷区间上的反常积分

定义 2 设函数 $f(x)$ 在区间 $[a,+\infty)$ 上连续，如果极限 $\lim\limits_{b\to+\infty}\int_{a}^{b} f(x)\mathrm{d}x$ 存在，则称此极限为 $f(x)$ 在区间 $[a,+\infty)$ 上的**反常积分**，记为 $\int_{a}^{+\infty} f(x)\mathrm{d}x=\lim\limits_{b\to+\infty}\int_{a}^{b} f(x)\mathrm{d}x$. 这时也称无穷区间上的反常积分 $\int_{a}^{+\infty} f(x)\mathrm{d}x$ **存在**或**收敛**；若极限不存在，则称反常积分 $\int_{a}^{+\infty} f(x)\mathrm{d}x$ **不存在**或**发散**.

同样可以定义在区间 $(-\infty,b]$ 上的反常积分 $\int_{-\infty}^{b} f(x)\mathrm{d}x=\lim\limits_{a\to-\infty}\int_{a}^{b} f(x)\mathrm{d}x$.

而 $\int_{-\infty}^{+\infty} f(x)\mathrm{d}x = \int_{-\infty}^{c} f(x)\mathrm{d}x + \int_{c}^{+\infty} f(x)\mathrm{d}x$ 称为 $f(x)$ 在区间 $(-\infty,+\infty)$ 上的反常积分, 只有对任意实数 c, 反常积分 $\int_{-\infty}^{c} f(x)\mathrm{d}x$ 与 $\int_{c}^{+\infty} f(x)\mathrm{d}x$ 都收敛, 才称反常积分 $\int_{-\infty}^{+\infty} f(x)\mathrm{d}x$ 收敛或存在, 否则称其发散.

例 15 计算反常积分 $\int_{-\infty}^{+\infty} \dfrac{1}{1+x^2}\mathrm{d}x$.

解 $\int_{-\infty}^{+\infty} \dfrac{1}{1+x^2}\mathrm{d}x = \int_{-\infty}^{c} \dfrac{1}{1+x^2}\mathrm{d}x + \int_{c}^{+\infty} \dfrac{1}{1+x^2}\mathrm{d}x = \int_{c}^{+\infty} \dfrac{1}{1+x^2}\mathrm{d}x - \int_{c}^{-\infty} \dfrac{1}{1+x^2}\mathrm{d}x$

$= \lim_{x\to+\infty} \arctan x - \lim_{x\to-\infty} \arctan x = \dfrac{\pi}{2} - \left(-\dfrac{\pi}{2}\right) = \pi.$

其几何意义为曲线 $y = \dfrac{1}{1+x^2}$ 下方与 x 轴上方在无穷区间内的面积为 π (图 4-7).

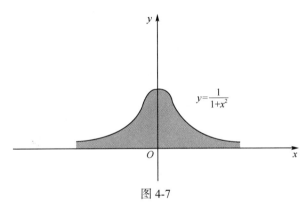

图 4-7

从例 15 我们可以发现, 求解反常积分可以类似于求解定积分, 对于"无穷"的情况, 我们可以利用极限去求值, 这样一看是不是变得简单了呢? 那么下面的例 16 就需要同学们自己去解决啦!

例 16 讨论反常积分 $\int_{1}^{+\infty} \dfrac{1}{x^p}\mathrm{d}x$ 的敛散性.

解 当 $p=1$ 时, 有 $\int_{1}^{+\infty} \dfrac{1}{x^p}\mathrm{d}x = \lim_{b\to+\infty} \int_{1}^{b} \dfrac{1}{x}\mathrm{d}x = \lim_{b\to+\infty} \ln x \big|_{1}^{b} = +\infty$;

当 $p\neq 1$ 时, 有 $\int_{1}^{+\infty} \dfrac{1}{x^p}\mathrm{d}x = \lim_{b\to+\infty} \dfrac{1}{1-p} x^{1-p} \Big|_{1}^{b} = \begin{cases} +\infty, & p<1, \\ \dfrac{1}{p-1}, & p>1, \end{cases}$

因此, 当 $p\leqslant 1$ 时, 反常积分发散; 当 $p>1$ 时, 反常积分收敛, 其积分值为 $\dfrac{1}{p-1}$.

4.4.2 无界函数的反常积分

定义 3 设函数 $f(x)$ 在区间 $(a,b]$ 上连续，且 $\lim\limits_{x \to a^+} f(x) = \infty$，如果对于任意 $\varepsilon > 0$，极限 $\lim\limits_{\varepsilon \to 0} \int_{a+\varepsilon}^{b} f(x)\mathrm{d}x$ 存在，则称此极限值为函数 $f(x)$ 在区间 $(a,b]$ 上的**无界函数的反常积分**，记为 $\int_a^b f(x)\mathrm{d}x = \lim\limits_{\varepsilon \to 0} \int_{a+\varepsilon}^{b} f(x)\mathrm{d}x$，并称此时**反常积分收敛**，否则就说**反常积分发散**

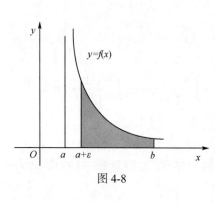

图 4-8

(图 4-8)，其中 a 称为**瑕点**，此积分也称为**瑕积分**. 同样，若函数 $f(x)$ 在区间 $[a,b)$ 上连续，且 $\lim\limits_{x \to b^-} f(x) = \infty$，任取 $\varepsilon > 0$，则定义反常积分 $\int_a^b f(x)\mathrm{d}x = \lim\limits_{\varepsilon \to 0} \int_a^{b-\varepsilon} f(x)\mathrm{d}x$.

若函数 $f(x)$ 在区间 $[a,b]$ 上除点 $c(a < c < b)$ 外均连续，且 $\lim\limits_{x \to c} f(x) = \infty$，若两个反常积分 $\int_a^c f(x)\mathrm{d}x$ 和 $\int_c^b f(x)\mathrm{d}x$ 都收敛，则有 $\int_a^b f(x)\mathrm{d}x = \int_a^c f(x)\mathrm{d}x + \int_c^b f(x)\mathrm{d}x$，并由此称反常积分只有当右边两个极限都存在时，反常积分 $\int_a^b f(x)\mathrm{d}x$ **收敛**或**存在**；否则称反常积分 $\int_a^b f(x)\mathrm{d}x$ **发散**或**不存在**.

例 17 计算 $\int_0^a \dfrac{1}{\sqrt{a^2 - x^2}}\mathrm{d}x$.

解 因为 $\lim\limits_{x \to a^-} \dfrac{1}{\sqrt{a^2 - x^2}}\mathrm{d}x = \infty$，所以 $x = a$ 为瑕点，于是

$$\int_0^a \frac{1}{\sqrt{a^2 - x^2}}\mathrm{d}x = \lim_{\varepsilon \to 0} \int_0^{a-\varepsilon} \frac{1}{\sqrt{a^2 - x^2}}\mathrm{d}x = \lim_{\varepsilon \to 0}\left[\arcsin\frac{x}{a}\right]_0^{a-\varepsilon} = \lim_{\varepsilon \to 0}\arcsin\frac{a-\varepsilon}{a} = \frac{\pi}{2}.$$

其几何意义为位于曲线 $y = \dfrac{1}{\sqrt{a^2 - x^2}}$ 之下，x 轴之上，在直线 $x = 0$ 与 $x = a$ 之间的图形面积(图 4-9).

例 18 讨论反常积分 $\int_{-1}^0 \dfrac{\mathrm{d}x}{x^2}$ 的敛散性.

解 $x = 0$ 为被积函数的瑕点，于是

$$\int_{-1}^0 \frac{\mathrm{d}x}{x^2} = \lim_{\varepsilon \to 0} \int_{-1}^{0-\varepsilon} \frac{\mathrm{d}x}{x^2} = \lim_{\varepsilon \to 0}\left[-\frac{1}{x}\right]_{-1}^{0-\varepsilon}$$

$$= \lim_{\varepsilon \to 0}\left(\frac{1}{\varepsilon} - 1\right) = +\infty.$$

所以该反常积分发散.

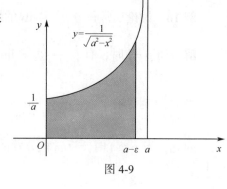

图 4-9

4.5　定积分的应用

定积分在科学研究、工程技术及医药学等领域都有广泛的应用. 使用定积分解决实际问题, 关键是先将实际问题抽象为一般数学模式, 把所求的量归纳为某个定积分的分析方法来进行, 而微元法就是一种简化的定积分分析方法.

4.5.1　微元法

将定积分定义中的 "**分割、近似、求和、取极限**" 的四步归结为 "求微元和的定积分" 的方法称为**微元法**, 该方法步骤如下:

首先, 根据问题的具体情况确定好变量的变化区间 $[a,b]$, 然后采用如下两步微元法.

(1) 在 $[a,b]$ 中任取一小区间 $[x,x+\mathrm{d}x]$, 求出相应于这个小区间的部分量 ΔA 的近似值. 如果 ΔA 能被近似地表示为 $[a,b]$ 上的一个连续函数在 x 处的值 $f(x)$ 与 $\mathrm{d}x$ 的乘积, 就把 $f(x)\mathrm{d}x$ 称为**所求量 A 的微元**, 且记作 $\mathrm{d}A$, 即 $\mathrm{d}A=f(x)\mathrm{d}x$ (合并完成了四步法中**分割和近似**的前两步).

(2) 令所求量 A 的微元 $f(x)\mathrm{d}x$ 为被积表达式, 并在 $[a,b]$ 上作定积分, 即得 A 的定积分表达式(合并完成了四步法中**求和与取极限**的后两步).

例 19　已知物体直线运动的速度是连续函数 $v(t)$, 计算从时刻 a 到时刻 b 物体运动的路程.

解　(1) 在 $[a,b]$ 上任取一时刻 t, 则时刻 t 到 $t+\mathrm{d}t$ 时间内物体运动的路程微元为

$$\mathrm{d}s=v(t)\mathrm{d}t \quad (\text{即路程=速度} \times \text{时间}).$$

(2) 所求路程是各个微元 $\mathrm{d}s$ 从 a 到 b 的无限累加求和, 也就是微元 $\mathrm{d}s$ 从 a 到 b 的定积分:

$$s=\int_a^b \mathrm{d}s=\int_a^b v(t)\mathrm{d}t.$$

4.5.2　旋转体的体积

旋转体可以看成是由一个平面图形绕某个轴旋转而成的, 如矩形绕它的一条边旋转便得到圆柱体, 直角三角形绕它的一条直角边旋转便得到圆锥体等. 下面讨论由曲线 $y=f(x)$ 与直线 $x=a,x=b(a<b)$ 及 x 轴所围成的平面图形绕 Ox 轴旋转一周而成的旋转体的体积 V_x 的计算公式.

在 $[a,b]$ 内任取一小区间 $[x,x+\mathrm{d}x]$, 过点 x 及 $x+\mathrm{d}x$ 并垂直于 x 轴的两个平面截得旋转体上一小薄片(图 4-10), 由于 $\mathrm{d}x$ 很小, 小薄片体积 ΔV 可近似看成是以 πy^2 为底面积、以 $\mathrm{d}x$ 为高的小圆柱体的体积, 故可得体积微元 $\mathrm{d}V=\pi y^2\mathrm{d}x$, 于是

$$V_x=\int_a^b \mathrm{d}V=\int_a^b \pi y^2\mathrm{d}x=\int_a^b \pi f^2(x)\mathrm{d}x.$$

同理，由曲线 $x = \varphi(y)$ 及直线 $y=c$，$y=d(c<d)$ 与 y 轴所围成的平面图形绕 Oy 轴旋转一周所成的旋转体的体积为(图 4-11)

$$V_y = \int_c^d \pi x^2 \mathrm{d}y = \int_c^d \pi f^2(y)\mathrm{d}y.$$

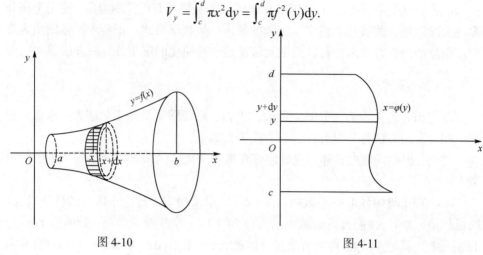

图 4-10   图 4-11

例 20 求椭圆 $\dfrac{x^2}{a^2} + \dfrac{y^2}{b^2} = 1$ 的上半部与 x 轴围成的图形绕 x 轴旋转成的体积.

解 椭圆上半部的方程为 $y = \dfrac{b}{a}\sqrt{a^2 - x^2}$，见图 4-12，由旋转体的体积公式

$$V_x = \pi \int_{-a}^a \left[\frac{b}{a}\sqrt{a^2 - x^2}\right]^2 \mathrm{d}x = \pi \frac{b^2}{a^2}\int_{-a}^a (a^2 - x^2)\,\mathrm{d}x = \pi \frac{b^2}{a^2}\left[a^2 x - \frac{x^3}{3}\right]_{-a}^a = \frac{4}{3}\pi ab^2.$$

通过上述分析，同学们对于如何求解旋转体体积是不是已经掌握了呢？如果还不是很清晰，那就请重新阅读上述部分，再深入理解一下.

例 21 求由抛物线 $y = x^2$ 及直线 $x = 2$，x 轴所围成的平面图形绕 y 轴旋转成的体积.

解 设所求的体积为 V，见图 4-13. 所求体积为圆柱体的体积减去中间杯状体的体积：

$$V_y = V_{圆柱体} - V_{杯状体} = \pi \cdot 2^2 \cdot 4 - \pi \int_0^4 (\sqrt{y})^2 \mathrm{d}y = 16\pi - \pi\left[\frac{y^2}{2}\right]_0^4 = 8\pi.$$

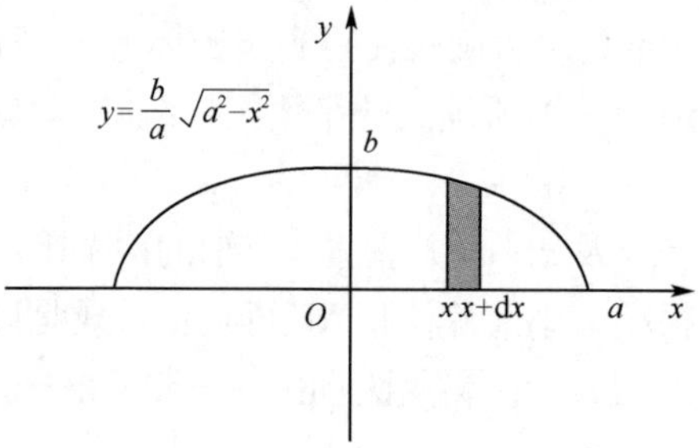

图 4-12 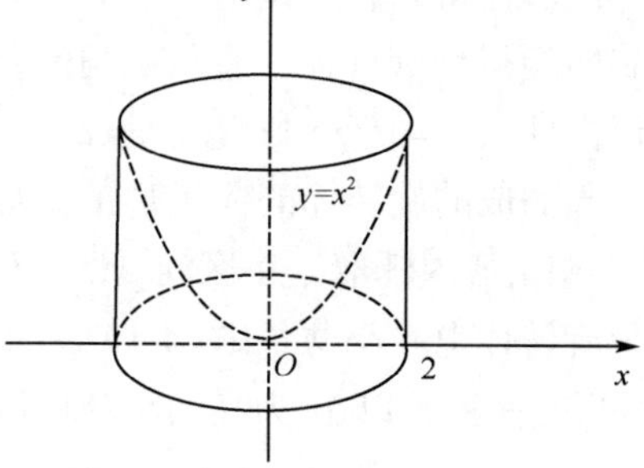   图 4-13

4.5.3 平行截面面积为已知的立体体积

从计算旋转体体积的过程中可以看出：如果一个立体不是旋转体，但却知道该立体上垂直于一定轴的各个截面的图形及面积计算公式，那么这个立体的体积也可以用定积分来计算.

如图 4-14 所示. 取定轴为 x 轴，并设该立体在过点 $x=a$，$x=b$ 且垂直于 x 轴的两个平面之间. 以 $A(x)$ 表示过点 x 且垂直于 x 轴的截面面积. 假定 $A(x)$ 为已知的 x 的连续函数，这时取 x 为积分变量，它的变化区间为 $[a,b]$；立体中相应于 $[a,b]$ 上任一小区间 $[x,x+\mathrm{d}x]$ 的一薄片的体积，近似于底面积为 $A(x)$、高为 $\mathrm{d}x$ 的扁柱体的体积，即**体积微元**为 $\mathrm{d}V = A(x)\mathrm{d}x$. 以 $A(x)\mathrm{d}x$ 为被积表达式，在闭区间 $[a,b]$ 上作定积分，便得所求立体的体积公式为

$$V = \int_a^b A(x)\mathrm{d}x$$

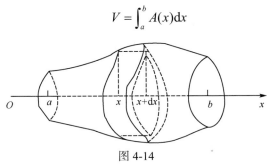

图 4-14

例 22 一平面经过半径为 R 的圆柱体的底圆中心，并与底面交成角 α(图 4-15). 计算这平面截圆柱体所得立体的体积.

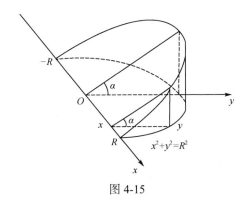

图 4-15

解 取这平面与圆柱体的底面交线为 x 轴，底面上过圆中心且垂直于 x 轴的直线为 y 轴. 那么，底圆的方程为 $y^2+x^2=R^2$. 立体中过 x 轴上的点 x 且垂直于 x 轴的截面是一个直角三角形. 它的两条直角边的长分别为 y 及 $y\tan\alpha$，也即 $\sqrt{R^2-x^2}$ 及 $\sqrt{R^2-x^2}\tan\alpha$，因而截面积为 $A(x)=\dfrac{1}{2}(R^2-x^2)\tan\alpha$，于是所求立体

体积为

$$V = \int_{-R}^{R} \frac{1}{2}(R^2 - x^2)\tan\alpha dx = \int_0^R (R^2 - x^2)\tan\alpha dx = \tan\alpha\left[R^2 x - \frac{1}{3}x^3\right]_0^R = \frac{2}{3}R^3\tan\alpha.$$

4.5.4 平面曲线弧长

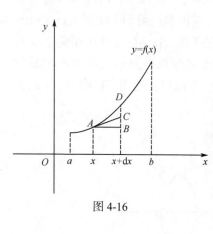

图 4-16

设 $y = f(x)$ 在 $[a,b]$ 上有连续导数 $f'(x)$，求曲线在 $[a,b]$ 上的弧长 l (图 4-16).

用微元法，在 $[a,b]$ 上任取小区间 $[x, x+dx]$，并相应地截取了一小段弧 AD，过 A 作切线 AC，则 $BC = dy$，若 dx 很小，则线段 $AC \approx$ 弧 AD，而 $AC = \sqrt{(dx)^2 + (dy)^2}$，故有

$$dl = 弧 AD \approx \sqrt{(dx)^2 + (dy)^2} = \sqrt{1 + \left(\frac{dy}{dx}\right)^2} \cdot dx,$$

从而得到弧长 l 的微元 $dl = \sqrt{1 + (y')^2} \cdot dx$，积分得

$$l = \int_a^b \sqrt{1 + (y')^2}dx.$$

根据上述理论推导，请同学们自行推导例 23. 相信你会对微元法有全新的认识.

例 23 证明半径为 a 的圆的周长为 $2\pi a$.

证 设半径 a 的圆的方程为 $x^2 + y^2 = a^2$，则对于 $y = \sqrt{a^2 - x^2}$，可得

$$y' = \frac{1}{2}(a^2 - x^2)^{-\frac{1}{2}}(-2x) = -\frac{x}{\sqrt{a^2 - x^2}},$$

$$l = 4\int_0^a \sqrt{1 + (y')^2}dx = 4\int_0^a \sqrt{1 + \frac{x^2}{a^2 - x^2}}dx = 4\int_0^a \frac{a}{\sqrt{a^2 - x^2}}dx = 4a\arcsin\frac{x}{a}\Big|_0^a = 4a\frac{\pi}{2} = 2a\pi.$$

4.5.5 变力沿直线所做的功

设物体在常力 F 作用下沿直线移动的距离为 s，那么常力所做的功为 $W = F \cdot s$. 而物体在变力 $F(x)$ 作用下，沿 x 轴从 $x = a$ 移动到 $x = b$. 在 $[a,b]$ 内任取一点 x，把 x 处的变力 $F(x)$ 近似地看作小区间 $[x, x+dx]$ 上的常力，则得到功的微元，即 $dW = F(x)dx$，于是所求的功为 $W = \int_a^b F(x)dx$.

例 24 已知某一弹簧每拉长 0.02m 要用 9.8N 的力，求把该弹簧拉长 0.1m 所做的功.

解 由实验知道，弹簧拉伸所需的力 F 与伸长量 x 成正比，即 $F = kx$ (k 为比

例常数). $k = \dfrac{F}{x} = \dfrac{9.8}{0.02} = 4.9 \times 10^2$，于是

$$W = \int_0^{0.1} F(x)\mathrm{d}x = \int_0^{0.1} 4.9 \times 10^2\, x\mathrm{d}x = 4.9 \times 10^2 \left(\dfrac{x^2}{2}\right)\Big|_0^{0.1} = 2.45(\mathrm{J}).$$

例 24 是典型的微元法在物理学中的应用，接下来请同学们根据微元法来独立分析和解决例 25 中提到的问题.

例 25 设一圆柱形的贮水池高为 5m，底面半径为 3m(图 4-17)，池内装满了水，试问把池内的水全部抽出需做功多少?

解 在 $[0,5]$ 内任取一点 x，把小区间 $[x, x+\mathrm{d}x]$ 看成很薄的水层，这层水的重力为 $1000 \cdot g\pi \cdot 3^2 \mathrm{d}x$ (水的密度为 $1000\mathrm{kg/m^3}$)，把这层水抽出池外需做功近似看成功微元 $\mathrm{d}W = 9000 g\pi x \mathrm{d}x$，于是所求的功为

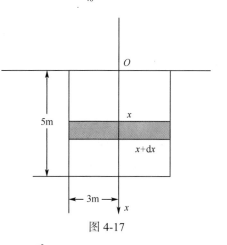

图 4-17

$$W = \int_0^5 9000 g\pi x\mathrm{d}x = 9000 \times 9.8\pi \times \dfrac{x^2}{2}\Big|_0^5 \approx 3463604.2(\mathrm{J}).$$

4.5.6 平面图形的面积

同学们还记得定积分的第一个引例吗? 用定积分求曲边梯形面积. 可以说定积分的"初心"是计算平面图形的面积，那么下面就让我们一起来讨论一下如何利用定积分来求解平面图形的面积吧.

1. 直角坐标系下的面积

由定积分的几何意义，求由曲线 $y = f(x)$，直线 $x = a, x = b, Ox$ 轴围成的平面图形面积 A，见图 4-18. 显然，在 $[a,c]$ 上有 $f(x) \geqslant 0$，$A = \int_a^c f(x)\mathrm{d}x$，在 $[c,b]$ 上，$f(x) \leqslant 0$，$A = \int_c^b |f(x)|\mathrm{d}x$，将把 $[a,b]$ 上求曲线所围成的平面图形面积 A 统一起来，$A = \int_a^b |f(x)|\mathrm{d}x$.

同理(图 4-19)，如果图形是由 $[a,b]$ 上两条连续曲线 $y = f(x)$ 与 $y = g(x)$ (彼此可以相交)及二直线 $x = a, x = b$ 所围成，其面积 A 是 $A = \int_a^b |f(x) - g(x)|\mathrm{d}x$，当然，在计算时我们去掉绝对值(参见例 7)，于是得到两个定积分，这样相当于求得在 $[a,c]$ 和 $[c,b]$ 上对应的两个图形的面积之和. 实际上我们会发现在利用定积分求解图形面积时，被积函数始终要求必须为正，因此这就给我们提供了一个思路，也即如果始终采用位置在上方的函数减去位置在下方的函数所得之差构成被积函

数就可达到此项要求.

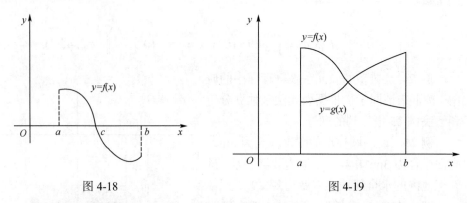

图 4-18   图 4-19

例 26 求由抛物线曲线 $y = x^2 - 1$ 与 $y = x + 1$ 围成的平面图形面积.

解 两条曲线的交点是 $(-1，0)$ 和 $(2，3)$，见图 4-20，故此面积 A 为

$$A = \int_{-1}^{2} [(x+1) - (x^2-1)]dx = \int_{-1}^{2} (x - x^2 + 2)dx$$

$$= \left(\frac{x^2}{2} - \frac{x^3}{3} + 2x \right)\bigg|_{-1}^{2} = \frac{9}{4}.$$

例 26 给出了利用定积分来求解平面图形面积的方法，请同学们自行完成例 27，求解过程写在下面供参考，独立完成之后再核对呀！

例 27 求抛物线 $y^2 = 2x$ 及 $y = x - 4$ 直线围成图形的面积.

解 见图 4-21，求得两条线交点为 $(2，-2)$，$(8，4)$.

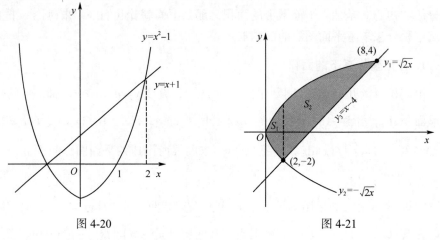

图 4-20   图 4-21

方法一 将 x 当作变量，面积 $S = S_1 + S_2$，

$$S = S_1 + S_2 = \int_0^2 [\sqrt{2x} - (-\sqrt{2x})]dx + \int_2^8 [\sqrt{2x} - (x-4)]dx$$

$$= \int_0^2 2\sqrt{2x}dx + \int_2^8 [\sqrt{2x} - x + 4]dx = 18.$$

方法二 将 y 当作变量,

$$面积\ S = \int_{-2}^{4}\left(y + 4 - \frac{y^2}{2}\right)dy = \left(\frac{y^2}{2} + 4y - \frac{y^3}{6}\right)\bigg|_{-2}^{4} = 18.$$

2. 极坐标系下的面积

某些平面图形的面积,用极坐标方法计算时比较方便,设由曲线 $r = r(\theta)$ 及射线 $\theta = \alpha, \theta = \beta$ 围成的曲边扇形的面积为 A(图 4-22).

选取极角 θ 为积分变量,其变化范围 $[\alpha, \beta]$. 由于当 θ 在 $[\alpha, \beta]$ 上变化时,极径 $r = r(\theta)$ 也随着变动. 在 $[\alpha, \beta]$ 上任取一个小区间 $[\theta, \theta + d\theta]$. 它所对应的小曲边扇形的面积近似等于半径为 $r = r(\theta)$、中心角为 $d\theta$ 的扇形面积. 即得曲边扇形的面积元素 $dA = \frac{1}{2}[r(\theta)]^2 \cdot d\theta$. 于是,所求曲边扇形的面积为 $A = \int_{\alpha}^{\beta} \frac{1}{2}[r(\theta)]^2 d\theta$.

例 28 计算阿基米德螺线 $r = a\theta(a > 0)$ 上相应于 θ 从 0 变到 2π 的一段弧与极轴所围成的图形(图 4-23)的面积.

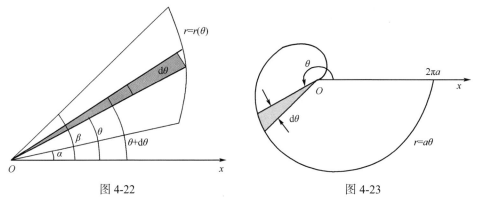

图 4-22　　　　　　　　　　图 4-23

解 由题可知 θ 的变化区间为 $[0, 2\pi]$. 该区间上任一小区间 $[\theta, \theta + d\theta]$ 的小曲边扇形的面积近似等于半径为 $a\theta$、中心角为 $d\theta$ 的扇形面积,则面积元素为 $dA = \frac{1}{2}(a\theta)^2 \cdot d\theta$.

于是,所求面积为 $A = \int_0^{2\pi} \frac{1}{2}(a\theta)^2 d\theta = \frac{a^2}{2}\int_0^{2\pi} \theta^2 d\theta = \frac{a^2}{2} \cdot \frac{\theta^3}{3}\bigg|_0^{2\pi} = \frac{4a^2\pi^3}{3}.$

4.5.7 定积分在医药等自然科学中的应用

除了物理与几何上的应用,定积分在医药等领域也有着很多应用,接下来我们利用 4 个例题来与同学们分享一下定积分在医药中的应用.

1. 口服药物的血药浓度研究

在科学研究中常用 AUC 表示血药浓度时间曲线 (称为 $C - t$ 曲线,见图 4-24)

下的面积，它可通过血药浓度随时间变化的定积分来计算，用于评价药物的生物利用度大小，是评价药物吸收程度的一个重要指标.

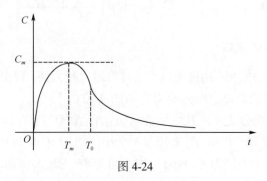

图 4-24

例 29 假设口服一定剂量某种药物后，血药浓度 C 与时间 t 的关系为 $C(t) = 40(e^{-0.2t} - e^{-2.3t})$. 试求 $C-t$ 曲线下的面积 AUC 在时间 0 至 1000 小时之间的近似值.

解 $\text{AUC} = \int_0^{1000} C(t)dt = \int_0^{1000} 40(e^{-0.2t} - e^{-2.3t})dt = 40\left[-\frac{1}{0.2}e^{-0.2t} + \frac{1}{2.3}e^{-2.3t} \right]_0^{1000}$

$$= 200 - \frac{40}{2.3} \approx 182.6 \text{（药量单位）.}$$

2. 胰岛素平均浓度的测定

例 30 由实验测定患者的胰岛素浓度，先让患者禁食，以降低体内血糖水平，然后给患者注射大量的糖. 假定由实验测得患者血液中胰岛素的浓度 $C(t)$ 为

$$C(t) = \begin{cases} t(10 - t), & 0 \leqslant t \leqslant 5, \\ 25e^{-k(t-5)}, & t > 5, \end{cases}$$

其中 $k = \dfrac{\ln 2}{20}$ ，时间 $t \, (\text{min})$ ，求患者血液中的胰岛素在 1h 内的平均浓度 $\overline{C(t)}$.

解 $\overline{C(t)} = \dfrac{1}{60 - 0}\int_0^{60} C(t)dt = \dfrac{1}{60 - 0}\left[\int_0^5 C(t)dt + \int_5^{60} C(t)dt \right]$

$$= \frac{1}{60}\left[\int_0^5 t(10 - t)dt + \int_5^{60} 25e^{-k(t-5)}dt \right] = \frac{1}{60}[83.33 + 614.12]$$

$$\approx 11.62 \text{（浓度单位）.}$$

3. 血管稳定流动时的血流量测定

例 31 长为 L ，半径为 R 的一段血管，其左端相对动脉压 P_1 ，右端相对静脉压为 P_2 ，且 $P_1 > P_2$ （图 4-25）. 若血管某截面上某一点与血管中心距离为 r ，其流速 $V(r) = \dfrac{P_1 - P_2}{4\eta L}(R^2 - r^2)$ ，其中 η 为血液黏滞系数，求单位时间内通过该截面的血流量 Q .

解 将半径为 R 的截面圆分为 n 个圆环，使每个圆环的厚度为 $\Delta r = \dfrac{R}{n}$. 又因为圆环面积的近似值为 $2\pi r_i \Delta r$，所以在单位时间内通过第 i 个圆环的血流量 ΔQ_i 的近似值为

$$\Delta Q_i \approx V(\xi_i) \cdot 2\pi r_i \cdot \Delta r \,,$$

其中 $\xi_i \in [r_i, r_i + \Delta r]$，故

$$Q = \lim_{n \to \infty} \sum_{i=1}^{n} V(\xi_i) \cdot 2\pi r_i \cdot \Delta r = \int_0^R V(r) 2\pi r \mathrm{d}r$$

$$= \int_0^R \frac{P_1 - P_2}{4\eta L} (R^2 - r^2) 2\pi r \mathrm{d}r = \frac{(P_1 - P_2)\pi}{2\eta L} \int_0^R (R^2 r - r^3) \,\mathrm{d}r$$

$$= \frac{(P_1 - P_2)\pi R^4}{8\eta L}\,.$$

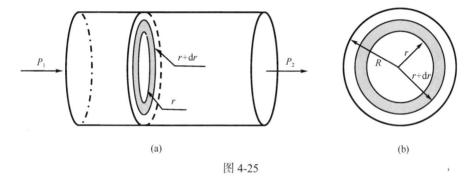

(a)   (b)

图 4-25

4. 牙弓形状的数学模型

例 32 在口腔矫形的临床试验中，确定治疗措施时需要考虑牙弓的形状. 人们对牙弓形曲线已提出了各种数学模型，如椭圆、双曲线、抛物线和悬链线，其模拟度较好的是悬链线(图 4-26)，其数学模型为 $f(x) = \dfrac{a}{2}(\mathrm{e}^{bx} + \mathrm{e}^{-bx})$. 它的导数为

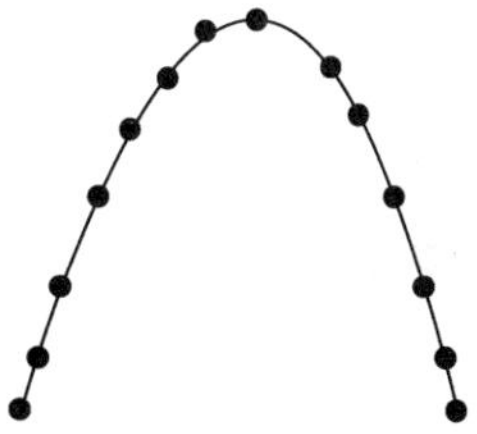

图 4-26

$$f'(x) = \frac{ab}{2}(\mathrm{e}^{bx} - \mathrm{e}^{-bx})\,.$$

在这个模型中，矫形科医生感兴趣的是牙弓的长度，据曲线弧长的计算公式，牙弓长度 L 为

$$L = \int_a^b \sqrt{1 + [f'(x)]^2}\,\mathrm{d}x = \int_a^b \sqrt{1 + \left[\frac{ab}{2}(\mathrm{e}^{bx} - \mathrm{e}^{-bx})\right]^2}\,\mathrm{d}x\,,$$

参数 a，b 可通过测量来确定. 在已知 a，b 的情况下，L 可用定积分计算方法来完成.

章 末 小 结

本章内容包括了定积分的概念、性质、计算和应用，以及两种反常积分的定义与计算. 本章突出三部分重点知识. 首先，牛顿-莱布尼茨公式是微积分学最核心定理. 它揭示了微分学与积分学之间联系，使定积分的计算可以通过求解不定积分得到实现，它的理论证明是数学上理性思维和推理的基本训练；其次，换元积分法及分部积分法是积分学基本计算方法和技能，它们是本章定积分计算方法的重点内容；最后，定积分的"和式极限"思想来源于解决实际问题，它和微元法是解决实际问题有效的工具，因此定积分的应用是微积分学重要内容之一，应特别掌握求面积、求体积、变力做功和医药上的应用. 另外，反常积分是定积分的推广，我们有必要熟悉无穷区间以及无界函数的反常积分的定义与计算.

习 题

1. 判断题

(1) 函数 $f(x)$ 的原函数叫作函数 $f(x)$ 的定积分，记作 $\int f(x)\mathrm{d}x$. （ ）

(2) 定积分的值只与被积函数有关，与积分变量无关. （ ）

(3) 在极坐标下求扇形的面积公式为 $A=\int_{\alpha}^{\beta}\frac{1}{2}[r(\theta)]^2\cdot\mathrm{d}\theta$. （ ）

(4) 若 $f(x)$ 是 $[-a,a]$ 上的连续函数，则 $\int_{-a}^{a}f(-x)\mathrm{d}x=\int_{-a}^{a}f(x)\mathrm{d}x$. （ ）

(5) $\int_{-1}^{2}\frac{1}{x}\mathrm{d}x=\ln|x|\Big\|_{-1}^{2}=\ln 2-\ln 1=\ln 2$. （ ）

(6) $y=\int_{0}^{x}\sin t\mathrm{d}t$ 在 $x=1$ 处的导数为 0. （ ）

(7) $y=\int_{-\pi}^{\pi}x^2\sin x\mathrm{d}x=0$. （ ）

(8) 因为 $\frac{1}{x^2}$ 在 $[-1,1]$ 上不连续，$\int_{-1}^{1}\frac{1}{x^2}\mathrm{d}x$ 仍能用牛顿-莱布尼茨公式计算. （ ）

2. 选择题

(1) 下列各式中正确的是( ).

A. $\frac{1}{2}<\int_{0}^{1}x^{\frac{1}{2}}\mathrm{d}x<1$ B. $\frac{1}{2}<\int_{0}^{1}x^2\mathrm{d}x<1$

C. $\int_{-2}^{-1}2^{-x}\mathrm{d}x<\int_{2}^{1}2^x\mathrm{d}x$ D. $\int_{-\pi/2}^{0}\cos x\mathrm{d}x<\int_{0}^{\pi/2}\cos x\mathrm{d}x$

(2) 设 $f(x)$ 在 $[a,\ b]$ 上可积，下列各式中不正确的是( ).

A. $\int_a^b f(x)\mathrm{d}x = \int_a^b f(t)\mathrm{d}t$　　　　　　B. $\int_a^b f(x)\mathrm{d}x = \int_a^a f(x)\mathrm{d}x$

C. $\int_a^a f(x)\mathrm{d}x = \int_b^b f(x)\mathrm{d}x$　　　　　　D. $\int_a^b f(x)\mathrm{d}x = -\int_b^a f(t)\mathrm{d}t$

(3) 设函数 $f(x)$ 在给定区间上连续，$\int_0^a x^3 f(x^2)\mathrm{d}x = ($　　$)$.

A. $\int_0^a xf(x)\mathrm{d}x$　　　　　　B. $\dfrac{1}{2}\int_0^a xf(x)\mathrm{d}x$

C. $2\int_0^{a^2} xf(x)\mathrm{d}x$　　　　　　D. $\dfrac{1}{2}\int_0^{a^2} xf(x)\mathrm{d}x$

(4) 已知 $\dfrac{\mathrm{d}}{\mathrm{d}x}\int_0^{e^{-x}} f(t)\mathrm{d}t = e^x$，则 $f(x) = ($　　$)$.

A. $-x^{-2}$　　　　B. x^2　　　　C. e^{-2x}　　　　D. $-e^{2x}$

(5) $\int_{-1}^1 \dfrac{x}{1+\sqrt{1-x^2}}\mathrm{d}x = ($　　$)$.

A. -1　　　　B. 1　　　　C. 0　　　　D. 4

(6) $\int_0^{\frac{\pi}{3}} x\sin x\mathrm{d}x = ($　　$)$.

A. $\dfrac{\sqrt{3}}{2}-\dfrac{\pi}{6}$　　B. $\dfrac{\sqrt{3}}{2}+\dfrac{\pi}{6}$　　C. $\dfrac{\sqrt{3}}{2}-\dfrac{\pi}{2}$　　D. $\dfrac{\sqrt{3}}{3}-\dfrac{\pi}{6}$

(7) $\int_0^1 \dfrac{\ln(1+x)}{(3-x)^2}\mathrm{d}x = ($　　$)$.

A. $\dfrac{1}{2}\ln 2-\dfrac{1}{4}\ln 3$　　　　　　B. $\dfrac{1}{2}\ln 2+\dfrac{1}{4}\ln 3$

C. $\dfrac{1}{2}\ln 2-\dfrac{1}{4}\ln 5$　　　　　　D. $\dfrac{1}{2}\ln 2+\dfrac{1}{4}\ln 5$

(8) 下列反常积分收敛的是($\ \ $).

A. $\int_1^{+\infty} x^{-\frac{1}{2}}\mathrm{d}x$　　B. $\int_1^{+\infty} x^{-2}\mathrm{d}x$　　C. $\int_1^{+\infty} x^{\frac{1}{2}}\mathrm{d}x$　　D. $\int_1^{+\infty} x^{-1}\mathrm{d}x$

(9) 反常积分 $\int_{-\infty}^0 e^{kx}\mathrm{d}x$ 收敛，则($\ \ $).

A. $k>0$　　　　B. $k\geqslant 0$　　　　C. $k<0$　　　　D. $k\leqslant 0$

(10) 反常积分 $\int_2^{+\infty} \dfrac{\mathrm{d}x}{x(\ln x)^p}$ 收敛,则 p 应满足 ($\ \ $).

A. $p=0$　　　　B. $p=1$　　　　C. $p<1$　　　　D. $p>1$

(11) $\int_{-\pi/2}^{\pi/2} \sqrt{1-\cos^2 x}\,\mathrm{d}x = ($　　$)$.

A. 0　　　　B. 1　　　　C. 2　　　　D. 4

(12) 设 φ'' 在 $[a,b]$ 上连续且 $\varphi'(b)=a, \varphi'(a)=b$,则 $\int_a^b \varphi'(x)\varphi''(x)\mathrm{d}x = ($　　$)$.

A. $\dfrac{1}{2}(a^2-b^2)$　　B. $\dfrac{1}{2}(a-b)$　　C. a^2-b^2　　D. $a-b$

(13) 设 $f(x)$ 是 $[0，+\infty]$ 上的连续函数，$x>0$ 时，$[\int_x^0 f(t)dt]'=($).

    A. $f(t)$ B. $f(x)$ C. $-f(x)$ D. $-f(t)$

(14) 设 $\int_0^x f(t)dt=\dfrac{1}{2}f(x)-\dfrac{1}{2}$，且 $f(0)=1$，则 $f(x)=($).

    A. $e^{\frac{x}{2}}$ B. $\dfrac{1}{2}e^x$ C. e^{2x} D. $\dfrac{1}{2}e^{2x}$

(15) 下列积分正确的是(   ).

    A. $\int_{-\pi/2}^{\pi/2} x^2\sin x dx=0$ B. $\int_{-\pi/2}^{\pi/2}\sin x dx=2\int_0^{\pi/2}\sin x dx=2$

    C. $\int_{-1}^1\dfrac{dx}{x^2}=-\dfrac{1}{x}\Big|_{-1}^1=-2$ D. $\int_{-1}^1\sqrt{1-x^2}dx=2\int_0^1\sqrt{1-x^2}dx=\pi$

(16) 设 $y=\int_0^x(t-1)dt$，则 y 有(   ).

    A. 极小值 $-\dfrac{1}{2}$ B. 极小值 $\dfrac{1}{2}$ C. 极大值 $\dfrac{1}{2}$ D. 极大值 $-\dfrac{1}{2}$

3. 根据定积分的性质，比较下列定积分的大小：

(1) $\int_0^1 x dx$，$\int_0^1\ln(1+x)dx$，$\int_0^1 e^x dx$；   (2) $\int_0^{\frac{\pi}{2}} x dx$，$\int_0^{\frac{\pi}{2}}\sin x dx$；

(3) $\int_0^1 xe^x dx$，$\int_0^1 e^{x^2}dx$.

4. 利用定积分的几何意义，判断下列等式是否成立：

(1) $\int_{-\frac{\pi}{2}}^{\frac{\pi}{2}}\sin x dx=0$；   (2) $\int_{-\frac{\pi}{2}}^{\frac{\pi}{2}}\cos x dx=\int_0^{\frac{\pi}{2}}\cos x dx$；

(3) $\int_{-1}^1\sqrt{1-x^2}dx=\dfrac{\pi}{2}$.

5. 设 $f(x)=\begin{cases} x^2, & 0\leqslant x\leqslant 2, \\ x+1, & 2<x\leqslant 4, \end{cases}$ 求 $\int_0^4 f(x)dx$.

6. 求函数 $I(x)=\int_0^x\dfrac{3t+1}{t^2-t+1}dt$ 在 $[0,1]$ 区间上的最大值与最小值.

7. 求下列导数：

(1) $\int_0^x e^t dt$；   (2) $\int_0^{x^2+1}\sin t^2 dt$；

(3) $\int_{x^2}^1\dfrac{\cos t}{t}dt$；   (4) $\int_x^{\sqrt{x}}e^{u^2}du$.

8. 求下列极限：

(1) $\lim\limits_{x\to 0}\dfrac{\int_0^x t^2 dt}{\int_0^x e^{-t}dt}$；   (2) $\lim\limits_{x\to 0}\dfrac{\int_0^x\arctan t dt}{x^2}$；

(3) $\lim\limits_{x \to 0} \dfrac{\int_x^0 t^2 \mathrm{d}t}{\int_0^x t(t + \sin t)\mathrm{d}t}$;

(4) $\lim\limits_{x \to 0} \dfrac{\left(\int_0^x \mathrm{e}^{t^2} \mathrm{d}t\right)^2}{\int_0^x t \mathrm{e}^{2t^2} \mathrm{d}t}$.

9. 求下列函数的定积分:

(1) $\int_0^1 \dfrac{\mathrm{e}^{2x} - 1}{\mathrm{e}^x + 1} \mathrm{d}x$;

(2) $\int_1^{\mathrm{e}} \left(x^2 + \dfrac{1}{x}\right) \mathrm{d}x$;

(3) $\int_{-\frac{\pi}{2}}^{\frac{\pi}{2}} |\sin x| \mathrm{d}x$;

(4) $\int_0^{\frac{\pi}{2}} \mathrm{e}^{2x} \cos x \mathrm{d}x$.

(5) $\int_0^1 \dfrac{\sqrt{x}}{\sqrt{x} + 1} \mathrm{d}x$;

(6) $\int_0^{\frac{\pi}{2}} \sin x \cos^3 x \mathrm{d}x$;

(7) $\int_0^{\frac{\pi}{4}} \tan^3 x \mathrm{d}x$;

(8) $\int_0^1 x \mathrm{e}^{-\frac{x^2}{2}} \mathrm{d}x$;

(9) $\int_{\frac{1}{\mathrm{e}}}^{\mathrm{e}} |\ln x| \mathrm{d}x$;

(10) $\int_{\frac{\pi}{4}}^{\frac{\pi}{3}} \dfrac{x}{\sin^2 x} \mathrm{d}x$;

(11) $\int_0^{\frac{\pi}{2}} x^2 \cos x \mathrm{d}x$;

(12) $\int_0^1 x \arctan x \mathrm{d}x$.

10. 当 k,l 为正整数, 且 $k \neq l$ 时, 证明:

(1) $\int_{-\pi}^{\pi} \cos kx \sin lx \mathrm{d}x = 0$;

(2) $\int_{-\pi}^{\pi} \cos kx \cos lx \mathrm{d}x = 0$;

(3) $\int_{-\pi}^{\pi} \sin kx \sin lx \mathrm{d}x = 0$.

11. 设函数 $f(x)$ 的周期为 T 的连续函数, a 为任意实数, 则 $\int_a^{a+T} f(x)\mathrm{d}x = \int_0^T f(x)\mathrm{d}x$.

12. 求下列函数的反常积分:

(1) $\int_1^{+\infty} \dfrac{1}{x^3} \mathrm{d}x$;

(2) $\int_0^{+\infty} \mathrm{e}^{-3x} \mathrm{d}x$;

(3) $\int_{-\infty}^{+\infty} \dfrac{2x}{1 + x^2} \mathrm{d}x$;

(4) $\int_0^{\pi} \tan x \mathrm{d}x$;

(5) $\int_0^2 \dfrac{1}{(1-x)^2} \mathrm{d}x$;

(6) $\int_0^1 \dfrac{x}{\sqrt{1-x^2}} \mathrm{d}x$.

13. 当 k 为何值时 $\int_a^b \dfrac{1}{(x-a)^k} \mathrm{d}x (b > a)$ 积分收敛? k 为何值时其积分发散?

14. 求由曲线 $r = 2a\cos\theta$ 所围图形的面积.

15. 求由抛物线 $y = x^2 - 4x + 5$ 与直线 $x = 3$, $x = 5$ 围成图形的面积.

16. 求由抛物线 $y = -x^2 + 4x - 3$ 及其在点 $(0, -3)$, $(3, 0)$ 处的切线所围图形的面积.

17. 求双曲线 $\dfrac{x^2}{a^2} - \dfrac{y^2}{b^2} = 1$ 与 $y = \pm b$, $x = 0$ 所围成的图形绕 y 轴旋转所产生的旋转体体积.

18. 求由 $y = x^2$, $x = y^2$ 所围图形绕 x 轴所产生的旋转体体积.

19. 发射火箭需要计算克服地球引力所做的功. 设地球和火箭的质量分别为 M 和 m , 地球半径为 R , 试求将火箭送至离地面高为 H 处需做多少功?

20. 大多数植物的生长率是以若干天为周期的连续函数. 假定一种谷物以 $g(t) = \sin^2(\pi t)$ 的速率生长，其中 t 的单位是天. 求在前 10 天内谷物生长的量？

21. 口服药物必须先被吸收进入血液循环，然后才能在机体的不同部位发挥作用. 一种典型的吸收率函数具有以下形式：$f(t) = kt(t-b)^2, 0 \leq t \leq b$，其中 k 和 b 是常数. 求药物吸收的总量.

22. 一个比重为 1，半径为 R 的球体，没入水中，其顶点与水面相切，从水中把球捞出至水面需要做多少功？

23. 半径为 a 的圆环上均匀分布有电荷 Q. 试求圆环轴线上任一点 P 的场强.

24. 温度为 30℃ 的物体在 0℃ 的恒温器中放置 30 分钟降到 22.5℃. 求从实验开始经过 3 小时后物体的温度.

25. 在一次口服给药的情况下，血药浓度 C 与时间 t 的关系曲线常用如下函数表示：

$$C(t) = \frac{k_a F D}{V(k_a - k)}\left(e^{-kt} - e^{k_a t}\right),$$

其中 k, k_a, V, F, D 均为正常数，试求该曲线下的面积 AUC.

26. 某人服药 t 分钟后血液中吸收药物的速率为 $R(t) = te^{-0.2t}$. 求服药后 10 分钟内人体血液中吸收药物的总量.

27. 一种物质的浓度(每百万单位)在 24 小时期间大致由函数

$$C(t) = t\sqrt{24 - t} \quad (0 \leq t \leq 24)$$

给出，其中 t 为小时数. 求 24 小时期间内此物质的平均浓度.

用 MATLAB 软件求定积分

1. 求 $y = \int_0^{1.3}(\sin x + e^{x^2})dx$.

```
>>clear all;
>>syms x;
>>f=inline('1. / sin(x)+exp(-x.^2))');        %函数
>>y=quad(f, 0, 1.3);                %单变量数值积分
>>y1=quad(@myfun1, 0, 1.3)

运行后结果如下：
f=
Infine function:
f(x)=1./(sin(x)+exp(-x.^2))
y=
1.0861477
```

```
y1=
1.0861477
```

2. 求 $y = \int_0^1 x \cos x \, \mathrm{d}x$.

```
>>clear all;
>>syms x;
>>int(x*cos(x), 0, 1);        %函数
```

运行后结果如下:
```
ans=
cos(1)+sin(1)-1
```

3. 求 $y = \int_{\frac{\pi}{4}}^{\frac{\pi}{2}} \frac{\sin x}{x} \, \mathrm{d}x$.

```
>>clear;
>>clc;
>>
fun=@ (x)sin(x). / x          %表达式
x1=pi/ 4: pi/50: pi/2;           %x1 的增长量及 x1 的范围
y1=fun(x1);                  %表达式
sl=trapz(x1, y1)              %在第一种增长量下的积分
x2=pi/ 4: pi/100: pi/2;         %x2 的增长量及 x2 的范围
y2=fun(x2);                  %表达式
s2=trapz(x2, y2)              %在第二种增长量下的积分
```

运行后结果如下:
```
s1=
0.5915
s2
0.6118
```

知识拓展

牛顿和莱布尼茨

艾萨克·牛顿(1643~1727),英国著名的物理学家、数学家. 他于 1665 年发现了广义二项式定理,并开始发展一套新的数学理论,也就是后来为世人所熟知的微积分学. 微积分的创立是牛顿最卓越的数学成就. 牛顿为解决运动问题,才创立这种和物理概念直接联系的数学理论,并称之为"流数术",

他将自古希腊以来求解无限小问题的各种技巧统一为两类普通的算法——微分和积分，并确立了这两类运算的互逆关系，从而完成了微积分发明中最关键的一步，为近代科学发展提供了最有效的工具，开辟了数学上的一个新纪元. 微积分的出现，使其成为数学发展中除几何与代数以外的另一重要分支——数学分析(牛顿称之为"借助于无限多项方程的分析")，并进一步发展为微分几何、微分方程、变分法等，这些又反过来促进了理论物理学的发展.

戈特弗里德·威廉·莱布尼茨(1646～1716)，德国哲学家、数学家. 1666年，他出版了第一部有关于哲学方面的书籍——《论组合术》. 1684年，他发表了现在世界上认为是最早的微积分文献——《一种求极大极小和切线的新方法，它也适用于分式和无理量，以及这种新方法的奇妙类型的计算》. 文章已经包含了现代的微分符号 dx 和 dy，以及基本微分法则. 1686年，莱布尼茨发表了第一篇积分学的文献，讨论了微分与积分，使用了积分符号 $\int$. 现今在微积分领域使用的符号仍是莱布尼茨所提出的，他所创设的微积分符号远远优于牛顿的符号，这对微积分的发展有着极大的影响. 1714～1716年，莱布尼茨起草了《微积分的历史和起源》一文(本文直到1846年才被发表)，总结了自己创立微积分学的思路，说明了自己成就的独立性. 莱布尼茨是历史上少见的通才，被誉为17世纪的亚里士多德.

牛顿研究微积分着重于从运动学来考虑，莱布尼茨却是侧重于几何学来考虑的. 无论从哪个方面来看，微积分学的创立，极大地推动了数学的发展，很多初等数学束手无策的问题，运用微积分，往往迎刃而解，显示出了微积分学的非凡威力.

第 5 章　常微分方程

通过前面的学习，相信同学们对微积分有了一定的了解与认识，可能同时也会产生这样的疑问：微积分还能做些什么呢？微积分和现实生活还有哪些联系呢？对于这些问题，作者本人也曾经疑惑了好久，不过，当你学习完本章的常微分方程之后，相信你对微积分又会有一个全新的认识.

众所周知，微积分研究的是已知函数的变量关系，但是在现实生活中，我们很难直接获取变量之间的函数关系. 这个时候就需要我们建立和求解微分方程来获得变量之间的函数关系，进而解决相应问题. 微分方程作为连接现实生活与数学世界的桥梁，为我们提供了很多实际问题的相关数学模型，例如，物体冷却模型、肿瘤生长模型、人口增长模型、传染病模型……，这些数学模型可以帮助我们更加深入地了解现实世界.

接下来，就让我们一起进入微分方程的世界吧！

5.1　微分方程的基本概念

5.1.1　微分方程

在无比充实的高中时期，牛顿第二定律 $F = ma$ 是我们解决物理运动问题的重要工具. 如果我们用 x 表示位移，t 表示时间，那么加速度 a 就可以表示为 $\dfrac{\mathrm{d}^2 x}{\mathrm{d} t^2}$，于是牛顿第二定律就可以写成 $F = m\dfrac{\mathrm{d}^2 x}{\mathrm{d} t^2}$，像这样含有微分的方程就称为微分方程.

在数学的世界中，我们将微分方程做如下定义：

定义 1　一般的，用来表示未知函数、未知函数的导数(或微分)与自变量之间关系的方程称为**微分方程**. 我们把未知函数为一元函数的微分方程称为**常微分方程**. 把未知函数为多元函数的微分方程称为**偏微分方程**.

定义 2　微分方程中，未知函数导数(或微分)的最高阶数称为微分方程的**阶**.

本章我们只对常微分方程(以下简称微分方程或方程)进行讨论，根据定义 1 我们可以将所有的常微分方程表示成如下形式：

$$F\left(x, y,' y'', \cdots, y^{(n)}\right) = 0.$$

其中 x 为自变量，y 为未知函数，$y^{(n)}$ 为未知函数的 n 阶导数.

接下来，我们通过例题来说明微分方程与微分方程的阶的概念.

例 1 已知一条过原点的曲线上任意一点对自变量 x 的二阶导数均等于常数 2，且过点(1，2)，试求满足条件的曲线方程.

解 设曲线方程为 $y=f(x)$，曲线上任意一点对自变量 x 的二阶导数可以表示为 $\dfrac{\mathrm{d}^2 y}{\mathrm{d}x^2}$，那么根据题意，可得等式

$$\frac{\mathrm{d}^2 y}{\mathrm{d}x^2}=2 . \tag{5.1}$$

而这个等式(5.1)就是微分方程，其中 y 是未知函数，x 是自变量. 同时，方程中只含有二阶导数 $\dfrac{\mathrm{d}^2 y}{\mathrm{d}x^2}$，也就是方程中最高阶的导数是二阶导数，因此该方程是二阶微分方程.

这样看来，建立一个微分方程是不是很简单呢? 接下来，我们加大难度.

例 2 在理想环境下，细菌繁殖的速率与当时存在的细菌数目成正比，且比例系数为 $k(k>0)$，试确定该细菌的繁殖规律.

解 设在 t 时刻，细菌数目为 $N(t)$，那么细菌繁殖的速率就可以表示为 $\dfrac{\mathrm{d}N(t)}{\mathrm{d}t}$，根据题意，我们可以写出如下等式:

$$\frac{\mathrm{d}N(t)}{\mathrm{d}t}=kN(t) . \tag{5.2}$$

这个等式也是一个微分方程，其中 t 是自变量，$N(t)$ 是未知函数，$\dfrac{\mathrm{d}N(t)}{\mathrm{d}t}$ 是未知函数对 t 的一阶导数. 通过观察我们可知，方程(5.2)中只含有一阶导数 $\dfrac{\mathrm{d}N(t)}{\mathrm{d}t}$，所以这个方程是一阶微分方程.

通过以上两个例子，相信同学们对于微分方程和微分方程的阶都有了一个比较深刻的认识，接下来的例 3 和例 4 就轮到你大展身手啦!

例 3 判断下列等式是否是微分方程，如果是，请说出它是几阶微分方程.

(1) $\left(\dfrac{\mathrm{d}y}{\mathrm{d}x}\right)^3+8x^3=0$;

(2) $x^2+y^2=2x$;

(3) $x^2 y'''+3xy''-3y'+2x^3 y=2x^5$;

(4) $(y-3x)\mathrm{d}y+4y\mathrm{d}x=0$.

解 (1)因为式(1)中只含有 y 的一阶导数 $\dfrac{\mathrm{d}y}{\mathrm{d}x}$，所以式(1)为一阶微分方程;

(2)因为式(2)中不含有微分或导数，所以式(2)不是微分方程;

(3)因为式(3)中含有 y 的一阶导数 y'、二阶导数 y''、三阶导数 y'''，所以式(3)

是微分方程，并且方程中最高阶导数为三阶导数，故该方程为三阶微分方程；

(4)因为式(4)中只含有 y 的一阶微分 $\mathrm{d}y$ ，所以式(4)为一阶微分方程.

例 4 法医如何判断尸体的死亡时间？假设尸体在冷却过程中的冷却速率与温差成正比，且比例系数为常数 $k(k>0)$ ，那么在周围气温始终保持在 18℃ 不变的情况下，你是否可以建立一个微分方程用来描述尸体温度随时间的变化规律.

解 设 t 时刻，尸体温度 T ，那么尸体的冷却速率可以表示为 $\dfrac{\mathrm{d}T}{\mathrm{d}t}$ ，根据题意可得等式

$$\frac{\mathrm{d}T}{\mathrm{d}t}=-k(T-18) . \tag{5.3}$$

式(5.3)可以用来描述尸体温度随时间的变化规律.

5.1.2 通解与特解

接下来讨论的是微分方程的解，首先我们给出微分方程的解的定义.

定义 3 若函数可以使微分方程恒成立，则这个函数就是该微分方程的**解**.

例 5 根据定义 3 试着证明以下三个函数(1)、(2)、(3)是例 1 中微分方程的解. (其中 C ， C_1 ， C_2 是相互独立的任意常数)

$$\frac{\mathrm{d}^2 y}{\mathrm{d}x^2}=2 . \tag{5.1}$$

(1) $y=x^2$ ；

(2) $y=x^2+Cx$ ；

(3) $y=x^2+C_1 x+C_2$.

证 因为微分方程(5.1)中包含二阶导数 $\dfrac{\mathrm{d}^2 y}{\mathrm{d}x^2}$ ，所以需要求函数 y 对 x 的二阶导数，结果如下：

(1) $y=x^2$

函数 $y=x^2$ 对 x 的一阶导数为 $\dfrac{\mathrm{d}y}{\mathrm{d}x}=2x$ ，

函数 $y=x^2$ 对 x 的二阶导数为 $\dfrac{\mathrm{d}^2 y}{\mathrm{d}x^2}=2$ ，

显然，方程恒成立，故函数 $y=x^2$ 是微分方程 $\dfrac{\mathrm{d}^2 y}{\mathrm{d}x^2}=2$ 的解.

(2) $y=x^2+Cx$

函数 $y=x^2+Cx$ 对 x 的一阶导数为 $\dfrac{\mathrm{d}y}{\mathrm{d}x}=2x+C$ ，

函数 $y = x^2 + Cx$ 对 x 的二阶导数为 $\dfrac{d^2 y}{dx^2} = 2$,

显然,方程恒成立,故函数 $y = x^2 + Cx$ 是微分方程 $\dfrac{d^2 y}{dx^2} = 2$ 的解.

(3) $y = x^2 + C_1 x + C_2$

函数 $y = x^2 + C_1 x + C_2$ 对 x 的一阶导数为 $\dfrac{dy}{dx} = 2x + C_1$,

函数 $y = x^2 + C_1 x + C_2$ 对 x 的二阶导数为 $\dfrac{d^2 y}{dx^2} = 2$,

显然,方程恒成立,故函数 $y = x^2 + C_1 x + C_2$ 是微分方程 $\dfrac{d^2 y}{dx^2} = 2$ 的解.

从例 5 的讨论中,我们可以得到这样一个结论:微分方程的解中可以含有任意常数,也可以不含有任意常数. 通常情况下,微分方程的解包括通解和特解. 那么如何区分这两种解呢? 我们做如下定义:

定义 4 如果微分方程的解中含有相互独立的任意常数,且任意常数的个数等于微分方程的阶数,那么这个解就是微分方程的**通解**;如果微分方程的解中不含有任意常数,那么这个解就是微分方程的**特解**.

根据定义 4 可以得知,例 5 的函数 $y = x^2$ 中不含有任意常数,所以该函数是微分方程(5.1)的特解;函数 $y = x^2 + Cx$ 中含有 1 个任意常数,但是微分方程(5.1)是二阶微分方程,任意常数的个数与微分方程的阶数不相等,所以该函数既不是微分方程(5.1)的特解也不是微分方程(5.1)的通解,但它是微分方程(5.1)的一组解;函数 $y = x^2 + C_1 x + C_2$ 中含有 2 个任意常数,与微分方程(5.1)的阶数相同,所以该函数是微分方程(5.1)的通解.

现在我们对微分方程的解做以下两点说明:

(1)这里所提到的相互独立的任意常数,是不能通过合并使解中的任意常数的个数减少的常数;

(2)一般地,特解是根据所给条件确定通解中的任意常数之后得到的解.

到此,对于微分方程的通解和特解,你是否已经掌握了呢? 接下来,请你完成例 6 和例 7,看看自己是否真的掌握了这一概念.

例 6 判断函数 $y = 2x^2 + 3$, $y = Ce^x$ 是否是微分方程 $\left(y'\right)^2 - \left(4x + y\right)y' + 4xy = 0$ 的解,若是解,请判断是通解还是特解.

解 由函数 $y = 2x^2 + 3$ 得

$$y' = 4x ,$$

将 y 与 y' 代入微分方程的左侧,得

$$\left(y'\right)^2 - \left(4x + y\right)y' + 4xy = \left(4x\right)^2 - \left(4x + 2x^2 + 3\right)4x + 4x\left(2x^2 + 3\right) = 0 ,$$

故方程的左侧恒等于右侧,因此函数

$$y = 2x^2 + 3$$

是微分方程 $\left(y'\right)^2 - \left(4x + y\right)y' + 4xy = 0$ 的解. 因为函数中不含有任意常数, 所以该函数是微分方程的特解.

由函数 $y = Ce^x$ 得

$$y' = Ce^x ,$$

将 y 与 y' 代入微分方程的左侧, 得

$$\left(y'\right)^2 - \left(4x + y\right)y' + 4xy = \left(Ce^x\right)^2 - \left(4x + Ce^x\right)Ce^x + 4xCe^x = 0 ,$$

故方程的左侧恒等于右侧, 因此函数

$$y = Ce^x$$

是微分方程 $\left(y'\right)^2 - \left(4x + y\right)y' + 4xy = 0$ 的解. 因为函数中含有 1 个任意常数, 而且方程是一阶微分方程, 所以该函数是微分方程的通解.

例 7　验证函数 $y = e^{2x}\left(C_1 + C_2 x\right)$ 是微分方程 $y'' - 4y' + 4y = 0$ 的通解.

解　因为方程中含有函数对 x 的一阶导数 y' 和二阶导数 y'', 所以先求函数的一阶、二阶导数:

$$y' = 2e^{2x}\left(C_1 + C_2 x\right) + C_2 e^{2x} = e^{2x}\left(2C_1 + C_2 + 2C_2 x\right) ,$$

$$y'' = 4e^{2x}\left(C_1 + C_2 + C_2 x\right) ,$$

将 y, y' 与 y'' 代入微分方程的左侧, 得

$$y'' - 4y' + 4y = 4e^{2x}\left(C_1 + C_2 + C_2 x\right) - 4e^{2x}\left(2C_1 + C_2 + 2C_2 x\right) + 4e^{2x}\left(C_1 + C_2 x\right) = 0 .$$

故方程的左侧恒等于右侧, 因此函数

$$y = e^{2x}\left(C_1 + C_2 x\right)$$

是微分方程 $y'' - 4y' + 4y = 0$ 的解. 因为函数中含有 2 个相互独立的任意常数, 而且方程是二阶微分方程, 所以该函数是微分方程的通解.

看到现在, 你是否有这样一个疑问: 当确定通解中的任意常数之后, 通解就成了特解, 那么我要怎么确定通解中的任意常数呢? 这就必须提到一个重要的概念: 初始条件!

定义 5　用来确定通解中任意常数的条件称为**初始条件**.

定义 6　求满足初始条件的微分方程的解的问题称为**初值问题**.

定义 7　一般地, 寻找符合微分方程的解的过程称为**解微分方程**.

现在请回看例 1 和例 5, 我们结合这两个例题来解释定义 5、定义 6、定义 7. 根据例 1, 我们可以得到微分方程

$$\frac{\mathrm{d}^2 y}{\mathrm{d}x^2} = 2 . \tag{5.1}$$

同时, 还可以根据题意写出初始条件:

$$y\big|_{x=0} = 0 , \tag{5.4}$$

$$y\big|_{x=1} = 2 . \tag{5.5}$$

求同时满足微分方程(5.1)、式(5.4)、式(5.5)的解的问题就是初值问题，而求解过程就是解微分方程.

根据例 5，函数 $y = x^2 + C_1 x + C_2$ 是微分方程(5.1)的通解，再由初始条件微分(5.4)和微分(5.5)，我们可以确定通解中的任意常数，方法如下：

将初始条件微分(5.4)和微分(5.5)代入函数，得

$$\begin{cases} 0 = 0^2 + C_1 \cdot 0 + C_2, \\ 2 = 1^2 + C_1 \cdot 1 + C_2, \end{cases}$$

解，得

$$\begin{cases} C_1 = 1, \\ C_2 = 0, \end{cases}$$

将 C_1 和 C_2 代回函数 $y = x^2 + C_1 x + C_2$ ，得

$$y = x^2 + x$$

即是微分方程(5.1)满足初始条件微分(5.4)和微分(5.5)的特解，也就是例 1 中符合题意的曲线方程.

综上所述，我们得到了一个由通解和初始条件来确定特解的方法：将初始条件代入通解中，得到任意常数的值，再将求出的具体数值回代到通解中，从而可以得到符合初始条件的特解.

下面的例 8 需要同学们独立完成，相信通过这一节课的学习，同学们可以很轻松地解决这个问题.

例 8 近年来，酒驾的危害性已受到交通部门乃至全社会的高度重视，酒驾入刑的政策实施之后，交通部门也对酒驾进行重点排查. 假设在胃肠道中，酒精被吸收到体液中的速率与胃肠道中酒精的质量成正比，且比例系数为 $k(k < 0)$ ，假设某人饮酒后胃肠道中的酒精质量为 m_0 ，试写出满足上述条件的初值问题.

解 设 t 时刻，胃肠道中的酒精质量为 $m(t)$ ，则酒精被吸收到体液中的速率可表示为 $\dfrac{\mathrm{d}m(t)}{\mathrm{d}t}$ ，某人饮酒后胃肠道中酒精质量 m_0 可以看作初始条件 $m(0) = m_0$ ，

故初值问题可以表示为

$$\begin{cases} \dfrac{\mathrm{d}m(t)}{\mathrm{d}t} = km(t), \\ m(0) = m_0. \end{cases}$$

在本节内容中，我们介绍了微分方程的相关概念，从 5.2 节开始，我们将要学习的是如何求解一个微分方程.

5.2 一阶微分方程

从本节开始，我们要学会如何求解微分方程. 同一类型的微分方程的求解方法几乎是唯一的，因此判断好每一个微分方程的类型尤为重要. 接下来，我们就从一阶微分方程开始来探究微分方程的奥秘吧！

对于一般的一阶微分方程并没有通用的解法，本节介绍几种有初等解法的方程类型，主要讨论可分离变量的微分方程、可化为可分离变量的微分方程与一阶线性微分方程.

5.2.1 可分离变量的微分方程

定义 8 若一阶微分方程可化简为

$$\frac{dy}{dx} = f(x)g(y). \tag{5.6}$$

则称该一阶微分方程为**可分离变量的微分方程**.

定义 8 给出了可分离变量的微分方程的标准形式，能够化简成这种形式的微分方程都是可分离变量的微分方程，那么如何理解这种形式呢？接下来，我们就对可分离变量的微分方程的标准形式进行说明，并给出其求解方法.

观察式(5.6)可知，该方程的一端为未知函数 y 的一阶导数 $\frac{dy}{dx}$，方程的另一端为只含有自变量 x 的函数 $f(x)$ 与只含有未知函数 y 的函数 $g(y)$ 的乘积 $f(x)g(y)$. 特别要说明的是：函数 $f(x)$ 和函数 $g(y)$ 都可以是常数.

那么对于可分离变量的微分方程，我们该如何求解呢？对于这种类型的方程，我们可以进行如下两步操作：

步骤 1 对式(5.6)两端同时除以函数 $g(y)$；

步骤 2 对步骤 1 中的结果两边同时乘以 dx.

这样就把函数 $f(x)$ 和 dx 放在等式的一端，把函数 $g(y)$ 和 dy 放在等式的另一端，得到等式(5.7)，

$$\frac{dy}{g(y)} = f(x)dx. \tag{5.7}$$

这个操作过程就叫作**分离变量**，也就是把含有两个变量 x，y 的表达式分别放到等式两侧.

接下来，我们继续求解方程. 对于等式(5.7)，你是不是有想要求积分的冲动呢？没错！我们就是要对等式(5.7)两侧同时积分，得到等式(5.8)，

$$\int \frac{dy}{g(y)} = \int f(x)dx. \tag{5.8}$$

现在到了考验你积分计算能力的时候啦，当你把两边的积分求解出来之后，

这个微分方程的求解也就完成一大半啦. 由于等式(5.8)中并不是具体函数, 所以我们可以令 $G(y)$ 为函数 $\dfrac{1}{g(y)}$ 的原函数, $F(x)$ 为函数 $f(x)$ 的原函数, 那么等式(5.8)两侧的积分结果为

$$\int \frac{\mathrm{d}y}{g(y)} = G(y) + C_1 , \tag{5.9}$$

$$\int f(x)\mathrm{d}x = F(x) + C_2 , \tag{5.10}$$

其中 C_1, C_2 为任意常数.

将式(5.9)、式(5.10)代入等式(5.8)中, 得到等式(5.11),

$$G(y) + C_1 = F(x) + C_2 . \tag{5.11}$$

等式(5.11)中出现了两个任意常数 C_1, C_2, 我们可以通过移项合并两个任意常数的方法来进行化简, 从而得到微分方程 $\dfrac{\mathrm{d}y}{\mathrm{d}x} = f(x)g(y)$ 的通解,

$$G(y) = F(x) + C \tag{5.12}$$

其中 $C = C_2 - C_1$, 式(5.12)就是可分离变量的微分方程(5.6)的通解, 而 C 是任意常数.

在进行步骤 1 的操作时, 我们习惯性地假设在 $g(y) \neq 0$ 的条件下求解. 若 $g(y) = 0$, 则原方程的通解为 $y = C$.

可分离变量的微分方程的求解过程总结如下:

$\dfrac{\mathrm{d}y}{\mathrm{d}x} = f(x)g(y)$ 型微分方程的求解步骤:

步骤 1 分离变量, $\dfrac{\mathrm{d}y}{g(y)} = f(x)\mathrm{d}x$;

步骤 2 两边积分, $\displaystyle\int \frac{\mathrm{d}y}{g(y)} = \int f(x)\mathrm{d}x$;

步骤 3 化简写出通解, $G(y) = F(x) + C$.

相信同学们对可分离变量的微分方程的求解有了一定的了解, 下面我们通过例题来具体说明一下.

例 9 求微分方程 $\dfrac{\mathrm{d}y}{\mathrm{d}x} = \dfrac{x}{y}$ 的通解.

【分析】观察例 9 的方程, 它的左侧是函数 y 的一阶导数 $\dfrac{\mathrm{d}y}{\mathrm{d}x}$, 右侧可以看成函数 x 与函数 $\dfrac{1}{y}$ 的乘积, 所以该方程是可分离变量的微分方程, 可以进行如下操作进行求解.

解　分离变量，得

$$y\mathrm{d}y = x\mathrm{d}x ,$$

对上式两端同时积分一次，得

$$\int y\mathrm{d}y = \frac{1}{2}y^2 + C_1 ,$$

$$\int x\mathrm{d}x = \frac{1}{2}x^2 + C_2 ,$$

代入，整理得

$$\frac{1}{2}y^2 + C_1 = \frac{1}{2}x^2 + C_2 ,$$

合并任意常数，得微分方程的通解

$$\frac{1}{2}y^2 = \frac{1}{2}x^2 + C .$$

当然，如果你觉得上式的通解形式不太美观，那么可以进行一些简单的化简，比如两边同时乘以常数 2，得

$$y^2 = x^2 + 2C ,$$

因为 C 是任意常数，那么 $2C$ 也是任意常数，依然可以用任意常数 C 表示，所以例 9 的通解可以写成 $y^2 = x^2 + C$. 但是同学们在化简的过程中要注意：一定要做**恒等变形**才可以哦！接着，我们一起来完成下一个例题.

例 10　求微分方程 $\dfrac{\mathrm{d}y}{\mathrm{d}x} = 3x^2 y$ 的通解.

【分析】观察例 10 的方程，它的左侧是函数 y 的一阶导数 $\dfrac{\mathrm{d}y}{\mathrm{d}x}$，右侧可以看成函数 $3x^2$ 与函数 y 的乘积，所以该方程是可分离变量的微分方程，可以按如下操作进行求解.

解　当 $y \neq 0$ 时，分离变量，得

$$\frac{1}{y}\mathrm{d}y = 3x^2\mathrm{d}x ,$$

对上式两端同时积分一次，得

$$\int \frac{1}{y}\mathrm{d}y = \ln|y| + C_1 ,$$

$$\int 3x^2\mathrm{d}x = x^3 + C_2 ,$$

代入，整理得

$$\ln|y| + C_1 = x^3 + C_2 ,$$

合并任意常数，得微分方程的通解

$$\ln|y| = x^3 + C .$$

这个通解和我们平时见到的函数形式不太一样，所以，我们对它做一些简单

的恒等变形，使它更符合我们的阅读与书写习惯.

对例 10 的通解两端取以 e 为底的指数，得

$$\left|y\right| = e^{x^3+C} = e^{x^3} e^C = C_1 e^{x^3} ,$$

去掉绝对值符号，得

$$y = \pm C_1 e^{x^3} ,$$

这里的 $C = \pm C_1$ 也是任意常数，那么例 10 的通解可以写成我们常见的形式

$$y = C e^{x^3} .$$

实际上，在求解微分方程的过程中，如果遇到原函数是含有自然对数的情况时，其中的绝对值符号可以不用加以考虑，最后的结果会与包含绝对值的情况完全相同，比如此例中对于

$$\ln\left|y\right| = x^3 + C ,$$

可以直接写为

$$\ln y = x^3 + C_1 ,$$

仍可以得到

$$y = e^{x^3+C_1} = e^{C_1} \cdot e^{x^3} = C e^{x^3} ,$$

只不过，这里的 $C = e^{C_1}$，它也是任意常数，该通解与上面结果完全一致.

以上两个例题都是比较基础的习题，接下来我们增加一点难度.

例 11 求微分方程 $y' = e^{3x-2y}$ 的通解.

【分析】观察例 11 的微分方程，虽然它与可分离变量的微分方程的标准形式 (5.6) 不太像，这是因为出题者给它人为地加上了一层滤镜，去掉滤镜之后，我们可以发现，例 11 方程的左侧是函数 y 的一阶导数 y'，也就是 $\dfrac{dy}{dx}$ 的另一种表示方法，而右侧的函数 e^{3x-2y}，可以写成 $e^{3x} e^{-2y}$，也就是函数 e^{3x} 与函数 e^{-2y} 的乘积，即 $\dfrac{dy}{dx} = e^{3x} \cdot e^{-2y}$，因此原方程仍是可分离变量的微分方程，可以进行如下操作进行求解.

解 分离变量，得

$$e^{2y} dy = e^{3x} dx ,$$

对上式两侧同时积分一次，得

$$\int e^{2y} dy = \frac{1}{2} e^{2y} + C_1 ,$$

$$\int e^{3x} dx = \frac{1}{3} e^{3x} + C_2 ,$$

代入，整理得

$$\frac{1}{2} e^{2y} = \frac{1}{3} e^{3x} + C ,$$

为了美观，将上式两侧同时乘以常数 6，得

$$3e^{2y} = 2e^{3x} + 6C ,$$

用任意常数 C 替换 $6C$，得到例 11 的通解，这种通解的形式是一种隐式解的表达：

$$3e^{2y} = 2e^{3x} + C .$$

接下来，我们为标准形式的可分离变量的微分方程再加上一层滤镜，看看同学们是不是可以透过现象看出例 12 的本质.

例 12　求微分方程 $\dfrac{dy}{x+1} - \dfrac{dx}{y} = 0$ 的通解.

【分析】观察例 12 的方程，发现这个题的滤镜还真的是有点重，那么我们通过以下操作一步步去掉它的滤镜，

第 1 步　移项，将 $\dfrac{dx}{y}$ 放到等式右侧，得 $\dfrac{dy}{x+1} = \dfrac{dx}{y}$；

第 2 步　在上式两边同时乘以 $x+1$，得 $dy = (x+1)\dfrac{dx}{y}$；

第 3 步　对上式两端同时除以 dx，得 $\dfrac{dy}{dx} = (x+1)\dfrac{1}{y}$.

通过以上三个步骤，我们去掉了例 12 的滤镜，成功将它变成了可分离变量的微分方程的标准形式，并且变化后的例 12 方程的左侧是函数 y 的一阶导数 $\dfrac{dy}{dx}$，右侧是函数 $x+1$ 与函数 $\dfrac{1}{y}$ 的乘积，所以原方程是可分离变量的微分方程，可以进行如下操作进行求解.

解　分离变量，得

$$ydy = (x+1)dx ,$$

对上式的两边同时积分一次，得

$$\int y dy = \frac{1}{2}y^2 + C_1 ,$$

$$\int (x+1)dx = \frac{1}{2}x^2 + x + C_2 ,$$

代入，整理得

$$\frac{1}{2}y^2 + C_1 = \frac{1}{2}x^2 + x + C_2 ,$$

化简并且合并任意常数，得方程通解，它也是隐式解的形式：

$$y^2 = x^2 + 2x + C .$$

其实，在平时的计算过程中，为了方便，可以写得简略一些：首先分离变量；之后可以直接对分离变量后的结果两边积分，最后写出合并任意常数之后的积分结果. 如例 12，如果求解过程按照简便写法可以写成如下形式.

解 分离变量，得

$$y \mathrm{d}y = (x+1)\mathrm{d}x ,$$

对上式的两边同时积分一次，得

$$\int y \mathrm{d}y = \int (x+1)\mathrm{d}x ,$$

$$\frac{1}{2}y^2 = \frac{1}{2}x^2 + x + C ,$$

化简并整理，得方程通解

$$y^2 = x^2 + 2x + C .$$

这样的做法是不是更简便一些呢．同学们可以根据自己的习惯来书写，数学是一个多元的学科，思想的碰撞，不要拘泥于形式，希望你们可以找出适合自己的解题思路和方法．

接下来的例 13、例 14 需要同学们自己来完成，相信同学们可以很轻松地求解可分离变量的微分方程．

例 13 求微分方程 $y' = 3^{x+y}$ 的通解．

解 分离变量，得

$$3^{-y}\mathrm{d}y = 3^x \mathrm{d}x ,$$

对上式的两边同时积分一次，得

$$\int 3^{-y}\mathrm{d}y = \int 3^x \mathrm{d}x ,$$

$$-\frac{3^{-y}}{\ln 3} = \frac{3^x}{\ln 3} + C ,$$

化简并整理，得方程通解

$$3^x + 3^{-y} = C .$$

例 14 求微分方程 $\mathrm{e}^{2y} y' = (x-1)^9$ 的通解．

解 分离变量，得

$$\mathrm{e}^{2y}\mathrm{d}y = (x-1)^9 \mathrm{d}x ,$$

对上式的两边同时积分一次，得

$$\int \mathrm{e}^{2y}\mathrm{d}y = \int (x-1)^9 \mathrm{d}x ,$$

$$\frac{\mathrm{e}^{2y}}{2} = \frac{(x-1)^{10}}{10} + C ,$$

化简并整理，得方程通解

$$5\mathrm{e}^{2y} - (x-1)^{10} = C .$$

以上的例题都是对于可分离变量的微分方程通解的探索，接下来我们来试一试求此类方程的特解．

例 15 求微分方程 $\dfrac{\mathrm{d}y}{\mathrm{d}x} = \dfrac{2x}{y^3}$ 符合初始条件 $y\big|_{x=2} = 3$ 的特解．

【分析】求微分方程的特解要先求出通解，之后再将初始条件代入通解，得到任意常数的数值后，再将任意常数的数值反代回通解，得到特解.

解　先求通解，故分离变量，得
$$y^3 dy = 2x dx，$$
对上式的两边同时积分一次，得
$$\int y^3 dy = \int 2x dx，$$
$$\frac{y^4}{4} = x^2 + C，$$
化简并整理，得方程通解
$$y^4 - 4x^2 = C，$$
将初始条件 $y\big|_{x=2} = 3$ 代入通解中，得
$$3^4 - 4 \times 2^2 = C，$$
$$C = 65，$$
将 $C = 65$ 代入通解中，得到符合题意的特解为
$$y^4 - 4x^2 = 65.$$

例 15 给出了一个求解可分离变量的微分方程特解的步骤与模板，接下来的两个题，同学们可以自己来做一做.

例 16　求微分方程 $\dfrac{dy}{dx} = 4x^3 y^2$ 符合初始条件 $y\big|_{x=1} = \dfrac{1}{2}$ 的特解.

解　先求通解，故分离变量，得
$$\frac{1}{y^2} dy = 4x^3 dx，$$
对上式的两边同时积分一次，得
$$\int \frac{1}{y^2} dy = \int 4x^3 dx，$$
$$-\frac{1}{y} = x^4 + C，$$
化简并整理，得方程通解
$$x^4 + \frac{1}{y} = C，$$
将初始条件 $y\big|_{x=1} = \dfrac{1}{2}$ 代入通解中，得
$$1^4 + 2 = C，$$
$$C = 3，$$
将 $C = 3$ 代入通解中，得到符合题意的特解

$$x^4 + \frac{1}{y} = 3 ,$$

也可以写作

$$3y - x^4 y = 1 .$$

例 17 求微分方程 $y(x+1)\mathrm{d}x - x\mathrm{d}y = 0$ 符合初始条件 $y\big|_{x=-1} = -1$ 的特解.

解 先求通解，故分离变量，得

$$\frac{x+1}{x}\mathrm{d}x = \frac{1}{y}\mathrm{d}y ,$$

对上式的两边同时积分一次，得

$$\int\frac{x+1}{x}\mathrm{d}x = \int\frac{1}{y}\mathrm{d}y ,$$

$$x + \ln x = \ln y - C ,$$

化简并整理，得方程通解

$$\ln\frac{y}{x} = x + C ,$$

写成常见形式，得

$$y = Cx\mathrm{e}^x ,$$

将初始条件 $y\big|_{x=-1} = -1$ 代入通解中，得

$$-1 = C \cdot (-1) \cdot \mathrm{e}^{-1} ,$$

$$C = \mathrm{e} ,$$

将 $C = \mathrm{e}$ 代入通解中，得到符合题意的特解

$$y = x\mathrm{e}^{x+1} .$$

读到这里的同学，相信你已经学会了如何求解可分离变量的微分方程，那么可分离变量的微分方程是如何应用到现实生活的呢，接下来，我们用以下几个例题来说明一下此类方程的应用情况.

例 18 试求解 5.1 节中例 8 的初值问题.

【分析】由 5.1 节中例 8 得，胃肠道中的酒精质量 $m(t)$ 与时间 t 的关系可以用下面的初值问题表示

$$\begin{cases} \dfrac{\mathrm{d}m(t)}{\mathrm{d}t} = km(t), \\ m(0) = m_0, \end{cases}$$

其中方程 $\dfrac{\mathrm{d}m(t)}{\mathrm{d}t} = km(t)$ 的左侧是函数 $m(t)$ 的一阶导数 $\dfrac{\mathrm{d}m(t)}{\mathrm{d}t}$ ，右侧是常数 k 与函数 $m(t)$ 的乘积，其中常数 k 可以看作是 t 的函数，因此该方程是可分离变量的微分方程，想要求解该初值问题，需要先求出方程 $\dfrac{\mathrm{d}m(t)}{\mathrm{d}t} = km(t)$ 的通解，再将初始

条件 $m(0) = m_0$ 代入通解，得到符合题意的特解，具体操作如下：

解　先求通解，故分离变量，得

$$\frac{1}{m(t)}\mathrm{d}m(t) = k\mathrm{d}t ,$$

对上式的两边同时积分一次，得

$$\int \frac{1}{m(t)}\mathrm{d}m(t) = \int k\mathrm{d}t ,$$

$$\ln|m(t)| = kt + C ,$$

化简并整理，得方程通解

$$m(t) = Ce^{kt} ,$$

将初始条件 $m(0) = m_0$ 代入通解中，得

$$m_0 = Ce^{k\cdot 0} ,$$

$$C = m_0 ,$$

将 $C = m_0$ 代入通解中，得到符合题意的特解

$$m(t) = m_0 e^{kt} ,$$

所以，胃肠道中的酒精质量 $m(t)$ 与时间 t 的关系可以表示为 $m(t) = m_0 e^{kt}$.

例 19　俗话说"传谣一张嘴，辟谣跑断腿"，随着互联网和智能手机的发展，谣言的传播速度也越来越快. 假设某一谣言在一个总人数为 N 的团体中传播，我们用 $S(t)$ 表示在 t 时刻不知道谣言的人数，用 $I(t)$ 表示在 t 时刻传播此谣言的人数，假设谣言的传播速度与 $S(t)$ 成正比，且比例系数为 k，你可不可以给出传播谣言的人数与时间的关系式呢.

【分析】本题的重点在于如何表示谣言的传播速度. 谣言的传播速度就是传播谣言的人数的增长率，即 $\dfrac{\mathrm{d}I(t)}{\mathrm{d}t}$，那么我们可以得到这样一个符合题意的微分方程

$$\frac{\mathrm{d}I(t)}{\mathrm{d}t} = kS(t) ,$$

由于团体人数为 N，则有 $S(t) = N - I(t)$，假设在 $t = 0$ 时刻，没有人传播谣言，即 $I(0) = 0$，因此我们可以将本题简化为如下的初值问题

$$\begin{cases} \dfrac{\mathrm{d}I(t)}{\mathrm{d}t} = k\big[N - I(t)\big], \\ I(0) = 0, \end{cases}$$

接下来就可以求解符合题意的微分方程了. 具体操作步骤如下.

解　根据题目的初值问题

$$\begin{cases} \dfrac{\mathrm{d}I(t)}{\mathrm{d}t} = k\big[N - I(t)\big], \\ I(0) = 0, \end{cases}$$

先求通解，分离变量，得

$$\frac{\mathrm{d}I(t)}{N - I(t)} = k\mathrm{d}t \ ,$$

对上式的两边同时积分一次，得

$$\int \frac{\mathrm{d}I(t)}{N - I(t)} = \int k\mathrm{d}t \ ,$$

$$-\ln\big|N - I(t)\big| = kt + C \ ,$$

化简并整理，得方程通解

$$I(t) = N + Ce^{-kt} \ ,$$

将初始条件 $I(0) = 0$ 代入通解中，得

$$0 = N + Ce^{-k\cdot 0} \ ,$$

$$C = -N \ ,$$

将 $C = -N$ 代入通解中，得到符合题意的特解

$$I(t) = N - Ne^{-kt} \ ,$$

所以，传播谣言的人数 $I(t)$ 与时间 t 的关系可以表示为 $I(t) = N - Ne^{-kt}$. 这是一个单调递增函数，可见随着时间的推移，传播谣言的人数会逐渐增加. 谣言止于智者，我们需要理性对待传闻，务必做到不信谣、不传谣.

通过例 18 和例 19 的示范，请同学们来自行解决 5.1 节的例 2 和例 4，求解过程附在下方，同学们一定要先动手求解，再核对答案哦.

例 20　由 5.1 节中例 2 得，某细菌的繁殖规律满足等式 $\dfrac{\mathrm{d}N(t)}{\mathrm{d}t} = kN(t)$，已知在 $t = 0$ 时刻，细菌总数为 N，试求出该细菌的繁殖规律.

解　根据题意，将题目化简为初值问题

$$\begin{cases} \dfrac{\mathrm{d}N(t)}{\mathrm{d}t} = kN(t), \\ N(0) = N, \end{cases}$$

先求通解，分离变量，得

$$\frac{\mathrm{d}N(t)}{N(t)} = k\mathrm{d}t \ ,$$

对上式的两边同时积分一次，得

$$\int \frac{\mathrm{d}N(t)}{N(t)} = \int k\mathrm{d}t ,$$

$$\ln N(t) = kt + C ,$$

化简并整理，得方程通解

$$N(t) = Ce^{kt} ,$$

将初始条件 $N(0) = N$ 代入通解中，得

$$N = Ce^{k \cdot 0} ,$$

$$C = N ,$$

将 $C = N$ 代入通解中，得到符合题意的特解

$$N(t) = Ne^{kt} ,$$

所以，该细菌的繁殖规律可以表示为 $N(t) = Ne^{kt}$.

例21 由5.1节中例4得，尸体温度随时间的变化规律满足等式 $\dfrac{\mathrm{d}T}{\mathrm{d}t} = -k(T-18)$，假设在 $t = 0$ 时刻，尸体体温为 $37℃$，尸体被发现时，尸体温度为 $20℃$，试求出尸体温度随时间的变化规律，并确定在比例系数 $k = 0.13$ 时的尸体死亡时间.

解 根据题意，将题目化简为初值问题

$$\begin{cases} \dfrac{\mathrm{d}T}{\mathrm{d}t} = -k(T-18), \\ T(0) = 37, \end{cases}$$

先求通解，分离变量，得

$$\frac{\mathrm{d}T}{T-18} = -k\mathrm{d}t ,$$

对上式的两边同时积分一次，得

$$\int \frac{\mathrm{d}T}{T-18} = \int (-k)\mathrm{d}t ,$$

$$\ln(T-18) = -kt + C ,$$

化简并整理，得方程通解

$$T = Ce^{-kt} + 18 ,$$

将初始条件 $T(0) = 37$ 代入通解中，得

$$37 = Ce^{-k \cdot 0} + 18 ,$$

$$C = 19 ,$$

将 $C = 19$ 代入通解中，得到符合题意的特解

$$T = 19e^{-kt} + 18 ,$$

所以，尸体温度随时间的变化规律为 $T = 19e^{-kt} + 18$，当 $T = 20$，$k = 0.13$ 时，

$$t = \frac{1}{0.13} \ln \frac{19}{2} \approx 17.3 ,$$

所以，尸体死亡时间约为 17.3 小时前.

以上是可分离变量的微分方程的全部内容，接下来，我们要对一些可以化简为可分离变量的微分方程进行讨论.

5.2.2 可化简为可分离变量的微分方程

在本节的 5.2.1 中，我们介绍了可分离变量的微分方程的解法. 如果微分方程可以化简为可分离变量的微分方程，那么我们就可以通过求解化简之后的可分离变量的微分方程来求解原方程的解. 接下来我们就对以下两种可化简为可分离变量的微分方程

$$\frac{\mathrm{d}y}{\mathrm{d}x} = f\left(\frac{y}{x}\right), \tag{5.13}$$

$$\frac{\mathrm{d}y}{\mathrm{d}x} = f(ax + by + c) \tag{5.14}$$

进行分析说明.

1. $\dfrac{\mathrm{d}y}{\mathrm{d}x} = f\left(\dfrac{y}{x}\right)$ 型微分方程

先观察微分方程(5.13)，方程的左侧是函数 y 的一阶导数 $\dfrac{\mathrm{d}y}{\mathrm{d}x}$，而方程的右侧可以看作变量 $\dfrac{y}{x}$ 的函数，那么我们试着用 u 替换 $\dfrac{y}{x}$，即令 $u = \dfrac{y}{x}$，看看微分方程(5.13)会有什么变化.

令 $u = \dfrac{y}{x}$，即 $y = ux$，则有

$$\frac{\mathrm{d}y}{\mathrm{d}x} = \frac{\mathrm{d}}{\mathrm{d}x}(ux) = x\frac{\mathrm{d}u}{\mathrm{d}x} + u, \tag{5.15}$$

将 $u = \dfrac{y}{x}$ 与式(5.15)代入微分方程(5.13)，可得

$$x\frac{\mathrm{d}u}{\mathrm{d}x} + u = f(u), \tag{5.16}$$

对式(5.16)做如下操作，得到式(5.17).

步骤 1 将变量 u 移到等式右侧，得 $x\dfrac{\mathrm{d}u}{\mathrm{d}x} = f(u) - u$；

步骤 2 上式两边同时乘以 $\dfrac{1}{x}$，得

$$\frac{\mathrm{d}u}{\mathrm{d}x} = \frac{1}{x}\big[f(u) - u\big]. \tag{5.17}$$

请同学们判断式(5.17)是什么类型的微分方程. 没错!式(5.17)就是一个关于 u 和 x 的可分离变量的微分方程，在本节 5.2.1 中已经介绍过求解可分离变量的微分

方程的方法，因此，我们只需要先求出式(5.17)的通解，再将 $u = \dfrac{y}{x}$ 回代到通解中

即可得到微分方程(5.13)的通解. 也就是说，求解 $\dfrac{\mathrm{d}y}{\mathrm{d}x} = f\left(\dfrac{y}{x}\right)$ 型微分方程，相当于

求解一个可分离变量的微分方程，对于可分离变量的微分方程的求解方法，我们

已经很熟悉了，所以对于如何书写 $\dfrac{\mathrm{d}y}{\mathrm{d}x} = f\left(\dfrac{y}{x}\right)$ 型微分方程的求解过程，我们举 4

个例题来说明即可.

例 22　求方程 $\dfrac{\mathrm{d}y}{\mathrm{d}x} = \dfrac{x+3y}{x}$ 的通解.

【分析】 对方程的右侧进行化简，得

$$\frac{x+3y}{x} = 1 + 3\frac{y}{x} ,$$

则原方程可以化简为 $\dfrac{\mathrm{d}y}{\mathrm{d}x} = 1 + 3\dfrac{y}{x}$ ，该方程符合 $\dfrac{\mathrm{d}y}{\mathrm{d}x} = f\left(\dfrac{y}{x}\right)$ 型微分方程的标准形

式，因此可以进行换元积分求解. 具体操作如下：

解　化简方程，得

$$\frac{\mathrm{d}y}{\mathrm{d}x} = \frac{x+3y}{x} = 1 + 3\frac{y}{x} ,$$

令 $u = \dfrac{y}{x}$ ，则有 $\dfrac{\mathrm{d}y}{\mathrm{d}x} = x\dfrac{\mathrm{d}u}{\mathrm{d}x} + u$ ，原方程可化简为

$$x\frac{\mathrm{d}u}{\mathrm{d}x} + u = 1 + 3u ,$$

移项并化简为可分离变量的微分方程，得

$$\frac{\mathrm{d}u}{\mathrm{d}x} = \frac{1}{x}\left(1+2u\right) ,$$

分离变量，得

$$\frac{1}{1+2u}\mathrm{d}u = \frac{1}{x}\mathrm{d}x ,$$

对上式的两边同时积分一次，得

$$\int \frac{1}{1+2u}\mathrm{d}u = \int \frac{1}{x}\mathrm{d}x ,$$

$$\frac{1}{2}\ln|1+2u| = \ln|x| + \ln C_1 ,$$

$$\frac{1}{2}\ln|1+2u| = \ln C_1|x| ,$$

$$\ln\sqrt{|1+2u|} = \ln C_1 x ,$$

$$|1+2u| = (C_1 x)^2 ,$$

$$1 + 2u = \pm C_1^2 x^2 ,$$

令 $C = \pm C_1^2$ ，化简并整理，得方程通解

$$1 + 2u = Cx^2 ,$$

将 $u = \dfrac{y}{x}$ 回代到上式，并化简后，得到原方程的通解

$$y = Cx^3 - \frac{1}{2} x .$$

例 23 求方程 $\dfrac{\mathrm{d}y}{\mathrm{d}x} = \dfrac{x^2 + y^2}{xy}$ 符合初始条件 $y|_{x=1} = 2$ 的特解.

【分析】当例 23 的微分方程出现在面前时，相信同学们的第一感觉就是：这个方程应该可以化简一下，没错！我们就来试着化简例 23 的微分方程.

化简原方程，得

$$\frac{\mathrm{d}y}{\mathrm{d}x} = \frac{x^2 + y^2}{xy} = \frac{x}{y} + \frac{y}{x} ,$$

令 $u = \dfrac{y}{x}$ ，则原方程可写成

$$x \frac{\mathrm{d}u}{\mathrm{d}x} + u = u + \frac{1}{u} ,$$

化简整理，得

$$\frac{\mathrm{d}u}{\mathrm{d}x} = \frac{1}{x} \cdot \frac{1}{u} ,$$

上式是典型的可分离变量的微分方程，相信同学们可以自行求解. 我们将求解过程写在下方作为参考.

解　令 $u = \dfrac{y}{x}$ ，则原方程可写成

$$x \frac{\mathrm{d}u}{\mathrm{d}x} + u = u + \frac{1}{u} ,$$

化简，得

$$\frac{\mathrm{d}u}{\mathrm{d}x} = \frac{1}{x} \cdot \frac{1}{u} ,$$

分离变量，得

$$u \mathrm{d}u = \frac{1}{x} \mathrm{d}x ,$$

对上式的两边同时积分一次，得

$$\int u \mathrm{d}u = \int \frac{1}{x} \mathrm{d}x ,$$

$$\frac{1}{2} u^2 = \ln|x| + C ,$$

化简并整理，得方程通解

$$u^2 = \ln x^2 + C，$$

将 $u = \dfrac{y}{x}$ 回代到上式，化简后，得到原方程的通解

$$y^2 = x^2 \left(\ln x^2 + C \right)，$$

将初始条件 $y|_{x=1} = 2$ 代入原方程的通解，得

$$2^2 = 1^2 \left(\ln 1^2 + C \right)，$$

$$C = 4，$$

将 $C = 4$ 代入通解中，得到符合题意的特解

$$y^2 = x^2 \left(\ln x^2 + 4 \right).$$

例 22 和例 23 是典型的求解 $\dfrac{\mathrm{d}y}{\mathrm{d}x} = f\left(\dfrac{y}{x} \right)$ 型微分方程的通解和特解的例题，不知道同学们领悟得如何，接下来的例 24、例 25 需要同学们自己动手做一做.

例 24　求方程 $xy' - y = x\mathrm{e}^{-\frac{y}{x}}$ 的通解.

解　该方程可化简为

$$\frac{\mathrm{d}y}{\mathrm{d}x} = \frac{y}{x} + \mathrm{e}^{-\frac{y}{x}}，$$

令 $u = \dfrac{y}{x}$，则原方程可化简为

$$x\frac{\mathrm{d}u}{\mathrm{d}x} = \mathrm{e}^{-u}，$$

分离变量，得

$$\mathrm{e}^u \mathrm{d}u = \frac{1}{x} \mathrm{d}x，$$

两边同时积分一次，得

$$\int \mathrm{e}^u \mathrm{d}u = \int \frac{1}{x} \mathrm{d}x，$$

$$\mathrm{e}^u = \ln|x| + C，$$

化简并整理，得方程通解

$$\mathrm{e}^u = \ln|Cx|，$$

将 $u = \dfrac{y}{x}$ 回代到上式，并化简后，得到原方程的通解

$$\mathrm{e}^{\frac{y}{x}} = \ln|Cx|.$$

例 25　求解方程 $xy' = x + y$ 满足初始条件 $y|_{x=1} = 0$ 的特解.

解 该方程可化简为

$$\frac{dy}{dx} = 1 + \frac{y}{x} \ ,$$

令 $u = \dfrac{y}{x}$ ，则原方程可改写为

$$x\frac{du}{dx} = 1 \ ,$$

分离变量，得

$$du = \frac{1}{x}dx \ ,$$

对上式两端同时积分一次，得

$$\int du = \int \frac{1}{x}dx \ ,$$

$$u = \ln|x| + C \ ,$$

$$e^u = Cx \ ,$$

将 $u = \dfrac{y}{x}$ 代回上式，得原方程的通解为

$$e^{\frac{y}{x}} = Cx \ ,$$

将初始条件 $y\big|_{x=1} = 0$ 代入原方程的通解中，得

$$e^{\frac{0}{1}} = C \cdot 1 \ ,$$

$$C = 1 \ ,$$

将 $C = 1$ 代入通解中，可得原方程满足初始条件 $y\big|_{x=1} = 0$ 的特解为

$$e^{\frac{y}{x}} = x \ .$$

以上是 $\dfrac{dy}{dx} = f\left(\dfrac{y}{x}\right)$ 型微分方程的全部内容，接下来我们将讨论第二种可化简为可分离变量的微分方程.

2. $\dfrac{dy}{dx} = f(ax + by + c)$ 型微分方程

先观察微分方程(5.14)，即 $\dfrac{dy}{dx} = f(ax + by + c)$ ，方程的左侧是函数 y 的一阶导数 $\dfrac{dy}{dx}$ ，而方程的右侧可以看作变量 $ax + by + c$ 的函数，那么我们试着用 u 替换 $ax + by + c$ ，即令 $u = ax + by + c$ ，看看微分方程(5.14)会有什么变化.

令 $u = ax + by + c$ ，即 $y = \dfrac{u - ax - c}{b}$ ，则有

$$\frac{dy}{dx} = \frac{d}{dx}\left(\frac{u - ax - c}{b}\right) = \frac{1}{b}\left(\frac{du}{dx} - a\right), \tag{5.18}$$

将 $u = ax + by + c$ 与式(5.18)代入微分方程(5.14)，可得

$$\frac{1}{b}\left(\frac{du}{dx} - a\right) = f(u), \tag{5.19}$$

对式(5.19)做如下操作，得到式(5.20)：

步骤 1　等式两侧同时乘以常数 b，得 $\dfrac{du}{dx} - a = bf(u)$；

步骤 2　将 a 移到等式右侧，得

$$\frac{du}{dx} = a + bf(u), \tag{5.20}$$

我们惊喜地发现，式(5.20)也是可分离变量的微分方程，接下来，我们只需要先求出式(5.20)的通解，再将 $u = ax + by + c$ 回代到通解中即可得到原微分方程(5.14)的通解. 下面我们利用两个例题来说明.

例 26　求方程 $\dfrac{dy}{dx} = (x - y + 1)^2$ 的通解.

【分析】对照方程 $\dfrac{dy}{dx} = f(ax + by + c)$，可知 $a = 1, b = -1, c = 1$，令 $u = x - y + 1$，则原方程可以化简为 $\dfrac{du}{dx} = 1 - u^2$，化简后的方程符合可分离变量的标准形式，因此可以进行换元积分求解. 具体操作如下：

解　令 $u = x - y + 1$，则原方程可化简为

$$\frac{du}{dx} = 1 - u^2,$$

分离变量，得

$$\frac{1}{1 - u^2}\,du = dx,$$

对上式的两边同时积分一次，得

$$\int \frac{1}{1 - u^2}\,du = \int dx,$$

$$-\frac{1}{2}\ln\left|\frac{u - 1}{u + 1}\right| = x + C,$$

化简并整理，得方程通解

$$u = \frac{2}{1 - Ce^{-2x}} - 1,$$

将 $u = x - y + 1$ 回代到上式，并化简后，得到原方程的通解

$$y = x + 2 - \frac{2}{1 - Ce^{-2x}}.$$

例 27 求解方程 $y' = 3x + y + 1$ 满足初始条件 $y|_{x=0} = 1$ 的特解.

解 令 $u = 3x + y + 1$，则原方程可化简为

$$\frac{\mathrm{d}u}{\mathrm{d}x} = u + 3 ,$$

分离变量，得

$$\frac{1}{u+3} \mathrm{d}u = \mathrm{d}x ,$$

对上式的两边同时积分一次，得

$$\int \frac{1}{u+3} \mathrm{d}u = \int \mathrm{d}x ,$$

$$\ln(u+3) = x + C_1 ,$$

$$u + 3 = \mathrm{e}^{x+C_1} = \mathrm{e}^{C_1}\mathrm{e}^x ,$$

令 $C = \mathrm{e}^{C_1}$，化简上式，得

$$u + 3 = C\mathrm{e}^x ,$$

将 $u = 3x + y + 1$ 代回上式，即得原方程的通解为

$$3x + y + 4 = C\mathrm{e}^x ,$$

将初始条件 $y|_{x=0} = 1$ 代入上式，得

$$3 \times 0 + 1 + 4 = C\mathrm{e}^0 ,$$

$$C = 5 ,$$

将 $C = 5$ 代入原方程的通解中，则原方程满足初始条件 $y|_{x=0} = 1$ 的特解为

$$3x + y + 4 = 5\mathrm{e}^x .$$

一般来讲，求解过程中原函数若出现对数函数时，去掉绝对值符号除了可以不影响最后结果之外，还可以简化运算；同样，如果将任意常数 C 写成 $\ln C$ 的形式，也可以达到这两种效果. 比如此例题中对于

$$\ln(u+3) = x + C_1$$

可以改写成

$$\ln(u+3) = x + \ln C ,$$

则有

$$u + 3 = C\mathrm{e}^x$$

与上述结果一致.

以上是可化为可分离变量的微分方程的全部内容. 除了分离变量的求解方法之外，还有没有其他求解微分方程的方法呢？接下来，我们将讨论一种新的一阶微分方程——一阶线性微分方程.

5.2.3 一阶线性微分方程

一阶线性微分方程是一阶微分方程的重要组成部分，我们先给出一阶线性微

分方程的定义.

定义 9　若一阶微分方程可化简为如下形式

$$\frac{\mathrm{d}y}{\mathrm{d}x} + P(x)y = Q(x),$$

则称该一阶微分方程为**一阶线性微分方程**. 若 $Q(x) \equiv 0$ ，则该方程为**一阶线性齐次微分方程**；若 $Q(x) \neq 0$ ，则该方程为**一阶线性非齐次微分方程**.

上面的定义 9 给出了齐次与非齐次两种类型的一阶线性微分方程的标准形式，接下来，我们逐一探讨这两种类型微分方程的求解方法.

1. 一阶线性齐次微分方程

一阶线性齐次微分方程的标准形式为

$$\frac{\mathrm{d}y}{\mathrm{d}x} + P(x)y = 0. \tag{5.21}$$

观察式(5.21)，同学们有没有觉得很眼熟？其实通过移项，式(5.21)可以化简为可分离变量的微分方程，也就是我们学习的第一种类型的微分方程，此时你是不是有一种恍然大悟的感觉呢？接下来，我们就按照可分离变量的微分方程的求解方法对式(5.21)进行求解吧. 具体操作如下：

步骤 1　将 $P(x)y$ 移到等式右侧，得 $\dfrac{\mathrm{d}y}{\mathrm{d}x} = -P(x)y$ ；

步骤 2　分离变量，得 $\dfrac{1}{y}\mathrm{d}y = -P(x)\mathrm{d}x$ ；

步骤 3　对上式两端积分，得 $\displaystyle\int \frac{1}{y}\mathrm{d}y = -\int P(x)\mathrm{d}x \Rightarrow \ln|y| = -\int P(x)\mathrm{d}x + C$ ，

其中 $\displaystyle\int P(x)\mathrm{d}x$ 表示 $P(x)$ 的一个原函数.

其实步骤 3 中的式子已经是一阶线性微分方程的通解了，但是形式不够简练和美观，所以我们继续化简这个式子，将它写成我们常见的形式.

步骤 4　两边取以 e 为底的指数，得

$$y = C\mathrm{e}^{-\int P(x)\mathrm{d}x}. \tag{5.22}$$

式(5.22)就是一阶线性齐次微分方程(5.21)的通解公式. 利用通解公式，我们可以轻易写出任意一个一阶线性齐次微分方程的通解. 那么我们该如何操作呢？观察通解公式(5.22)可知，想要写出一阶线性齐次微分方程通解，只需要两步，首先对应一阶线性齐次微分方程的标准形式找出 $P(x)$ ，其次求出 $P(x)$ 的一个原函数并代入通解公式即可.

一阶线性齐次微分方程的求解过程总结如下：

一阶线性齐次微分方程 $\dfrac{\mathrm{d}y}{\mathrm{d}x} + P(x)y = 0$ 的求解步骤：

步骤 1 对照标准形式，找出 $P(x)$；

步骤 2 求出 $P(x)$ 的一个原函数 $\int P(x)\mathrm{d}x$；

步骤 3 代入通解公式 $y = Ce^{-\int P(x)\mathrm{d}x}$，整理得出结果．

接下来，我们一起来按照步骤练习一下吧．

例 28 求解方程 $y' + 2xy = 0$ 的通解．

【分析】根据一阶线性齐次微分方程的标准形式，本例题的 $P(x) = 2x$，找出 $P(x) = 2x$ 的一个原函数，再将这个原函数代入通解公式就可以得到本例题的通解．具体操作如下：

解 由题知，$P(x) = 2x$，则有

$$\int P(x)\mathrm{d}x = \int 2x\mathrm{d}x = x^2,$$

这里只需要取 $P(x)$ 的一个原函数即可，故不添加任意常数，代入通解公式，得到通解

$$y = Ce^{-\int P(x)\mathrm{d}x} = Ce^{-x^2}.$$

上面这个例题很清晰地展示出如何利用通解公式来求解一阶线性齐次微分方程，下面我们来看看如何求一阶线性齐次微分方程的特解．

例 29 求解方程 $\dfrac{\mathrm{d}y}{\mathrm{d}x} = \dfrac{y}{x}$ 满足初始条件 $y\big|_{x=1} = -2$ 的特解．

【分析】看到本题的方程，它并不是一个标准形式的一阶线性齐次微分方程，所以需要先把它化简为一阶线性齐次微分方程的标准形式，再找出 $P(x)$，之后按照求解步骤找出通解，最后代入初始条件，得到符合条件的特解．具体操作如下：

解 化简原方程，得

$$\frac{\mathrm{d}y}{\mathrm{d}x} - \frac{1}{x}y = 0,$$

对照标准形式，得

$$P(x) = -\frac{1}{x},$$

$$\int P(x)\mathrm{d}x = \int\left(-\frac{1}{x}\right)\mathrm{d}x = -\ln x,$$

代入通解公式，得到通解

$$y = Ce^{-\int P(x)\mathrm{d}x} = Ce^{-(-\ln x)} = Ce^{\ln x} = Cx,$$

将初始条件 $y\big|_{x=1} = -2$ 代入通解，得

$$-2 = C \cdot 1,$$

$$C = -2 ,$$

将 $C = -2$ 代入原方程的通解中，则方程满足初始条件 $y|_{x=1} = -2$ 的特解为

$$y = -2x .$$

按照求解步骤来求解一阶线性齐次微分方程是不是很简单呢？接下来，需要同学们根据求解步骤来做一些练习.

例 30　求解方程 $y' + \mathrm{e}^x y = 0$ 的通解.

解　由题知，$P(x) = \mathrm{e}^x$，则有

$$\int P(x)\mathrm{d}x = \int \mathrm{e}^x \mathrm{d}x = \mathrm{e}^x ,$$

代入通解公式，得到通解

$$y = C\mathrm{e}^{-\int P(x)\mathrm{d}x} = C\mathrm{e}^{-\mathrm{e}^x} .$$

例 31　求解方程 $y' + y\cos x = 0$ 符合初始条件 $y|_{x=0} = 1$ 的特解.

解　对照标准形式，得

$$P(x) = \cos x ,$$

$$\int P(x)\mathrm{d}x = \int \cos x\mathrm{d}x = \sin x ,$$

代入通解公式，得到通解

$$y = C\mathrm{e}^{-\int P(x)\mathrm{d}x} = C\mathrm{e}^{-\sin x} ,$$

将初始条件 $y|_{x=0} = 1$ 代入通解，得

$$1 = C\mathrm{e}^{-\sin 0} ,$$

$$C = 1 ,$$

将 $C = 1$ 代入原方程的通解中，则方程满足初始条件 $y|_{x=0} = 1$ 的特解为

$$y = \mathrm{e}^{-\sin x} .$$

上述内容介绍了一阶线性齐次微分方程的求解方法，接下来，加深难度，一起讨论一阶线性非齐次微分方程的求解方法.

2. 一阶线性非齐次微分方程

一阶线性非齐次微分方程的标准形式为

$$\frac{\mathrm{d}y}{\mathrm{d}x} + P(x)y = Q(x). \tag{5.23}$$

观察式(5.23)可知，此式的右侧是关于自变量 x 的函数 $Q(x)$，也就是说，如果一个微分方程是一阶线性非齐次微分方程，那么这个方程化简成一阶线性非齐次微分方程的标准形式之后，等式右侧只能有 x，不能含有 y 等其他变量. 下面我们通过两个例题来说明如何找到 $P(x)$ 和 $Q(x)$.

例 32　找出下列一阶线性非齐次微分方程中的 $P(x)$ 和 $Q(x)$：

$(1)\dfrac{\mathrm{d}y}{\mathrm{d}x} = \dfrac{\sin x - y}{x}$ ；　　　　　　$(2)\dfrac{\mathrm{d}y}{\mathrm{d}x} = \dfrac{1 + xy}{1 + x}$ ；

(3) $y' + y = \mathrm{e}^{-x}\cos x$; (4) $xy' + 2y = x\mathrm{e}^{x^3}$.

【分析】想要找到一阶线性非齐次微分方程中的 $P(x)$ 和 $Q(x)$ ，需要先把微分方程化简为一阶线性非齐次微分方程的标准形式，然后对照 $\dfrac{\mathrm{d}y}{\mathrm{d}x} + P(x)y = Q(x)$ 找出 $P(x)$ 和 $Q(x)$.

解 (1)化简等式的右侧，得

$$\frac{\mathrm{d}y}{\mathrm{d}x} = \frac{\sin x}{x} - \frac{y}{x},$$

将 $-\dfrac{y}{x}$ 移到等式左侧，得

$$\frac{\mathrm{d}y}{\mathrm{d}x} + \frac{y}{x} = \frac{\sin x}{x},$$

将 $\dfrac{y}{x}$ 写成乘积形式，得

$$\frac{\mathrm{d}y}{\mathrm{d}x} + \frac{1}{x}y = \frac{\sin x}{x},$$

上式就是标准形式的一阶线性非齐次微分方程，对照 $\dfrac{\mathrm{d}y}{\mathrm{d}x} + P(x)y = Q(x)$ 可得

$$P(x) = \frac{1}{x}, \quad Q(x) = \frac{\sin x}{x}.$$

(2)化简等式的右侧，得

$$\frac{\mathrm{d}y}{\mathrm{d}x} = \frac{1 + xy}{1 + x} = \frac{1}{1 + x} + \frac{xy}{1 + x},$$

将 $\dfrac{xy}{1 + x}$ 移到等式左侧，得

$$\frac{\mathrm{d}y}{\mathrm{d}x} - \frac{xy}{1 + x} = \frac{1}{1 + x},$$

将 $\dfrac{xy}{1 + x}$ 写成乘积形式，得

$$\frac{\mathrm{d}y}{\mathrm{d}x} - \frac{x}{1 + x}y = \frac{1}{1 + x},$$

上式就是标准形式的一阶线性非齐次微分方程，对照 $\dfrac{\mathrm{d}y}{\mathrm{d}x} + P(x)y = Q(x)$ 可得

$$P(x) = -\frac{x}{1 + x}, \quad Q(x) = \frac{1}{1 + x}.$$

(3)方程 $y' + y = \mathrm{e}^{-x}\cos x$ 中的 y' 是 $\dfrac{\mathrm{d}y}{\mathrm{d}x}$ 的另一种表示方法，所以该方程已经是标准形式的一阶线性非齐次微分方程了，可以直接对照 $\dfrac{\mathrm{d}y}{\mathrm{d}x} + P(x)y = Q(x)$ 得到

$$P(x) = 1, \quad Q(x) = \mathrm{e}^{-x}\cos x.$$

(4)将 y' 写成 $\dfrac{\mathrm{d}y}{\mathrm{d}x}$，得

$$x\frac{\mathrm{d}y}{\mathrm{d}x}+2y=x\mathrm{e}^{x^3},$$

等式两侧同时除以 x，得

$$\frac{\mathrm{d}y}{\mathrm{d}x}+\frac{2}{x}y=\mathrm{e}^{x^3},$$

上式是标准形式的一阶线性非齐次微分方程，对照 $\dfrac{\mathrm{d}y}{\mathrm{d}x}+P(x)y=Q(x)$ 可得

$$P(x)=\frac{2}{x},\quad Q(x)=\mathrm{e}^{x^3}.$$

当我们能够轻松找到一阶线性非齐次微分方程的 $P(x)$ 和 $Q(x)$ 之后，那么求解方程的通解就变得特别简单，这是因为求解一阶线性非齐次微分方程可以套用通解公式，下面我们就来推导一阶线性非齐次微分方程的通解公式.

例 33　推导一阶线性非齐次微分方程 $\dfrac{\mathrm{d}y}{\mathrm{d}x}+P(x)y=Q(x)$ 的通解公式.

【提示】推导过程有些长，要有耐心呀！

第 1 步　将 $P(x)y$ 移到等式右侧，得 $\dfrac{\mathrm{d}y}{\mathrm{d}x}=Q(x)-P(x)y$；

第 2 步　将 $\mathrm{d}x$ 乘到等式右侧，得 $\mathrm{d}y=Q(x)\mathrm{d}x-P(x)y\mathrm{d}x$；

第 3 步　上式两边同时除以 y，得 $\dfrac{1}{y}\mathrm{d}y=\dfrac{Q(x)}{y}\mathrm{d}x-P(x)\mathrm{d}x$；

第 4 步　对上式两端同时积分一次，得 $\displaystyle\int\frac{1}{y}\mathrm{d}y=\int\frac{Q(x)}{y}\mathrm{d}x-\int P(x)\mathrm{d}x$；

第 5 步　求出上式左侧，得 $\ln|y|=\displaystyle\int\frac{Q(x)}{y}\mathrm{d}x-\int P(x)\mathrm{d}x$；

第 6 步　等式两边同时取以 e 为底的指数，得 $y=\pm\mathrm{e}^{\int\frac{Q(x)}{y}\mathrm{d}x}\cdot\mathrm{e}^{-\int P(x)\mathrm{d}x}$，为了书写方便，可令 $\varphi(x)=\pm\mathrm{e}^{\int\frac{Q(x)}{y}\mathrm{d}x}$，则有

$$y=\varphi(x)\mathrm{e}^{-\int P(x)\mathrm{d}x}; \tag{5.24}$$

第 7 步　对 $y=\varphi(x)\mathrm{e}^{-\int P(x)\mathrm{d}x}$ 两端求导，得

$$y'=\varphi'(x)\mathrm{e}^{-\int P(x)\mathrm{d}x}-P(x)\varphi(x)\mathrm{e}^{-\int P(x)\mathrm{d}x}; \tag{5.25}$$

第 8 步　将式(5.24)和式(5.25)代入原方程中，得

$$Q(x)=\varphi'(x)\mathrm{e}^{-\int P(x)\mathrm{d}x}=\frac{\varphi'(x)}{\mathrm{e}^{\int P(x)\mathrm{d}x}};$$

第 9 步　上式两端同时乘以 $\mathrm{e}^{\int P(x)\mathrm{d}x}$，得

$$\varphi'(x) = Q(x)\mathrm{e}^{\int P(x)\mathrm{d}x} ;$$

第 10 步 对上式两边积分，得

$$\varphi(x) = \int Q(x)\mathrm{e}^{\int P(x)\mathrm{d}x}\,\mathrm{d}x + C , \tag{5.26}$$

其中 C 为任意常数；

第 11 步 将式(5.26)代入式(5.24)，得到一阶非齐次线性微分方程的通解公式

$$y = C\mathrm{e}^{-\int P(x)\mathrm{d}x} + \mathrm{e}^{-\int P(x)\mathrm{d}x}\int Q(x)\mathrm{e}^{\int P(x)\mathrm{d}x}\,\mathrm{d}x , \tag{5.27}$$

这里 $\int Q(x)\mathrm{e}^{\int P(x)\mathrm{d}x}\,\mathrm{d}x$ 指的是 $Q(x)\mathrm{e}^{\int P(x)\mathrm{d}x}$ 的一个原函数.

【说明】 对比式(5.24)与式(5.22)可以发现：如果令 $\varphi(x) = C$ ，则式(5.24)就变成了式(5.22)，也就是说，在推导一阶线性非齐次微分方程的通解的过程中，我们将一阶线性非齐次微分方程对应的齐次方程通解中的任意常数 C 换成了待定函数 $\varphi(x)$ ，再通过寻找待定函数 $\varphi(x)$ 来确定一阶线性非齐次微分方程的通解，这种改变任意常数的求解方法被称为**常数变易法**. 同学们在做题时，既可以直接套用通解公式求解，也可以利用**常数变易法**推导求解. 我们将一阶线性非齐次微分方程的求解过程总结如下：

> 一阶线性非齐次微分方程 $\dfrac{\mathrm{d}y}{\mathrm{d}x} + P(x)y = Q(x)$ 的求解步骤：
>
> **步骤 1** 对照标准形式，找出 $P(x)$ 和 $Q(x)$ ；
>
> **步骤 2** 求出 $P(x)$ 的一个原函数 $\int P(x)\mathrm{d}x$ ；
>
> **步骤 3** 求出 $Q(x)\mathrm{e}^{\int P(x)\mathrm{d}x}$ 的一个原函数 $\int Q(x)\mathrm{e}^{\int P(x)\mathrm{d}x}\,\mathrm{d}x$ ；
>
> **步骤 4** 代入通解公式(5.27)，整理得出结果.

从求解步骤我们可以看出，求解一阶线性非齐次微分方程，最重要的就是找出 $P(x)$ 和 $Q(x)$ ，所以现在还不知道怎么找 $P(x)$ 和 $Q(x)$ 的同学请回看例 32，好好理解一下如何找到 $P(x)$ 和 $Q(x)$. 而已经掌握如何寻找 $P(x)$ 和 $Q(x)$ 的同学，请按照求解步骤练习如何求解一阶线性非齐次微分方程吧.

例 34 求解方程 $\dfrac{\mathrm{d}y}{\mathrm{d}x} + \dfrac{y}{x} = \mathrm{e}^{-x}$ 的通解.

【分析】 按照求解步骤，想要求本例题的通解，就要找到 $P(x)$ 和 $Q(x)$ ，然后再代入通解公式中求出方程的通解. 具体操作如下：

解 将 $\dfrac{y}{x}$ 写成乘积的形式，得

$$\frac{\mathrm{d}y}{\mathrm{d}x} + \frac{1}{x}y = \mathrm{e}^{-x} ,$$

对照一阶线性非齐次微分方程的标准形式，得

$$P(x)=\frac{1}{x}, \quad Q(x)=\mathrm{e}^{-x},$$

找出 $P(x)=\frac{1}{x}$ 的一个原函数，得

$$\int P(x)\mathrm{d}x=\int\frac{1}{x}\mathrm{d}x=\ln x,$$

找出 $Q(x)\mathrm{e}^{\int P(x)\mathrm{d}x}=\mathrm{e}^{-x}\mathrm{e}^{\ln x}=x\mathrm{e}^{-x}$ 的一个原函数，得

$$\int Q(x)\mathrm{e}^{\int P(x)\mathrm{d}x}\mathrm{d}x=\int x\mathrm{e}^{-x}\mathrm{d}x=-\mathrm{e}^{-x}(x+1),$$

上式的计算利用了分部积分法.

将以上原函数代入通解公式，得原方程的通解

$$y=C\mathrm{e}^{-\int P(x)\mathrm{d}x}+\mathrm{e}^{-\int P(x)\mathrm{d}x}\int Q(x)\mathrm{e}^{\int P(x)\mathrm{d}x}\,\mathrm{d}x=C\mathrm{e}^{-\ln x}+\mathrm{e}^{-\ln x}\left[-\mathrm{e}^{-x}(x+1)\right],$$

化简，得通解为

$$y=\frac{C}{x}-\frac{x+1}{x}\mathrm{e}^{-x}.$$

例 35　求解方程 $y'-2y=2\mathrm{e}^x$ 符合初始条件 $y|_{x=1}=2$ 的特解.

【分析】想要求出符合初始条件的特解，就需要按照求解步骤，得到通解，然后将初始条件代入通解中，确定任意常数的数值，最后将任意常数的数值回代入通解中，便可得到符合初始条件的特解. 按照这个思路，我们将本题的求解过程写在下面.

解　将 y' 写成 $\dfrac{\mathrm{d}y}{\mathrm{d}x}$，得到一阶线性非齐次微分方程的标准形式

$$\frac{\mathrm{d}y}{\mathrm{d}x}-2y=2\mathrm{e}^x,$$

对照一阶线性非齐次微分方程的标准形式，得

$$P(x)=-2, \quad Q(x)=2\mathrm{e}^x,$$

找出 $P(x)=-2$ 的一个原函数，得

$$\int P(x)\mathrm{d}x=\int(-2)\mathrm{d}x=-2x,$$

找出 $Q(x)\mathrm{e}^{\int P(x)\mathrm{d}x}=2\mathrm{e}^x\mathrm{e}^{-2x}=2\mathrm{e}^{-x}$ 的一个原函数，得

$$\int Q(x)\mathrm{e}^{\int P(x)\mathrm{d}x}\mathrm{d}x=\int 2\mathrm{e}^{-x}\mathrm{d}x=-2\mathrm{e}^{-x},$$

将以上原函数代入通解公式，得原方程的通解

$$y=C\mathrm{e}^{-\int P(x)\mathrm{d}x}+\mathrm{e}^{-\int P(x)\mathrm{d}x}\int Q(x)\mathrm{e}^{\int P(x)\mathrm{d}x}\,\mathrm{d}x=C\mathrm{e}^{-(-2x)}+\mathrm{e}^{-(-2x)}\left(-2\mathrm{e}^{-x}\right)=C\mathrm{e}^{2x}-2\mathrm{e}^x.$$

将初始条件 $y|_{x=1}=2$ 代入通解中，得

$$2=C\mathrm{e}^{2\cdot1}-2\mathrm{e}^1,$$

$$C = \frac{2e + 2}{e^2} ,$$

将 $C = \frac{2e + 2}{e^2}$ 代入原方程的通解中，则原方程满足初始条件 $y\big|_{x=1} = 2$ 的特解为

$$y = \frac{2e + 2}{e^2} e^{2x} - 2e^x = 2(e + 1)e^{2x - 2} - 2e^x .$$

以上两个例题分别示范了求一阶线性非齐次微分方程的通解与特解的过程，通过这两个例题可以清楚地发现，求解一阶线性非齐次微分方程并不是特别难的事情，同学们只需要耐心又细心地逐步求解就可以了，下面的两个例题留给同学们自行完成.

例 36   求解方程 $\dfrac{dy}{dx} + \dfrac{3y}{x} = x$ 的通解.

解   对照一阶线性非齐次微分方程的标准形式，得

$$P(x) = \frac{3}{x} , \quad Q(x) = x ,$$

找出 $P(x) = \dfrac{3}{x}$ 的一个原函数，得

$$\int P(x)dx = \int \frac{3}{x}dx = 3\ln x ,$$

找出 $Q(x)e^{\int P(x)dx} = xe^{3\ln x} = x^4$ 的一个原函数，得

$$\int Q(x)e^{\int P(x)dx}dx = \int x^4 dx = \frac{1}{5}x^5 ,$$

将以上原函数代入通解公式，

$$y = Ce^{-\int P(x)dx} + e^{-\int P(x)dx}\int Q(x)e^{\int P(x)dx}dx = Ce^{-3\ln x} + e^{-3\ln x}\left(\frac{1}{5}x^5\right) ,$$

化简，得原方程的通解

$$y = \frac{C}{x^3} + \frac{x^2}{5} .$$

例 37   求解方程 $\dfrac{dy}{dx} + xy = 2x$ 符合初始条件 $y\big|_{x=0} = 3$ 的特解.

解   对照一阶线性非齐次微分方程的标准形式，得

$$P(x) = x , \quad Q(x) = 2x ,$$

找出 $P(x) = x$ 的一个原函数，得

$$\int P(x)dx = \int xdx = \frac{1}{2}x^2 ,$$

找出 $Q(x)e^{\int P(x)dx} = 2xe^{\frac{1}{2}x^2}$ 的一个原函数，得

$$\int Q(x)e^{\int P(x)dx}dx = \int 2xe^{\frac{1}{2}x^2}dx = 2e^{\frac{1}{2}x^2} ,$$

将以上原函数代入通解公式，得原方程的通解

$$y = Ce^{-\int P(x)\mathrm{d}x} + e^{-\int P(x)\mathrm{d}x}\int Q(x)e^{\int P(x)\mathrm{d}x}\mathrm{d}x = Ce^{-\frac{1}{2}x^2} + e^{-\frac{1}{2}x^2}2e^{\frac{1}{2}x^2} = Ce^{-\frac{1}{2}x^2} + 2.$$

将初始条件 $y|_{x=0} = 3$ 代入通解中，得

$$3 = Ce^{-\frac{1}{2}\cdot 0^2} + 2,$$
$$C = 1,$$

将 $C = 1$ 代入原方程的通解中，则原方程满足初始条件 $y|_{x=0} = 3$ 的特解为

$$y = e^{-\frac{1}{2}x^2} + 2.$$

一阶线性微分方程有哪些实际应用呢？接下来我们通过一个例题给同学们介绍一下一阶线性微分方程的应用.

例 38 一名体重为 70kg 的成年人体内约有 5L 血液，其中含葡萄糖 2kg，某患者在住院期间，遵医嘱，以恒定速度 5ml/min 注入浓度为 5g/L 的葡萄糖溶液，随着葡萄糖溶液的注入，其中的葡萄糖也被转化为其他物质并以 2ml/min 的速度排出，试确定血液中葡萄糖含量与时间的关系.

【提示】 设患者体内中葡萄糖含量为 $y(t)$，则患者体内葡萄糖含量的变化率为 $\dfrac{\mathrm{d}y}{\mathrm{d}t}$，注入葡萄糖溶液中葡萄糖含量的变化率为

$$5\text{ml/min} \times 5\text{g/L} = 0.025\text{g/min} = 2.5\times10^{-5}\text{kg/min},$$

排出葡萄糖溶液中葡萄糖含量的变化率为

$$\frac{y}{5 + (0.005t - 0.002t)}\text{kg/L} \times 0.002\text{L/min} = \frac{0.002y}{5 + 0.003t}\text{kg/min},$$

可建立体内葡萄糖含量的初值问题

$$\begin{cases} \dfrac{\mathrm{d}y}{\mathrm{d}t} + \dfrac{0.002y}{5 + 0.003t} = 2.5\times10^{-5}, \\ y(0) = 2. \end{cases}$$

解 根据题意，可建立符合题意的初值问题

$$\begin{cases} \dfrac{\mathrm{d}y}{\mathrm{d}t} + \dfrac{0.002y}{5 + 0.003t} = 2.5\times10^{-5}, \\ y(0) = 2. \end{cases}$$

方程 $\dfrac{\mathrm{d}y}{\mathrm{d}t} + \dfrac{0.002y}{5 + 0.003t} = 2.5\times10^{-5}$ 是一阶线性非齐次微分方程，对照标准形式，得

$$P(t) = \frac{0.002}{5 + 0.003t}, \qquad Q(t) = 2.5\times10^{-5},$$

将 $P(t)$ 和 $Q(t)$ 代入通解公式 $y = Ce^{-\int P(t)\mathrm{d}t} + e^{-\int P(t)\mathrm{d}t}\int Q(t)e^{\int P(t)\mathrm{d}t}\mathrm{d}t$，得

$$\int P(t)\,\mathrm{d}t = \int \frac{0.002}{5+0.003t}\,\mathrm{d}t = \frac{2}{3}\ln(5+0.003t),$$

$$\int Q(t)\mathrm{e}^{\int P(t)\mathrm{d}t}\,\mathrm{d}t = \int 2.5\times10^{-5}\,\mathrm{e}^{\frac{2}{3}\ln(5+0.003t)}\,\mathrm{d}t = 0.005(5+0.003t)^{\frac{5}{3}},$$

代入方程通解，得

$$y = C(5+0.003t)^{-\frac{2}{3}} + 0.005(5+0.003t),$$

将初始条件 $y(0)=2$ 代入通解，得

$$2 = C\cdot 5^{-\frac{2}{3}} + 0.025,$$
$$C \approx 5.7$$

将 $C\approx5.7$ 代回方程通解，得符合题意的特解

$$y = 5.7(5+0.003t)^{-\frac{2}{3}} + 0.005(5+0.003t),$$

故血液中葡萄糖含量与时间的关系为 $y = 5.7(5+0.003t)^{-\frac{2}{3}} + 0.005(5+0.003t)$.

　　以上就是一阶微分方程的全部内容啦，现实生活中的问题要比我们的例题复杂得多，但是不论什么问题，都可以用相应的数学模型来诠释，而数学模型的建立需要同学们提高自身的观察力和对问题特点的抽象能力，所以解题不是目的，在解题过程中找到适合自己的思维方式和思考方法才是最重要的. 在 5.3 节中我们要分享的是二阶微分方程，请同学们拭目以待！

5.3　三种可降阶的二阶微分方程

　　从本节开始，我们将讨论二阶微分方程的求解方法. 之前我们用了很长的时间学习如何求解一阶微分方程，那么二阶微分方程要如何求解呢？我们知道如何求解一阶微分方程，也就是说，如果一个二阶微分方程能够化简成一阶微分方程，那么求解二阶微分方程就变得简单了. 接下来，让我们先来讨论三种可降阶的二阶微分方程的求解方法吧.

5.3.1　$y'' = f(x)$ 型微分方程

　　观察方程

$$y'' = f(x), \tag{5.28}$$

能够发现，此类方程的一端为未知函数 y 的二阶导数 y''，另一端是只包含自变量 x 的函数 $f(x)$. 这类方程要如何求解呢？其实只需要将方程(5.28)两侧同时积分一次，就会将原方程化简成一阶微分方程了，化为一阶微分方程后再积分就可求得原方程的通解，具体操作如下：

步骤 1 对方程(5.28)两端积分一次，得 $y' = \int y'' \mathrm{d}x = \int f(x)\mathrm{d}x + C_1$，其中 $\int f(x)\mathrm{d}x$ 表示 $f(x)$ 的一个原函数，C_1 是任意常数；

步骤 2 对上式两端再积分一次，得 $y = \int y' \mathrm{d}x = \int \left(\int f(x)\mathrm{d}x + C_1 \right) \mathrm{d}x$；

步骤 3 化简上式得到方程(5.28)的通解公式(5.29)：

$$y = \int \left(\int f(x)\mathrm{d}x \right) \mathrm{d}x + C_1 x + C_2, \tag{5.29}$$

其中 C_1, C_2 为两个相互独立的任意常数，$\int f(x)\mathrm{d}x$ 为 $f(x)$ 的一个原函数，$\int \left(\int f(x)\mathrm{d}x \right)\mathrm{d}x$ 为 $\int f(x)\mathrm{d}x$ 的一个原函数.

由上述操作，我们可以将求解 $y'' = f(x)$ 型微分方程的步骤总结如下：

> $y'' = f(x)$ 型微分方程的求解步骤：
> **步骤 1** 对方程两端积分一次，得 y'；
> **步骤 2** 对 y' 再积分一次，得到原方程的通解.

$y'' = f(x)$ 型方程的求解方法简单又直接,我们用三个例题来示范一下上述步骤.

例 39 求解方程 $y'' = x + \cos x$ 的通解.

【分析】方程是典型的 $y'' = f(x)$ 型微分方程，根据求解步骤，先对方程两端积分一次，得到 y'，再对 y' 积分一次，得到原方程的通解. 接下来将此方程的求解过程书写如下：

解 对方程两端积分一次，得

$$y' = \int y'' \mathrm{d}x = \int (x + \cos x)\mathrm{d}x = \frac{1}{2}x^2 + \sin x + C_1,$$

对上式积分一次，得原方程的通解

$$y = \int y' \mathrm{d}x = \int \left(\frac{1}{2}x^2 + \sin x + C_1 \right) \mathrm{d}x = \frac{1}{6}x^3 - \cos x + C_1 x + C_2.$$

例 40 求解方程 $x^3 y'' - 2x = 2$ 的通解.

【分析】看到这个方程时，同学们可能一时分不清方程的类型，那么我们就一步步去掉原方程的滤镜，具体操作如下：

第 1 步 将 $-2x$ 移到等式右侧，得 $x^3 y'' = 2 + 2x$；

第 2 步 上式两边同时除以 x^3，得 $y'' = \dfrac{2 + 2x}{x^3}$；

第 3 步 化简上式，得 $y'' = \dfrac{2}{x^3} + \dfrac{2}{x^2}$.

经过这样三步操作，方程就变成了 $y'' = f(x)$ 型微分方程的标准形式，接着我们可以通过两次积分得到原方程的通解. 详细求解过程如下：

解 化简原方程为 $y'' = f(x)$ 型微分方程的标准形式，得

$$y'' = \frac{2}{x^3} + \frac{2}{x^2} ,$$

对上式两端积分一次，得

$$y' = \int y'' \mathrm{d}x = \int \left(\frac{2}{x^3} + \frac{2}{x^2} \right) \mathrm{d}x = -\frac{1}{x^2} - \frac{2}{x} + C_1 ,$$

对上式两端再积分一次，得

$$y = \int y' \mathrm{d}x = \int \left(-\frac{1}{x^2} - \frac{2}{x} + C_1 \right) \mathrm{d}x = \frac{1}{x} - 2\ln|x| + C_1 x + C_2 .$$

例 41 求解方程 $y'' = \sin x + \mathrm{e}^x$ 满足初始条件 $y\big|_{x=0} = 1$，$y\big|_{x=\pi} = 0$ 的特解.

【分析】本题的方程是典型的 $y'' = f(x)$ 型微分方程，所以求解该方程的特解要先求出它的通解，之后代入初始条件，求得符合初始条件的任意常数，再将任意常数反代回通解中得到符合条件的特解. 具体操作步骤如下.

解 对原方程两端积分一次，得

$$y' = \int y'' \mathrm{d}x = \int \left(\sin x + \mathrm{e}^x \right) \mathrm{d}x = -\cos x + \mathrm{e}^x + C_1 ,$$

对上式两端再积分一次，得到原方程的通解

$$y = \int y' \mathrm{d}x = \int \left(-\cos x + \mathrm{e}^x + C_1 \right) \mathrm{d}x = -\sin x + \mathrm{e}^x + C_1 x + C_2 .$$

将初始条件 $y\big|_{x=0} = 1$，$y\big|_{x=\pi} = 0$ 代入通解，得

$$\begin{cases} 1 = -\sin 0 + \mathrm{e}^0 + C_1 \cdot 0 + C_2, \\ 0 = -\sin \pi + \mathrm{e}^\pi + C_1 \cdot \pi + C_2 \end{cases} \Rightarrow \begin{cases} C_1 = -\dfrac{\mathrm{e}^\pi}{\pi}, \\ C_2 = 0, \end{cases}$$

将 $C_1 = -\dfrac{\mathrm{e}^\pi}{\pi}$，$C_2 = 0$ 代入通解，得到符合初始条件的特解 $y = -\sin x + \mathrm{e}^x - \dfrac{\mathrm{e}^\pi}{\pi} x$.

通过以上三个例题，相信同学们对如何求解 $y'' = f(x)$ 型微分方程有了深入的了解，接下来的例题留给同学们自行解决. 一定要先做完再核对答案哦.

例 42 求解方程 $y'' = 2x - \dfrac{1}{x^2}$ 满足初始条件 $y\big|_{x=1} = 0$，$y'\big|_{x=1} = 2$ 的特解.

解 对原方程两端积分一次，得

$$y' = \int y'' \mathrm{d}x = \int \left(2x - \frac{1}{x^2} \right) \mathrm{d}x = x^2 + \frac{1}{x} + C_1 ,$$

对上式两端再积分一次，得

$$y = \int y' \mathrm{d}x = \int \left(x^2 + \frac{1}{x} + C_1 \right) \mathrm{d}x = \frac{1}{3} x^3 + \ln|x| + C_1 x + C_2 ,$$

将初始条件 $y\big|_{x=1} = 0$，$y'\big|_{x=1} = 2$ 代入通解，得

$$\begin{cases} 0 = \dfrac{1}{3} \cdot 1^3 + \ln|1| + C_1 \cdot 1 + C_2, \\ 2 = 1^2 + \dfrac{1}{1} + C_1 \end{cases} \Rightarrow \begin{cases} C_1 = 0, \\ C_2 = -\dfrac{1}{3}, \end{cases}$$

将 $C_1 = 0$，$C_2 = -\dfrac{1}{3}$ 代回通解，得原方程符合初始条件的特解 $y = \dfrac{1}{3}x^3 + \ln|x| - \dfrac{1}{3}$.

5.3.2 $y'' = f(x, y')$ 型微分方程

用同样的方法，我们来分析 $y'' = f(x, y')$ 型微分方程. 观察方程

$$y'' = f(x, y'), \tag{5.30}$$

可知，此类方程的一端为未知函数 y 的二阶导数 y''，另一端为包含自变量 x 与未知函数 y 的一阶导数 y' 的函数 $f(x, y')$. 这类方程的求解可以用函数 $u(x)$ 替换一阶导数 y'，那么二阶导数 y'' 可以表示为 $u'(x)$，这样原方程就可以化简为一阶微分方程，再根据方程的类型来求解 $u(x)$，也就是 y'，最后对 $y' = u(x)$ 积分一次，得到原函数的通解. 具体操作如下：

步骤 1 令 $y' = u(x)$，则 $y'' = u'(x)$，故原方程(5.30)化简为 $u'(x) = f(x, u)$；

步骤 2 求解步骤 1 中的一阶方程 $u'(x) = f(x, u)$，得到一阶微分方程的解

$$u(x) = \varphi(x, C_1), \tag{5.31}$$

【说明】式(5.31)就是未知函数 y 的一阶导数 y'，即

$$y' = u(x) = \varphi(x, C_1), \tag{5.32}$$

步骤 3 对式(5.32)的两端积分一次，得到原方程的通解

$$y = \int \varphi(x, C_1)\,\mathrm{d}x + C_2, \tag{5.33}$$

其中 C_1, C_2 是两个相互独立的任意常数，$\int \varphi(x, C_1)\mathrm{d}x$ 为 $\varphi(x, C_1)$ 的一个原函数.

根据上述操作，我们可以将求解 $y'' = f(x, y')$ 型微分方程的步骤概括如下：

$y'' = f(x, y')$ 型微分方程的求解步骤：

步骤 1 令 $y' = u(x)$，化简原方程为一阶微分方程 $u'(x) = f(x, u)$；

步骤 2 求解步骤 1 中的一阶微分方程，得 $y' = u(x) = \varphi(x, C_1)$；

步骤 3 对 $y' = \varphi(x, C_1)$ 再积分一次，得到原方程的通解 $y = \int \varphi(x, C_1)\,\mathrm{d}x + C_2$.

$y'' = f(x, y')$ 型方程的求解过程看似简单，但是书写起来略显复杂，我们用两个例题来示范一下解题步骤吧.

例 43 求解方程 $y'' = y' + 2x$ 的通解.

【分析】本题的方程是非常完美的 $y'' = f(x, y')$ 型微分方程，要求解方程的

通解，需要先令 $y' = u(x)$，将原方程化简为一阶微分方程 $u'(x) = u(x) + 2x$．接下来我们就需要求解这个一阶微分方程啦，请同学们判断一下，这个一阶微分方程是什么类型的微分方程呢？其实它就是一阶线性非齐次微分方程，我们可以直接利用一阶线性非齐次微分方程的通解公式来求解[一阶线性非齐次微分方程的通解公式在 5.2 节中的式(5.27)]．最后对一阶微分方程的解积分一次，得到原方程的通解．

解 令 $y' = u(x)$，则 $y'' = u'(x)$，原方程可化简为

$$u'(x) = u(x) + 2x，$$
$$u'(x) - u(x) = 2x，$$

求解上述一阶线性微分方程，得其通解

$$y' = u(x) = C_1\mathrm{e}^x - 2x - 2，$$

对上式两端积分，得原方程通解

$$y = \int \left(C_1\mathrm{e}^x - 2x - 2\right)\mathrm{d}x + C_2 = C_1\mathrm{e}^x - x^2 - 2x + C_2．$$

例 44 求解方程 $x\dfrac{\mathrm{d}^2 y}{\mathrm{d}x^2} + 2\dfrac{\mathrm{d}y}{\mathrm{d}x} = 1$ 满足初始条件 $\dfrac{\mathrm{d}y}{\mathrm{d}x}\bigg|_{x=1} = \dfrac{3}{2}$，$y|_{x=1} = \dfrac{1}{2}$ 的特解．

【分析】 本题的方程是二阶微分方程，它是哪种类型的微分方程呢？我们可以用常见的方式来改写这个方程，即用 y'' 替代 $\dfrac{\mathrm{d}^2 y}{\mathrm{d}x^2}$，$y'$ 替代 $\dfrac{\mathrm{d}y}{\mathrm{d}x}$，原方程可写作 $xy'' + 2y' = 1$，将方程两端同时除以 x，得 $y'' + \dfrac{2}{x}y' = \dfrac{1}{x}$，再将 $\dfrac{2}{x}y'$ 移到等式右侧，得 $y'' = -\dfrac{2}{x}y' + \dfrac{1}{x}$，这个方程就是标准的 $y'' = f(x, y')$ 型微分方程，我们可以按照 $y'' = f(x, y')$ 型微分方程的求解步骤求得方程的通解，再代入初始条件确定任意常数，最后将任意常数的数值代回通解，得到符合初始条件的特解．按照这个解题思路，我们将解题过程写在下面．

解 化简原方程，得

$$y'' = -\frac{2}{x}y' + \frac{1}{x}，$$

令 $y' = u(x)$，则 $y'' = u'(x)$，原方程可化简为

$$u'(x) = -\frac{2}{x}u(x) + \frac{1}{x}，$$
$$u'(x) + \frac{2}{x}u(x) = \frac{1}{x}，$$

求解上述一阶线性微分方程，得其通解

$$y' = u(x) = C_1 x^{-2} + \frac{1}{2}，$$

对上式两端积分，得原方程通解

$$y = \int \left(C_1 x^{-2} + \frac{1}{2} \right) \mathrm{d}x + C_2 = -\frac{C_1}{x} + \frac{x}{2} + C_2 .$$

将初始条件 $\dfrac{\mathrm{d}y}{\mathrm{d}x}\bigg|_{x=1} = \dfrac{3}{2}$，$y|_{x=1} = \dfrac{1}{2}$ 代入通解，得

$$\begin{cases} \dfrac{3}{2} = C_1 \cdot 1^{-2} + \dfrac{1}{2}, \\ \dfrac{1}{2} = -\dfrac{C_1}{1} + \dfrac{1}{2} + C_2 \end{cases} \Rightarrow \begin{cases} C_1 = 1, \\ C_2 = 1, \end{cases}$$

将 $C_1 = C_2 = 1$ 代回通解，得原方程符合初始条件的特解 $y = -\dfrac{1}{x} + \dfrac{x}{2} + 1$.

上述两个例题分别给出了 $y'' = f(x, y')$ 型微分方程的通解与特解的求解过程，接下来请同学们亲自完成例 45，检验自己的学习情况. 加油！你一定可以的！

例 45　求解方程 $\left(1 + x^2 \right) y'' = 2xy'$ 满足初始条件 $y'|_{x=0} = 2$，$y|_{x=0} = 1$ 的特解.

解　化简原方程，得

$$y'' = \frac{2x}{1 + x^2} y',$$

令 $y' = u(x)$，则 $y'' = u'(x)$，原方程可化简为

$$u'(x) = \frac{2x}{1 + x^2} u(x),$$

求解上述可分离变量的微分方程，得其通解

$$y' = u(x) = C_1 \left(1 + x^2 \right),$$

对上式两端积分，得原方程通解

$$y = \int C_1 \left(1 + x^2 \right) \mathrm{d}x + C_2 = C_1 x + \frac{C_1}{3} x^3 + C_2 .$$

将初始条件 $y'|_{x=0} = 2$，$y|_{x=0} = 1$ 代入通解，得

$$\begin{cases} 1 = C_1 \cdot 0 + \dfrac{C_1}{3} \cdot 0^3 + C_2, \\ 2 = C_1 \left(1 + 0^2 \right) \end{cases} \Rightarrow \begin{cases} C_1 = 2, \\ C_2 = 1, \end{cases}$$

将 $C_1 = 2$，$C_2 = 1$ 代回通解，得原方程符合初始条件的特解 $y = 2x + \dfrac{2}{3} x^3 + 1$.

5.3.3　$y'' = f(y, y')$ 型微分方程

有了前两种二阶微分方程的积累，$y'' = f(y, y')$ 型微分方程要如何求解呢？我们先观察一下这个方程，

$$y'' = f(y, y'), \tag{5.34}$$

方程的一端是未知函数 y 的二阶导数 y''，另一端是只包含函数 y 及其一阶导数 y' 的函数 $f(y,y')$. 如果我们还是用 $u(x)$ 替换一阶导数 y'，能不能将原方程化简为可以求解的一阶微分方程呢？答案是不能. 所以我们需要换一种替换方法，可令 $y' = u(y)$，则有

$$y'' = \frac{dy'}{dx} = \frac{dy'}{dy} \cdot \frac{dy}{dx} = u(y)\frac{du(y)}{dy},$$

这样我们就可以将原方程化简为以 y 为自变量的一阶微分方程，再根据方程的类型求解出 $u(y)$，也就是 y'，最后还要再求解关于 y' 和 y 的一阶微分方程，得到原方程的通解. 具体操作如下：

步骤 1　令 $y' = u(y)$，则 $y'' = u(y)\dfrac{du(y)}{dy}$，故原方程(5.34)化简为

$$u(y)\frac{du(y)}{dy} = f[y,u(y)]; \tag{5.35}$$

步骤 2　求解步骤 1 中的一阶微分方程(5.35)，得到方程的解

$$u(y) = \varphi(y,C_1), \tag{5.36}$$

【说明】式(5.36)就是未知函数 y 的一阶导数 y'，即

$$y' = u(y) = \varphi(y,C_1), \tag{5.37}$$

【说明】式(5.37)是可分离变量的微分方程；

步骤 3　求解式(5.37)，得到原方程的通解

$$\int \frac{dy}{\varphi(y,C_1)} = x + C_2, \tag{5.38}$$

其中 C_1,C_2 是两个相互独立的任意常数，$\displaystyle\int \frac{dy}{\varphi(y,C_1)}$ 为 $\dfrac{1}{\varphi(y,C_1)}$ 的一个原函数.

根据上述操作，我们可以将求解 $y'' = f(y,y')$ 型微分方程的步骤总结如下：

$y'' = f(y,y')$ 型微分方程的求解步骤：

步骤 1　令 $y' = u(y)$ 中，化简原方程为一阶微分方程 $u(y)\dfrac{du(y)}{dy} = f[y,u(y)]$；

步骤 2　求解步骤 1 的一阶微分方程，得 $y' = u(y) = \varphi(y,C_1)$；

步骤 3　求解步骤 2 中的可分离变量的微分方程，得到原方程的通解.

$y'' = f(y,y')$ 型微分方程的求解过程中需要求解两个一阶微分方程，同学们要注意分清方程类型哦. 接下来我们用两个例题来示范解题步骤.

例 46　求解方程 $yy'' + (y')^2 = 0$ 的通解.

【分析】本题的方程并没有写成 $y'' = f(y, y')$ 型微分方程的标准形式，我们需要进行一些化简，具体操作如下：

第 1 步　将 $(y')^2$ 移到等式右侧，得 $yy'' = -(y')^2$；

第 2 步　等式两端同时除以 y，得 $y'' = -\dfrac{(y')^2}{y}$.

这样就将原方程化简为标准形式的 $y'' = f(y, y')$ 型微分方程，接着就可以令 $y' = u(y)$，使原方程化简为自变量为 y 的一阶微分方程，并求出解，得到一个新的一阶微分方程，之后求解这个新的一阶微分方程，得到原方程的通解. 接下来我们就将这个求解过程写下来，供同学们参考.

注意：在求解两个一阶微分方程时，要判断好微分方程的类型.

解　化简原方程，得

$$y'' = -\frac{(y')^2}{y},$$

令 $y' = u(y)$，则 $y'' = u(y)\dfrac{\mathrm{d}u(y)}{\mathrm{d}y}$，原方程可化简为

$$u(y)\frac{\mathrm{d}u(y)}{\mathrm{d}y} = -\frac{[u(y)]^2}{y},$$

$$\frac{\mathrm{d}u(y)}{\mathrm{d}y} = -\frac{u(y)}{y},$$

求解上式的可分离变量的微分方程，得

$$y' = u(y) = \frac{C_1}{y},$$

显然，上式也是可分离变量的微分方程，求解这个方程，得到原方程的通解为 $y^2 = C_1 x + C_2$（C_1, C_2 为相互独立的任意常数）；当然，当 $u(y) = 0$ 时，$y = C$（C 为任意常数）也是原方程的一个解.

例 47　求解方程 $y'' - 3(y')^2 = 0$ 满足初始条件 $y|_{x=0} = 0$，$y'|_{x=1} = 2$ 的特解.

【分析】求本方程的特解，要先求通解，通过移项可知，原方程化简为

$$y'' = 3(y')^2,$$

属于 $y'' = f(y, y')$ 型微分方程，需要用 $u(y)$ 替换 y'，将原方程化简为一阶微分方程，再求解新的微分方程，得到原方程通解，之后代入初始条件确定任意常数的数值，最后将任意常数的数值代入通解得到符合题意的特解. 具体操作步骤如下：

解　化简原方程，得

$$y'' = 3(y')^2,$$

令 $y' = u(y)$ ，则 $y'' = u(y)\dfrac{\mathrm{d}u(y)}{\mathrm{d}y}$ ，原方程可化简为

$$u(y)\frac{\mathrm{d}u(y)}{\mathrm{d}y} = 3\big[u(y)\big]^2,$$

$$\frac{\mathrm{d}u(y)}{\mathrm{d}y} = 3u(y),$$

求解上述可分离变量的微分方程，得其通解

$$y' = u(y) = C_1 \mathrm{e}^{3y},$$

求解上述可分离变量的微分方程，得原方程通解 $\mathrm{e}^{-3y} = C_1 x + C_2$（$C_1, C_2$ 为相互独立的任意常数），

将初始条件 $y|_{x=0} = 0$ ，$y|_{x=1} = 2$ 代入通解，得

$$\begin{cases} \mathrm{e}^{-3\cdot 0} = C_1 \cdot 0 + C_2, \\ \mathrm{e}^{-3\cdot 2} = C_1 \cdot 1 + C_2 \end{cases} \Rightarrow \begin{cases} C_1 = \mathrm{e}^{-6} - 1, \\ C_2 = 1, \end{cases}$$

将 $C_1 = \mathrm{e}^{-6} - 1$ ，$C_2 = 1$ 代回通解，得原方程符合初始条件的特解 $\mathrm{e}^{-3y} = \big(\mathrm{e}^{-6} - 1\big)x + 1$.

当然，当 $u(y) = 0$ 时，$y = C$（C 为任意常数）也是原方程的一个解，但是不论 C 取何值，均不能满足题中的初始条件，故舍去 $y = C$（C 为任意常数）.

上述两个例题示范了求解 $y'' = f(y, y')$ 型微分方程的过程，例 48 和例 49 请同学们自己完成.

例 48 求解方程 $y'' = \dfrac{2(y')^2}{1 + y}$ 满足初始条件 $y|_{x=1} = 0$ ，$y|_{x=\frac{1}{2}} = 1$ 的特解.

解 令 $y' = u(y)$ ，则 $y'' = u(y)\dfrac{\mathrm{d}u(y)}{\mathrm{d}y}$ ，原方程可化简为

$$u(y)\frac{\mathrm{d}u(y)}{\mathrm{d}y} = \frac{2\big[u(y)\big]^2}{1 + y},$$

$$\frac{\mathrm{d}u(y)}{\mathrm{d}y} = \frac{2u(y)}{1 + y},$$

求解上述可分离变量的微分方程，得其通解

$$y' = u(y) = C_1(1 + y)^2,$$

求解上述可分离变量的微分方程，得原方程通解 $(1 + y)(C_1 x + C_2) = 1$（C_1, C_2 为相互独立的任意常数）.

将初始条件 $y|_{x=1} = 0$ ，$y|_{x=\frac{1}{2}} = 1$ 代入通解，得

$$\begin{cases} (1 + 0)(C_1 \cdot 1 + C_2) = 1, \\ (1 + 1)\left(C_1 \cdot \dfrac{1}{2} + C_2\right) = 1 \end{cases} \Rightarrow \begin{cases} C_1 = 1, \\ C_2 = 0, \end{cases}$$

将 $C_1 = 1$ ，$C_2 = 0$ 代回通解，得原方程符合初始条件的特解 $x(1 + y) = 1$.

温馨提示一下，一定要先判断好例 48 的方程类型之后再求解，不要形成惯性思维，要把格局打开！期待你的表现！

例 49 设一个半径为 1m 的球体 A 的温度为 15℃，将其放入半径为 2m，温度为 25℃的球体内部，假设两球为同心球，距离球心 r 处的温度为 $T(r)$，且满足

$$\frac{\mathrm{d}^2 T}{\mathrm{d}r^2} + \frac{2}{r}\frac{\mathrm{d}T}{\mathrm{d}r} = 0，$$

试确定距离球心 r 处的温度 $T(r)$ 的表达式.

解 由题意，可得初值问题

$$\begin{cases} \dfrac{\mathrm{d}^2 T}{\mathrm{d}r^2} + \dfrac{2}{r}\dfrac{\mathrm{d}T}{\mathrm{d}r} = 0, \\ T\big|_{r=1} = 15, T\big|_{r=2} = 25, \end{cases}$$

先求通解，令 $u(r) = \dfrac{\mathrm{d}T}{\mathrm{d}r}$，则 $u'(r) = \dfrac{\mathrm{d}^2 T}{\mathrm{d}r^2}$，化简原方程，得

$$u'(r) + \frac{2}{r}u(r) = 0，$$

求解上述可分离变量的微分方程，得

$$\int \frac{\mathrm{d}u(r)}{u(r)} = \int \left(-\frac{2}{r}\right)\mathrm{d}r，$$

$$\frac{\mathrm{d}T}{\mathrm{d}r} = u(r) = \frac{C_1}{r^2}，$$

求解上述可分离变量的微分方程，得原方程通解

$$\int \mathrm{d}T(r) = \int \frac{C_1}{r^2}\mathrm{d}r，$$

$$T(r) = -\frac{C_1}{r} + C_2，$$

将初始条件 $T\big|_{r=1} = 15$，$T\big|_{r=2} = 25$ 代入通解中，得

$$\begin{cases} 15 = -\dfrac{C_1}{1} + C_2, \\ 25 = -\dfrac{C_1}{2} + C_2 \end{cases} \Rightarrow \begin{cases} C_1 = 20, \\ C_2 = 35, \end{cases}$$

将 $C_1 = 20$，$C_2 = 35$ 代入通解中，得到符合题意的特解

$$T(r) = 35 - \frac{20}{r}，$$

所以，距离球心 r 处的温度 $T(r)$ 的表达式为 $T(r) = 35 - \dfrac{20}{r}$.

本节讨论的三种可降阶微分方程的求解过程很烦琐，书写起来也很麻烦，但是同学们不要放弃，只要按照既定思路，一步步做下去，就会得到正确答案的.

在 5.4 节中我们要分享的是另外一种二阶微分方程——二阶常系数线性微分方程.

5.4 二阶常系数线性微分方程

本节是微分方程的最后一节内容，将介绍两种不同类型的方程，首先讨论二阶常系数线性齐次微分方程的标准形式及其求解方法，其次讨论二阶常系数线性非齐次微分方程的标准形式及其求解方法.

5.4.1 二阶常系数线性齐次微分方程及其解法

在讲解之前呢，我们先给出线性无关与线性相关的概念.

定义 10 设函数 $y_1 = y_1(x)$，$y_2 = y_2(x)$，若 $\dfrac{y_1}{y_2} \neq$ 常数，则函数 $y_1 = y_1(x)$ 与 $y_2 = y_2(x)$ **线性无关**；若 $\dfrac{y_1}{y_2} =$ 常数，则函数 $y_1 = y_1(x)$ 与 $y_2 = y_2(x)$ **线性相关**.

定义 11 若二阶微分方程可以化简成

$$y'' + py' + qy = f(x)，\tag{5.39}$$

其中 p，q 为常数，则称方程(5.39)为**二阶常系数线性微分方程**；若方程(5.39)的右侧 $f(x) \neq 0$ 时，即

$$y'' + py' + qy = f(x)，\tag{5.40}$$

则方程(5.40)为**二阶常系数线性非齐次微分方程**；若方程(5.39)的右侧 $f(x) \equiv 0$ 时，即

$$y'' + py' + qy = 0，\tag{5.41}$$

则方程(5.41)为**二阶常系数线性齐次微分方程**.

【注意】二阶常系数线性齐次微分方程的标准形式 $y'' + py' + qy = 0$ 与 $y'' = f(y, y')$ 型微分方程很像，在判断微分方程的类型时，如果 y'', y', y 的系数都是常数，并且满足当等式左侧化简为标准形式后，右侧等于 0，那么这个方程是二阶常系数线性齐次微分方程.

我们先来讨论二阶常系数线性齐次方程的求解方法，在此之前，我们先介绍该方程的基本定理.

定理 1 若函数 y_1，y_2 为方程(5.41)的两个线性无关的解，则 $y = C_1 y_1 + C_2 y_2$(C_1, C_2 为相互独立的任意常数)是方程(5.41)的通解.

定理 1 将求解方程(5.41)的通解问题转化为求方程(5.41)的两个特解问题. 观察方程(5.41)可知，如果函数 y 是方程(5.41)的解，那么函数 y 的一阶导数 y'、二阶导数 y'' 一定与函数 y 只差系数，你能想到这个函数 y 是什么函数吗？思来想

去，好像只有指数函数 $y = \mathrm{e}^{rx}$ 符合这个条件，所以我们不妨设 $y = \mathrm{e}^{rx}$ 是方程(5.41)的特解.

将 $y = \mathrm{e}^{rx}$ 代入方程(5.41)，得

$$(\mathrm{e}^{rx})'' + p(\mathrm{e}^{rx})' + q\mathrm{e}^{rx} = 0 \,,$$

化简，得

$$\mathrm{e}^{rx}\left(r^2 + pr + q\right) = 0 \,,$$

由于 $\mathrm{e}^{rx} \neq 0$，故等式两边同时除以 e^{rx}，得

$$r^2 + pr + q = 0 \,. \tag{5.42}$$

因此，若 r 满足方程(5.42)，函数 $y = \mathrm{e}^{rx}$ 就是方程(5.41)的特解. 其实方程(5.42)也体现了微分方程(5.41)的特点，所以我们称(5.42)为微分方程(5.41)的**特征方程**，方程(5.42)的根称为特征方程(5.41)的**特征根**. 显然，特征方程是一个以 r 为未知数的一元二次方程，在高中阶段，我们就会利用求根公式求解一元二次方程的根，并且知道如何根据判别式 $\Delta = p^2 - 4q$ 与 0 的关系去判断方程根的情况. 那么接下来，我们讨论一下特征方程的根的不同情况对于求解二阶常系数线性齐次微分方程的影响吧.

1. 特征根为两个相异实根（$p^2 - 4q > 0$）

设方程 $y'' + py' + qy = 0$ 的特征根是两个相异实根 $r_1 \neq r_2$，那么函数 $y_1(x) = \mathrm{e}^{r_1 x}$ 与 $y_2(x) = \mathrm{e}^{r_2 x}$ 是方程的两个特解. 如果 $y_1(x) = \mathrm{e}^{r_1 x}$ 与 $y_2(x) = \mathrm{e}^{r_2 x}$ 线性无关，则

$$y = C_1 \mathrm{e}^{r_1 x} + C_2 \mathrm{e}^{r_2 x}$$

就是原方程的通解. 那么我们就来检验一下 $y_1(x) = \mathrm{e}^{r_1 x}$ 与 $y_2(x) = \mathrm{e}^{r_2 x}$ 是否线性相关吧.

因为 $r_1 \neq r_2$，所以

$$\frac{y_1(x)}{y_2(x)} = \frac{\mathrm{e}^{r_1 x}}{\mathrm{e}^{r_2 x}} = \mathrm{e}^{(r_1 - r_2)x} \neq 常数 \,,$$

所以 $y_1(x) = \mathrm{e}^{r_1 x}$ 与 $y_2(x) = \mathrm{e}^{r_2 x}$ 线性无关，故方程 $y'' + py' + qy = 0$ 的通解为

$$y = C_1 \mathrm{e}^{r_1 x} + C_2 \mathrm{e}^{r_2 x} \,.$$

2. 特征根为两个相等实根（$p^2 - 4q = 0$）

设方程 $y'' + py' + qy = 0$ 的特征根是两个相等实根 $r_1 = r_2 = r$，那么函数 $y_1(x) = \mathrm{e}^{rx}$ 是方程的一个特解. 由于方程的通解是两个线性无关的特解的线性组合，所以我们可以利用常数变易法来求解方程的另一个特解. 不妨设函数 $y_2(x) = \varphi(x)\mathrm{e}^{rx}$ 为方程 $y'' + py' + qy = 0$ 不同于 $y_1(x) = \mathrm{e}^{rx}$ 的特解，其中 $\varphi(x)$ 是不为常数的待定函数，为了方便代入，现对 $y_2(x)$ 求一阶导数 y_2'、二阶导数 y_2''，即

$$y_2' = \varphi'(x)e^{rx} + r\varphi(x)e^{rx} ,$$

$$y_2'' = \varphi''(x)e^{rx} + 2r\varphi'(x)e^{rx} + r^2\varphi(x)e^{rx} ,$$

将 y_2 ，y_2' ，y_2'' 代入方程 $y'' + py' + qy = 0$ ，整理得

$$e^{rx}\left[\varphi''(x) + (2r + p)\varphi'(x) + (r^2 + pr + q)\varphi(x)\right] = 0 ,$$

对上式两边同时除以 e^{rx} ，得

$$\varphi''(x) + (2r + p)\varphi'(x) + (r^2 + pr + q)\varphi(x) = 0 ,$$

显然 $r = -\dfrac{p}{2}$ ，代入上式，化简，得

$$\varphi''(x) = 0 ,$$

对上式积分两次，得

$$\varphi(x) = ax + b ,$$

其中 a ，b 为相互独立的任意常数，将 $\varphi(x) = ax + b$ 代入 $y_2(x) = \varphi(x)e^{rx}$ ，得

$$y_2(x) = (ax + b)e^{rx} ,$$

由定理 1 知，$y = C_1 y_1 + C_2 y_2 = C_1 e^{rx} + C_2 (ax + b)e^{rx}$ 是方程的通解，整理、合并任意常数可得方程 $y'' + py' + qy = 0$ 的通解为

$$y = (C_1 x + C_2)e^{rx} .$$

3. 特征根为一对共轭复根($p^2 - 4q < 0$)

设方程 $y'' + py' + qy = 0$ 的特征根是一对共轭复根 $r_{1,2} = \alpha \pm i\beta$ ，那么函数

$$y_1(x) = e^{(\alpha + i\beta)x} , \quad y_2(x) = e^{(\alpha - i\beta)x}$$

是方程的两个特解，根据欧拉公式 $e^{ix} = \cos x + i\sin x$ ，将上述两个特解写成实数形式

$$y_1(x) = e^{(\alpha + i\beta)x} = e^{\alpha x}e^{i\beta x} = e^{\alpha x}(\cos\beta x + i\sin\beta x) = e^{\alpha x}\cos\beta x + ie^{\alpha x}\sin\beta x , \quad ①$$

$$y_2(x) = e^{(\alpha - i\beta)x} = e^{\alpha x}e^{-i\beta x} = e^{\alpha x}(\cos\beta x - i\sin\beta x) = e^{\alpha x}\cos\beta x - ie^{\alpha x}\sin\beta x , \quad ②$$

联立①和②，得

$$y_{11}(x) = \frac{1}{2}(y_1 + y_2) = e^{\alpha x}\cos\beta x ,$$

$$y_{21}(x) = \frac{1}{2i}(y_1 - y_2) = e^{\alpha x}\sin\beta x ,$$

因为 $\dfrac{y_{11}}{y_{21}} = \dfrac{e^{\alpha x}\cos\beta x}{e^{\alpha x}\sin\beta x} = \dfrac{\cos\beta x}{\sin\beta x} \neq$ 常数，所以 y_{11}, y_{21} 线性无关.

由定理 1 知，$y = C_1 y_{11} + C_2 y_{21}$ 是方程的通解，故方程 $y'' + py' + qy = 0$ 的通解为

$$y = e^{\alpha x}(C_1\cos\beta x + C_2\sin\beta x) .$$

到此，三种情况均已讨论结束，将讨论结果总结如表 5-1.

表 5-1　二阶常系数线性齐次微分方程的通解公式

特征方程 $r^2 + pr + q = 0$ 根的情况	微分方程 $y'' + py' + qy = 0$ 的通解
两个相异实根 r_1, r_2	$y = C_1 e^{r_1 x} + C_2 e^{r_2 x}$
两个相等实根 $r_1 = r_2 = r$	$y = (C_1 x + C_2) e^{rx}$
一对共轭复根 $r_{1,2} = \alpha \pm i\beta$	$y = e^{\alpha x}(C_1 \cos \beta x + C_2 \sin \beta x)$

通过前面的讨论，我们发现，想要求解一个二阶常系数线性齐次微分方程的通解，只需要写出它的特征方程，求出特征根，最后根据特征根的情况，写出对应的通解即可，这样一看，规律性是不是很强呀！

我们可以将求解微分方程 $y'' + py' + qy = 0$ 的步骤总结如下：

> 微分方程 $y'' + py' + qy = 0$ 的求解步骤：
> **步骤 1**　写出方程对应的特征方程；
> **步骤 2**　求出步骤 1 的特征方程的特征根；
> **步骤 3**　根据步骤 2 中特征根的情况，结合表 5-1 写出方程的通解.

看到这个求解步骤，可能有同学会问，这个特征方程要怎么写呢？其实，找到方程的特征方程特别简单，下面通过一道例题给同学们展示一下.

例 50　写出微分方程 $y'' + 3y' - 6y = 0$ 的特征方程.

【分析】想要写出方程的特征方程，只需要用 r^2 替代 y''，用 r 替代 y'，用常数 1 替代 y，按照这个方法，我们可以轻易得到方程的特征方程.

解　$y'' + 3y' - 6y = 0$ 的特征方程为 $r^2 + 3r - 6 = 0$.

现在，我们已经做好了完全的准备，接下来，我们就按照上方的求解步骤来求解二阶常系数线性齐次微分方程吧.

例 51　求方程 $y'' + y' - 20y = 0$ 的通解.

【分析】很明显，本题的微分方程是标准形式的二阶常系数线性齐次微分方程，想要求解它的通解，需要先写出它的特征方程，求出特征根，最后根据表 5-1 得到通解. 具体操作如下：

解　该方程对应的特征方程为
$$r^2 + r - 20 = 0,$$
解特征方程，得
$$r_1 = -5, \quad r_2 = 4,$$
根据表 5-1，写出原方程的通解，得
$$y = C_1 e^{-5x} + C_2 e^{4x}.$$

例 52　求方程 $y'' - 4y' + 3y = 0$ 满足初始条件 $y|_{x=1} = 4e + 2e^3$，$y'|_{x=0} = 10$ 的特解.

【分析】本题的微分方程是标准形式的二阶常系数线性齐次微分方程，想要求解它的特解，需要先求出该方程的通解，之后代入初始条件，确定任意常数的数值，最后将任意常数的数值代入通解得到符合题意的特解. 具体操作如下：

解 先求通解，该方程对应的特征方程为

$$r^2 - 4r + 3 = 0，$$

解上式，得

$$r_1 = 1，\quad r_2 = 3，$$

由表 5-1，得原方程的通解为

$$y = C_1 e^x + C_2 e^{3x}，$$

上式两端同时对 x 求一阶导数，得

$$y' = C_1 e^x + 3C_2 e^{3x}，$$

将初始条件 $y|_{x=1} = 4e + 2e^3$，$y'|_{x=0} = 10$ 代入通解，得

$$\begin{cases} 4e + 2e^3 = C_1 e^1 + C_2 e^{3\cdot1}, \\ 10 = C_1 e^0 + 3C_2 e^{3\cdot0} \end{cases} \Rightarrow \begin{cases} C_1 = 4, \\ C_2 = 2, \end{cases}$$

将 $C_1 = 4$，$C_2 = 2$ 代入通解，得原方程满足初始条件的特解 $y = 4e^x + 2e^{3x}$.

例 53 求方程 $y'' - 2y' + y = 0$ 的通解.

解 该方程对应的特征方程为

$$r^2 - 2r + 1 = 0，$$

解特征方程，得

$$r_1 = r_2 = 1，$$

根据表 5-1，写出原方程的通解，得

$$y = \left(C_1 x + C_2\right) e^x.$$

例 54 求方程 $4y'' + 4y' + y = 0$ 满足初始条件 $y|_{x=0} = 2$，$y'|_{x=0} = 0$ 的特解.

【分析】本题的微分方程不是标准形式的二阶常系数线性齐次微分方程，所以需要稍微化简一下，等式两侧同时除以 4，得

$$y'' + y' + \frac{1}{4} y = 0，$$

化简后的微分方程就是标准形式的二阶常系数线性齐次微分方程了，想要求解它的特解，需要先求出该方程的通解，之后代入初始条件，确定任意常数的数值，再将任意常数的数值代入通解得到符合题意的特解. 具体操作如下：

解 化简原方程，得

$$y'' + y' + \frac{1}{4} y = 0，$$

该方程对应的特征方程为

$$r^2 + r + \frac{1}{4} = 0 ,$$

解特征方程，得

$$r_{1,2} = -\frac{1}{2} ,$$

根据表 5-1，写出原方程的通解，得

$$y = \left(C_1 x + C_2\right) \mathrm{e}^{-\frac{1}{2}x} ,$$

上式两端同时对 x 求一阶导数，得

$$y' = C_1 \mathrm{e}^{-\frac{1}{2}x} - \frac{1}{2}\left(C_1 x + C_2\right) \mathrm{e}^{-\frac{1}{2}x} ,$$

将初始条件 $y|_{x=0} = 2$，$y'|_{x=0} = 0$ 代入通解，得

$$\begin{cases} 2 = \left(C_1 \cdot 0 + C_2\right) \mathrm{e}^{-\frac{1}{2}\cdot 0} , \\ 0 = C_1 \mathrm{e}^{-\frac{1}{2}\cdot 0} - \frac{1}{2}\left(C_1 \cdot 0 + C_2\right) \mathrm{e}^{-\frac{1}{2}\cdot 0} \end{cases} \Rightarrow \begin{cases} C_1 = 1, \\ C_2 = 2, \end{cases}$$

将 $C_1 = 1$，$C_2 = 2$ 代入通解，得原方程满足初始条件的特解 $y = \left(x+2\right)\mathrm{e}^{-\frac{1}{2}x}$.

例 55 求方程 $y'' + 100y = 0$ 的通解.

解 该方程对应的特征方程为

$$r^2 + 100 = 0 ,$$

解特征方程，得

$$r_{1,2} = \pm 10\mathrm{i} ,$$

根据表 5-1，写出原方程的通解，得

$$y = \mathrm{e}^{0 \cdot x}\left(C_1 \cos 10x + C_2 \sin 10x\right) = C_1 \cos 10x + C_2 \sin 10x .$$

例 56 求方程 $y'' + 25y = 0$ 满足初始条件 $y|_{x=0} = 2$，$y'|_{x=0} = 5$ 的特解.

【分析】 本题的微分方程是标准形式的二阶常系数线性齐次微分方程，想要求解它的特解，需要先求出该方程的通解，之后代入初始条件，确定任意常数的数值，最后将任意常数的数值代入通解得到符合题意的特解. 具体操作如下.

解 方程对应的特征方程为

$$r^2 + 25 = 0 ,$$

解上式，得

$$r_{1,2} = \pm 5\mathrm{i} ,$$

根据表 5-1，得原方程的通解为

$$y = \mathrm{e}^{0 \cdot x}\left(C_1 \cos 5x + C_2 \sin 5x\right) = C_1 \cos 5x + C_2 \sin 5x ,$$

上式两端同时对 x 求一阶导数，得

$$y' = -5C_1 \sin 5x + 5C_2 \cos 5x ,$$

将初始条件 $y|_{x=0}=2$，$y'|_{x=0}=5$ 代入式通解，得

$$\begin{cases} 2 = C_1\cos 5\times 0 + C_2\sin 5\times 0, \\ 5 = -5C_1\sin 5\times 0 + 5C_2\cos 5\times 0 \end{cases} \Rightarrow \begin{cases} C_1 = 2, \\ C_2 = 1, \end{cases}$$

将 $C_1=2$，$C_2=1$ 代入通解，得原方程满足初始条件的特解 $y=2\cos 5x+\sin 5x$.

下面请同学们自己尝试一下求解二阶常系数线性齐次微分方程吧.

例 57 求方程 $y''+4y'+29y=0$ 满足初始条件 $y|_{x=0}=1$，$y'|_{x=0}=3$ 的特解.

解 该方程对应的特征方程为

$$r^2+4r+29=0,$$

解特征方程，得

$$r_{1,2}=-2\pm 5i,$$

根据表 5-1，得原方程的通解为

$$y=\mathrm{e}^{-2x}(C_1\cos 5x+C_2\sin 5x).$$

上式两端同时对 x 求一阶导数，并化简，得

$$y'=\mathrm{e}^{-2x}\left[(5C_2-2C_1)\cos 5x+(-2C_2-5C_1)\sin 5x\right],$$

将初始条件 $y|_{x=0}=1$，$y'|_{x=0}=3$ 代入式通解，得

$$\begin{cases} 1 = \mathrm{e}^{-2\cdot 0}(C_1\cos 5\times 0 + C_2\sin 5\times 0), \\ 3 = \mathrm{e}^{-2\cdot 0}\left[(5C_2-2C_1)\cos 5\times 0 + (-2C_2-5C_1)\sin 5\times 0\right] \end{cases} \Rightarrow \begin{cases} C_1 = 1, \\ C_2 = 1, \end{cases}$$

将 $C_1=C_2=1$ 代入通解，得原方程满足初始条件的特解 $y=\mathrm{e}^{-2x}(\cos 5x+\sin 5x)$.

例 58 近年来，有研究表明血压 P 随时间 t 的变化规律满足

$$\frac{\mathrm{d}^2P}{\mathrm{d}t^2}+a\frac{\mathrm{d}P}{\mathrm{d}t}+\frac{a^2}{4}P=0,$$

$$P|_{t=0}=P_0,$$

$$P|_{t=1}=P_1,$$

试求血压的变化规律.

解 二阶方程的特征方程为

$$r^2+ar+\frac{a^2}{4}=0,$$

解特征方程，得

$$r_{1,2}=-\frac{a}{2},$$

根据表 5-1，得原方程的通解为

$$P=\left(C_1t+C_2\right)\mathrm{e}^{-\frac{a}{2}t},$$

将 $P|_{t=0}=P_0$，$P|_{t=1}=P_1$ 代入通解，得

$$C_1 = P_1 \mathrm{e}^{\frac{a}{2}} - P_0,$$

$$C_2 = P_0,$$

将 $C_1 = P_1 \mathrm{e}^{\frac{a}{2}} - P_0$，$C_2 = P_0$ 代回通解中，得到血压随时间的变化规律为

$$P(t) = \mathrm{e}^{-\frac{a}{2}t}\left(P_1 t \mathrm{e}^{\frac{a}{2}} - P_0 t + P_0 \right),$$

所以，血压随时间的变化规律为 $P(t) = \mathrm{e}^{-\frac{a}{2}t}\left(P_1 t \mathrm{e}^{\frac{a}{2}} - P_0 t + P_0 \right).$

5.4.2　二阶常系数线性非齐次微分方程及其解法

正如之前所述，微分方程 $y'' + py' + qy = f(x)$ 是二阶常系数线性微分方程的标准形式，若 $f(x) \neq 0$，则微分方程 $y'' + py' + qy = f(x)$ 是二阶常系数线性非齐次微分方程的标准形式. 那么对于二阶常系数线性非齐次微分方程，要如何去求解呢？

二阶常系数线性非齐次微分方程的求解原理比较复杂，所以我们只介绍两种特殊形式的二阶常系数线性非齐次微分方程特解的求解步骤.

1. $y'' + py' + qy = P_m(x)\mathrm{e}^{\lambda x}$ 型方程

观察方程的右侧，λ 为常数，$P_m(x)$ 表示 m 次多项式. 可设原方程的特解为

$$y^* = x^k Q_m(x)\mathrm{e}^{\lambda x},$$

其中 $Q_m(x)$ 是 m 次多项式，k 的取值由 λ 与特征根的关系决定，选取原则如下：
设方程的特征根为 r_1, r_2，满足
(1) 若 $\lambda \neq r_1$ 且 $\lambda \neq r_2$，则 $k = 0$；
(2) 若 $\lambda = r_1 \neq r_2$ 或 $\lambda = r_2 \neq r_1$，则 $k = 1$；
(3) 若 $\lambda = r_1 = r_2$，则 $k = 2$.

例 59　写出方程 $y'' - 3y' = \mathrm{e}^{5x}$ 的特解.

【分析】想要找到方程的特解，需要先找出方程中的 λ 与 $P_m(x)$，接着求出原方程对应齐次方程的特征根，从而比较 λ 与特征根的关系，得到 k 值. 本题中，对应的齐次方程的特征方程是 $r^2 - 3r = 0$，特征根是 $r_1 = 0$，$r_2 = 3$，由题知，$\lambda = 5$，$P_m(x) = 1$ 是 0 次多项式，由于 $\lambda \neq r_1$ 且 $\lambda \neq r_2$，故 $k = 0$，应该设 $Q_m(x)$ 为 0 次多项式（即常数 a），将上述内容组合在一起就可以设出原方程的特解了，具体操作步骤如下：

解　对应的齐次方程的特征方程是 $r^2 - 3r = 0$，解特征方程，得特征根 $r_1 = 0, r_2 = 3$，由题知，$\lambda = 5$，$P_m(x) = 1$ 是 0 次多项式，则设 $Q_m(x) = a$，由于 $\lambda \neq r_1$ 且 $\lambda \neq r_2$，则 $k = 0$，综上所述，原方程的特解可设为 $y^* = x^0 a \mathrm{e}^{5x} = a \mathrm{e}^{5x}.$

2. $y'' + py' + qy = \left[P_l(x)\cos\omega x + P_n(x)\sin\omega x \right] e^{\lambda x}$ **型方程**

观察方程的右侧，λ, ω 为常数，$P_l(x)$ 表示 l 次多项式，$P_n(x)$ 表示 n 次多项式. 可设原方程的特解为

$$y^* = x^k e^{\lambda x} \left[R_m^{(1)}(x)\cos\omega x + R_m^{(2)}(x)\sin\omega x \right],$$

其中 $R_m^{(1)}(x), R_m^{(2)}(x)$ 都是 m 次多项式，m 取 n 和 l 中的最大值，k 的取值由 $\lambda \pm i\omega$ 与特征根的关系决定，选取原则如下：

(1)若 $\lambda \pm i\omega$ 不是方程的特征根，则 $k = 0$；

(2)若 $\lambda \pm i\omega$ 是方程的特征根，则 $k = 1$.

例 60 写出方程 $y'' + 2y' + 5y = e^x(\sin 2x + x\cos 2x)$ 的特解.

【分析】 想要找到方程的特解，需要先找出方程中的 λ，ω，$P_l(x)$ 与 $P_n(x)$，接着求出原方程对应齐次方程的特征根，从而比较 $\lambda \pm i\omega$ 与特征根的关系，得到 k 值. 本题中，对应的齐次方程的特征方程是 $r^2 + 2r + 5 = 0$，特征根是 $r_{1,2} = -1 \pm 2i$，由题知，$\lambda = 1$，$\omega = 2$，$P_l(x) = x$ 是 1 次多项式，$P_n(x) = 1$ 是 0 次多项式，即 $l = 1, n = 0$，n 和 l 中的最大值是 1，故 $m = 1$，应该设 $R_m^{(1)}(x), R_m^{(2)}(x)$ 为 1 次多项式，由于 $\lambda \pm i\omega = 1 \pm 2i \neq -1 \pm 2i$，故 $\lambda \pm i\omega$ 不是方程的特征根，故 $k = 0$，将上述内容组合在一起可以设出原方程的特解，具体操作步骤如下：

解 对应的齐次方程的特征方程是 $r^2 + 2r + 5 = 0$，解特征方程，得特征根 $r_{1,2} = -1 \pm 2i$，由题知，$\lambda = 1$，$\omega = 2$，$P_l(x) = x$ 是 1 次多项式，$P_n(x) = 1$ 是 0 次多项式，$m = \max\{n, l\} = 1$，设

$$R_m^{(1)}(x) = ax + b, \quad R_m^{(2)}(x) = cx + d,$$

由于 $\lambda \pm i\omega = 1 \pm 2i \neq -1 \pm 2i$ 不是方程的特征根，则 $k = 0$，综上所述，可设特解为

$$y^* = x^0 e^x \left[(ax+b)\cos 2x + (cx+d)\sin 2x \right],$$

化简，得原方程特解为 $y^* = e^x \left[(ax+b)\cos 2x + (cx+d)\sin 2x \right]$.

非常感谢可以看到最后的同学们！至此，你的医学高等数学之旅就结束了！但是课程的结束并不意味着数学学习的结束，在之后的学习与生活中，如果你有需要，可以随时翻开这本教材，寻找你需要的知识. 希望这本教材对同学们有所帮助！

章 末 小 结

本章内容包括了微分方程的概念、类型及其解法. 微分方程是描述自变量、未知函数及其导数(或微分)之间关系的方程，通过求解此类方程，得到自变量与未知函数之间的关系. 首先，介绍了微分方程及其阶、解、通解、初始条件与特解等概念；其次，介绍了可分离变量的微分方程、可化为可分离变量的微分方程、

一阶线性微分方程、三种可降阶的微分方程、二阶常系数线性微分方程等不同类型的微分方程的标准形式；再次，详细阐述了可分离变量的微分方程、可化为可分离变量的微分方程、一阶线性微分方程、二阶常系数线性微分方程以及三种可降阶的微分方程的不同求法；最后，给出了一些应用微分方程进行研究的简单的医学问题.

习　题

1. 判断题

(1) 方程 $\left(y'\right)^3 = 3xy''$ 是三阶微分方程.　　　　　　　　　　　（　）

(2) 方程 $y' + 3xy = e^{x^2}$ 的通解中只含有一个任意常数.　　　　　（　）

(3) 函数 $y = \dfrac{2}{3} - x$ 是微分方程 $y'' - 3y' - 3y = 3x + 1$ 的一个特解.　（　）

(4) 函数 $y = 5x^2$ 是微分方程 $xy' = 2y$ 的特解.　　　　　　　　　（　）

(5) 方程 $3y' + xy = e^x$ 是一阶线性齐次微分方程.　　　　　　　　（　）

(6) 方程 $y'' = \left(y'\right)^2 + xy'$ 是 $y'' = f\left(y, y'\right)$ 型微分方程.　　　（　）

(7) 方程 $y'' - 7y' + 12y = 5$ 的特解可设为 $y^* = a$.　　　　　　　（　）

(8) 方程 $y'' - 2y' + 10y = x\cos 3x$ 的特解可设为 $y^* = \left(a_1 + a_2 x\right)\cos x + \left(b_1 + b_2 x\right)\sin x$.

　　　　　　　　　　　　　　　　　　　　　　　　　　　　　　（　）

2. 选择题

(1) 微分方程 $y''' + y'' + y' + y = 0$ 的通解中有（　　）个相互独立的任意常数.

　　A. 0　　　　　　B. 1　　　　　　C. 2　　　　　　D. 3

(2) 方程 $xyy''' + 2\left(y''\right)^3 + y^4 y' = 0$ 是（　　）阶微分方程.

　　A. 六　　　　　　B. 四　　　　　　C. 三　　　　　　D. 二

(3) 方程 $(x+2)y' = y + 2(x-2)^3$ 的通解中含有（　　）个相互独立的任意常数.

　　A. 4　　　　　　B. 3　　　　　　C. 2　　　　　　D. 1

(4) 方程 $y' = 3x^2 y$ 的通解是（　　）.

　　A. $y = Ce^{x^3}$　　　B. $y = Cx^3$　　　C. $y = Ce^x$　　　D. $y = x^3 + C$

(5) 方程 $\left(1 + x^2\right)y\,dy - x\left(1 + y^2\right)dx = 0$ 分离变量后的结果是（　　）.

　　A. $\dfrac{y}{1+y^2}dy = \dfrac{x}{1+x^2}dx$　　　　　B. $2y\left(1 + y^2\right)dy = x\left(1 + x^2\right)dx$

　　C. $y\left(1 + y^2\right)dy = x\left(1 + x^2\right)dx$　　　D. $\dfrac{y\,dx}{1+y^2} = \dfrac{x\,dy}{1+x^2}$

(6) 微分方程 $y' + xy = 1$ 是（　　）.

A. 一阶线性齐次微分方程   B. 可分离变量的微分方程

C. 一阶线性非齐次微分方程   D. 一阶常系数线性微分方程

(7) 方程 $xy'' + y' = 0$ 是(   )微分方程.

     A. $y'' = f(x)$ 型   B. $y'' = f(x, y')$ 型

     C. $y'' = f(y, y')$ 型   D. 以上都不是

(8) 方程 $y'' = 2y' + e^x$ 是(   )型微分方程.

     A. $y'' = f(x)$ B. $y'' = f(x, y')$ C. $y'' = f(y, y')$ D. 以上都不是

(9) 下列是 $y'' = f(x, y')$ 型微分方程的是(   ).

     A. $y'' = xy'$ B. $y'' = 2e^x$ C. $y'' = ye^y$ D. $y'' - 6y' + 3y = 0$

(10) 微分方程 $\dfrac{dy}{dx} + 2xy = 4x$ 的通解可以表示为(   ).

     A. $y = e^{\int 2x dx}\left(C + \int 4x e^{\int 2x dx} dx\right)$ B. $y = Ce^{\int 2x dx} + e^{-\int 2x dx}\int 4x e^{\int 2x dx} dx$

     C. $y = e^{-\int 2x dx}\left(C + \int 4x e^{\int 2x dx} dx\right)$ D. $y = Ce^{-\int 2x dx} + e^{\int 2x dx}\int 4x e^{\int 2x dx} dx$

(11) 根据一阶线性微分方程的标准形式, 方程 $\dfrac{dy}{dx} - y\tan x = \sin x$ 中 $P(x), Q(x)$ 分别是(   ).

     A. $-\tan x, -\sin x$ B. $-\tan x, \sin x$

     C. $\tan x, \cos x$ D. $\tan x, -\cos x$

(12) 方程 $2y'' = 3y'$ 的特征方程是(   ).

     A. $r^2 = 3$ B. $2r^2 + 3r = 0$ C. $2r^2 - 3 = 0$ D. $2r^2 - 3r = 0$

(13) 下列方程的特征方程为 $r^2 - r = 0$ 的是(   ).

     A. $y'' - y = 0$ B. $y'' - y' = 0$ C. $y'' - 1 = 0$ D. $y' - 1 = 0$

(14) 方程 $y'' + y = \cos x$ 的特解可以设为(   ).

     A. $y = x\cos x$ B. $y = x(a\cos x + b\sin x)$

     C. $y = x^2(\sin x + \cos x)$ D. $y = a\cos x + b\sin x$

(15) 方程 $y'' - 6y' + 5y = -3e^x$ 的特解可以设为(   ).

     A. $y = (ax + b)e^x$ B. $y = ae^x$

     C. $y = axe^x$ D. $y = ax^2 e^x$

(16) 下列关于微分方程说法正确的是(   ).

     A. 三阶微分方程的通解中有 3 个相互独立的任意常数

     B. 微分方程的特解中可以存在任意常数

     C. 微分方程的通解中只能有一个任意常数

     D. 可分离变量的微分方程一定不是一阶线性微分方程

3. 写出下列微分方程的阶:

(1) $\left(y'\right)^2 = 1 + y^2$；

(2) $\dfrac{\mathrm{d}^2 \rho}{\mathrm{d}\theta^2} = \dfrac{\theta}{1 + \rho^2}$；

(3) $2y\mathrm{d}x + 3x\mathrm{d}y = 0$；

(4) $y^{(4)} = x\mathrm{e}^x$．

4．判断下列各题中的函数是否是所给微分方程的解：

(1) $x(x - y)y' = y^2$，　$y = C\mathrm{e}^x$；

(2) $y'(x+1) = 2y + (x+1)^{\frac{7}{2}}$，　$y = \dfrac{2}{3}(x+1)^{\frac{3}{2}} + 1$；

(3) $y' + \dfrac{y}{x} = ay^2$（a 为常数，且 $a \neq 0$），　$y = \dfrac{1}{x}$；

(4) $y'' - 3y' + 2y = 0$，　$y = 3\mathrm{e}^x$；

(5) $y'' + 2y' + y = 0$，　$y = \mathrm{e}^{\frac{1}{2}x}(1+x)$；

(6) $y'' - y = \mathrm{e}^x \cos 2x$，　$y = \mathrm{e}^x(\sin 2x - \cos 2x)$．

5．利用分离变量法求解下列方程的通解：

(1) $y' = \left(1 + y^2\right)x$；

(2) $y' = 10^{x+2y}$；

(3) $y' = \dfrac{xy + y}{x + xy}$；

(4) $y' = 3y(1 - y)$；

(5) $\dfrac{x}{1+y}\mathrm{d}x = \dfrac{y}{1+x}\mathrm{d}y$；

(6) $y\mathrm{d}y = \left(1 - \mathrm{e}^x\right)\mathrm{d}x$．

6．求方程 $y' + y\sin x = \mathrm{e}^{\cos x}$ 的通解．

7．求方程 $y' + y = 2\mathrm{e}^{-x}$ 满足初始条件 $y\big|_{x=0} = 1$ 的特解．

8．求方程 $(x-2)y' = y$ 的通解．

9．求方程 $\dfrac{\mathrm{d}\varphi(x)}{\mathrm{d}x} + 3x\varphi(x) = 0$ 的通解．

10．求方程 $\dfrac{\mathrm{d}\rho}{\mathrm{d}\theta} = 2\rho$ 满足初始条件 $\rho\big|_{\theta=0} = 2$ 的特解．

11．求二阶微分方程的通解：

(1) $y'' = x\sin x + x^2$；

(2) $y'' = \mathrm{e}^{2x} + \sin x$．

12．求二阶微分方程 $y'' = x\mathrm{e}^{2x}$ 满足初始条件 $y\big|_{x=0} = 3$，$y'\big|_{x=0} = 1$ 的特解．

13．求二阶微分方程的通解：

(1) $y'' = y' + 3x$；

(2) $y'' = 2y' + \mathrm{e}^x$．

14．求二阶微分方程 $y'' = \sin x + y'$ 满足初始条件 $y\big|_{x=0} = 2$，$y'\big|_{x=0} = 1$ 的特解．

15．求二阶微分方程 $y'' = 3\left(y'\right)^2$ 满足初始条件 $y\big|_{x=0} = 0$，$y'\big|_{x=0} = 1$ 的特解．

16．判断下列函数是否线性相关：

(1) x^2，　$3x^2$；

(2) $\sin x$，　x；

(3) e^x，　e^{3x}；

(4) $2x+1$，　$4x+1$；

(5) $7e^x$，e^x；　　　　　　　　　　　　(6) $\ln x$，$\ln x^2$.

17. 验证函数 $y_1(x) = x^2$，$y_2(x) = x^2 \ln x$ 是方程 $x^2 y'' = 3xy' - 4y$ 的特解，并写出该方程的通解.

18. 验证函数 $y_1(x) = 2\sin x \cos x$，$y_2(x) = \cos 2x$ 是方程 $y'' + 4y = 0$ 的特解，并写出该方程的通解.

19. 求二阶常系数线性齐次微分方程的通解及满足初始条件的特解：

(1) $y'' + y' - 2y = 0$；　　　　(2) $y'' + 6y' + 9y = 0$；　　　(3) $y'' + y' + y = 0$；

(4) $y'' - 4y' + 3y = 0$，$y|_{x=0} = 6$，$y'|_{x=0} = 10$；

(5) $y'' - 6y' + 9y = 0$，$y|_{x=0} = 2$，$y'|_{x=0} = 5$；

(6) $y'' - 4y' + 9y = 0$，$y|_{x=0} = 1$，$y'|_{x=0} = 3$.

20. 已知某种细菌在适当条件下的繁殖速率与当时的细菌总量成正比. 设开始时细菌总数为 100 个，2 小时后细菌总数变为原来的 4 倍，求 4 小时后的细菌总量.

21. 已知某口服药物在 t 时刻的溶解速度与药物表面积及浓度差的乘积成正比. 设药物浓度 C 是时间 t 的函数，即 $C=C(t)$，药物表面积为 s_0，药物的饱和度为 C_f，求药物浓度 C 与时间 t 的关系式.

22. 某池塘水温始终保持在 10℃不变，假设一尸体被人发现漂浮于此池塘之上，试用牛顿冷却定律确定尸体温度与时间的变化规律.

23. 一容器内有 100L 葡萄糖溶液，其中含有葡萄糖 50g，清水以 5L/min 的速度流入容器，又以此速度流出容器，在容器内有一搅拌器不停搅拌，故视溶液始终均匀，求葡萄糖溶液内所含葡萄糖的质量.

24. 现有一种检查胰脏功能的医疗手段，即把示踪染色注射到胰脏中，观察示踪染色随时间的变化规律来判断胰脏功能. 假设正常胰脏每分钟能吸收掉 45% 的示踪染色，现一内科医生将 0.5g 示踪染色注射到被查者体内，试确定示踪染色随时间的变化规律.

25. 曲线在其上任一点的斜率都等于该点横坐标的立方，且过点 $(0, 1)$，求该条曲线.

26. 在原子物理学中，铀原子的衰变速度与当时未衰变的铀原子的质量成正比，比例系数为 k（k 为常数且 $k > 0$），设铀原子未衰变前的质量为 m_0，试确定铀原子在衰变过程中其含量与时间的变化规律.

27. 近 50 年来，我国癌症发病率逐年上升，癌症的肿瘤细胞在体内并非毫无节制地疯狂增长，有人给出如下数学模型：假设 t 时刻，肿瘤细胞的体积为 $V(t)$，满足方程

$$\frac{dV}{dt} = aV - bV^2，\quad V(0) = V_0，$$

试确定肿瘤细胞体积与时间的变化规律.

28. 近年来，国际上传染病动力学的研究进展迅速，大量的数学模型被用于分析

各种各样的传染病问题. 有人给出某传染病的数学模型如下: 设 $i(t)$ 表示 t 时刻的患病人数, 且满足

$$\frac{\mathrm{d}i}{\mathrm{d}t} = \lambda i(1-i) \ (\lambda \ \text{为常数}), \quad i(0) = i_0,$$

求患病人数 $i(t)$ 与时间 t 的变化规律.

29. 静脉滴注是现在最主要的医疗手段之一, 某药物以恒定速率 k_0 进行静脉滴注, 按一级速率过程消除. 假设该药物在血液中的药量 $x(t)$ 与时间 t 的关系满足

$$x'(t) = k_0 - kx(t) \ (k_0, k \ \text{为常数}), \quad x(0) = x_0,$$

求该药物在血液中的药量 $x(t)$ 与时间 t 的变化规律.

30. 根据马尔萨斯生物总数增长定律可知, A 地人口总数 $P(t)$ 的变化率与当前人口总数 $P(t)$ 成正比, 比例系数为 k, 已知初始状态下, A 地人口总数约为 5.5 万人次, 即 $P(0) = 5.5$, 经过 10 年自然发展后, A 地人口总数约为 6.7 万人次, 即 $P(10) = 6.7$, 试求理想状态下, A 地人口总数与时间的关系式, 并预测此状态下 100 年后 A 地人口总数为多少.

31. 近年来, 国家对药物价格进行调整. 已知药物供给量 G 是价格 s 的单调递增函数, 药物需求量 Q 是价格 s 的单调递减函数, 设该药物的供给函数与需求函数分别为

$$G(s) = p + qs, \quad Q(s) = a - bs,$$

其中 p, q, a, b 均为常数, 且 $q > 0$, $b > 0$. 当供给量与需求量相等时的价格 s_1 满足

$$s_1 = \frac{a-p}{q+b},$$

假定 t 时刻的价格 $s(t)$ 满足方程

$$\frac{\mathrm{d}s}{\mathrm{d}t} = k(s_1 - s) \ (k \ \text{为常数}), \quad s(0) = s_0,$$

试确定价格 $s(t)$ 与时间 t 的关系式.

用 MATLAB 软件求解微分方程

1. 求微分方程 $\dfrac{\mathrm{d}y}{\mathrm{d}x} - y = \sin(x)$ 的通解.

```
>>clear all;
>>f=dsolve('Dy-y=sin(x)', 'x')        %求解微分方程
```

运行后结果如下:

```
f=
c2*exp(x)-sin(x)/2-cos(x)/2
```

2. 求微分方程 $\dfrac{\mathrm{d}y}{\mathrm{d}t} = ay$ 在初始条件 $y|_{x=0} = b$ 时的特解.

```
>>clear all;
>>dsolve('Dy=a*y', 'y(0=b)')        %求解微分方程
```

运行后结果如下:
```
ans=
b*exp(a*t)
```

知识拓展

微分方程目前在医学中应用的情况

微分方程在生物医学领域中的应用非常多, 比如在药物动力学模型、传染病模型以及医学图像去噪等研究方面, 微分方程都起到了至关重要的作用, 也得到了各界学者的重视和推广.

2004 年, 梁晓云、曾卫明、罗立民提出了基于偏微分方程的 Perona-Malik 模型, 并结合了 Catte 的高斯扩散滤波器的概念, 给出了一种针对医学磁共振图像去噪的方法及其实现.

2009 年, 林东榕、惠静将脉冲微分方程理论应用于研究药物动力学若干问题中, 通过对系统动力学行为的研究进而设计最佳用药方案, 揭示了药物在机体内的 ADME 过程, 丰富了脉冲微分方程理论并对指导临床实践具有积极意义.

2011 年, 陈新林、陈浩、邝枣园在其论文《微分方程在医学研究中的应用》中, 提出了寒热症阴阳变化的微分方程模型.

2012 年, 凌春英、马秀慧以经典的传染病模型(SIR 模型)为基础, 结合甲型 H1N1 流感的临床表现、传染途径及传播规律, 建立了甲型 H1N1 流感在预防和控制阶段的传播模型. 结合实际数据, 对甲型 H1N1 流感传播趋势作出预测, 预测结果与实际情况基本吻合, 说明该微分方程模型对甲型 H1N1 流感传播趋势的预测是有意义的.

2015 年, 孔诚、宋丹、郭文杰等通过建立微分方程模型, 探讨鼻咽癌血浆 EB 病毒 DNA(EBV-DNA)含量在放疗中的动力学变化. 其方法就是选取了 2013 年 1 月至 2014 年 12 月 10 例接受单纯放疗的鼻咽癌患者, 采用荧光定量 PCR 检测其血浆 EBV-DNA 的动态表达水平, 结合微分方程模型能很好地拟合血浆 EBV-DNA 的实际观测数据. 模型参数与治疗中 EBV-DNA 的清除动力学特征有很好的相关性, 且可能对患者的临床表型有一定的指示作用. 结合微分方程模型参数可能提示肿瘤的生物学特性, 但其意义价值尚需进一步验证.

2018 年，杨素芳、王逸群建立了对人体内酶的催化作用、传染病的传播和口服给药的微分方程数学模型，利用微分方程的解，揭示了药物与疾病的变化，为人们防御疾病和医生给药提供帮助.

2019 年，张俊玮根据微分方程的求解提出了一个将彩色图像转化为黑白图像的图像去彩算法，提升了图像处理的数量和效率并且降低了成本. 该方法已经获得国家专利.

2020 年，王明斋、余珊珊、芮佳等利用 logistic 微分方程模型进行结核病传播预测，为结核病早期防控提供了新的方法. 该模型较好地反映了结核病的"疫情加速时间"、"建议预警时间"以及"疫情变化的时间点"，对于基层开展结核病预警防控工作具有较好的参考意义.

2022 年，孙志强提出了基于微分方程的图像去噪处理设计，通过构建全变分图像去噪模型，计算出图像的信噪比 SNR，判定图像的标准；基于微分方程的数值计算，得出图像的对偶算子值；基于图像去噪最优迭代次数与 PSNR 值的关系，获取图像去噪最优迭代次数；最终改进递归滤波在图像中的各向异性扩散，保护图像边缘的细节纹理信息.

可以看出，微分方程已经渗透到医学研究的各个领域. 如果能够实现数学研究者与医学工作者的密切结合，抓住医学研究的前沿，将复杂的医学问题与数学巧妙结合，那么就将为人们解决医学难题提供了一种新的思维方式，使人们更深入了解复杂的医学问题，寻求解决策略，从而推动医学与数学的双重发展.

参 考 文 献

曹治清. 2017. 高等数学习题集. 上海：上海交通大学出版社.

东北师范大学微分方程教研室. 2005. 常微分方程. 2 版. 北京：高等教育出版社.

顾作林. 2016. 高等数学. 6 版. 北京：人民卫生出版社.

郭东星，杨晶. 2021. 医学高等数学. 北京：科学出版社.

马建忠. 2019. 医学高等数学. 4 版. 北京：科学出版社.

申笑颜，关理. 2016. 医学高等数学. 北京：科学出版社.

四川大学数学学院高等数学教研室. 2004. 医科高等数学. 北京：高等教育出版社.

同济大学数学系. 2014. 高等数学：上册. 7 版. 北京：高等教育出版社.

吴赣昌. 2006. 微积分(经济类)简明版. 北京：中国人民大学出版社.

附录一 不定积分的基本公式表

(一) 含有 $ax+b$ 的积分($a \neq 0$)

1. $\displaystyle \int \frac{\mathrm{d}x}{ax+b} = \frac{1}{a}\ln|ax+b| + C$

2. $\displaystyle \int (ax+b)^{\mu}\mathrm{d}x = \frac{1}{a(\mu+1)}(ax+b)^{\mu+1} + C \ (\mu \neq -1)$

3. $\displaystyle \int \frac{x}{ax+b}\mathrm{d}x = \frac{1}{a^2}(ax+b-b\ln|ax+b|) + C$

4. $\displaystyle \int \frac{x^2}{ax+b}\mathrm{d}x = \frac{1}{a^3}\left[\frac{1}{2}(ax+b)^2 - 2b(ax+b) + b^2\ln|ax+b|\right] + C$

5. $\displaystyle \int \frac{\mathrm{d}x}{x(ax+b)} = -\frac{1}{b}\ln\left|\frac{ax+b}{x}\right| + C$

6. $\displaystyle \int \frac{\mathrm{d}x}{x^2(ax+b)} = -\frac{1}{bx} + \frac{a}{b^2}\ln\left|\frac{ax+b}{x}\right| + C$

7. $\displaystyle \int \frac{x}{(ax+b)^2}\mathrm{d}x = \frac{1}{a^2}\left(\ln|ax+b| + \frac{b}{ax+b}\right) + C$

8. $\displaystyle \int \frac{x^2}{(ax+b)^2}\mathrm{d}x = \frac{1}{a^3}\left(ax+b - 2b\ln|ax+b| - \frac{b^2}{ax+b}\right) + C$

9. $\displaystyle \int \frac{\mathrm{d}x}{x(ax+b)^2} = \frac{1}{b(ax+b)} - \frac{1}{b^2}\ln\left|\frac{ax+b}{x}\right| + C$

(二) 含有 $\sqrt{ax+b}$ 的积分

1. $\displaystyle \int \sqrt{ax+b}\,\mathrm{d}x = \frac{2}{3a}\sqrt{(ax+b)^3} + C$

2. $\displaystyle \int x\sqrt{ax+b}\,\mathrm{d}x = \frac{2}{15a^2}(3ax-2b)\sqrt{(ax+b)^3} + C$

3. $\displaystyle \int x^2\sqrt{ax+b}\,\mathrm{d}x = \frac{2}{105a^3}(15a^2x^2 - 12abx + 8b^2)\sqrt{(ax+b)^3} + C$

4. $\displaystyle \int \frac{x}{\sqrt{ax+b}}\mathrm{d}x = \frac{2}{3a^2}(ax-2b)\sqrt{ax+b} + C$

5. $\displaystyle \int \frac{x^2}{\sqrt{ax+b}}\mathrm{d}x = \frac{2}{15a^3}(3a^2x^2 - 4abx + 8b^2)\sqrt{ax+b} + C$

6. $\displaystyle \int \frac{\mathrm{d}x}{x\sqrt{ax+b}} = \begin{cases} \dfrac{1}{\sqrt{b}}\ln\left|\dfrac{\sqrt{ax+b}-\sqrt{b}}{\sqrt{ax+b}+\sqrt{b}}\right| + C & (b>0) \\[3mm] \dfrac{2}{\sqrt{-b}}\arctan\sqrt{\dfrac{ax+b}{-b}} + C & (b<0) \end{cases}$

7. $\int \dfrac{dx}{x^2\sqrt{ax+b}} = -\dfrac{\sqrt{ax+b}}{bx} - \dfrac{a}{2b}\int \dfrac{dx}{x\sqrt{ax+b}}$

8. $\int \dfrac{\sqrt{ax+b}}{x}dx = 2\sqrt{ax+b} + b\int \dfrac{dx}{x\sqrt{ax+b}}$

9. $\int \dfrac{\sqrt{ax+b}}{x^2}dx = -\dfrac{\sqrt{ax+b}}{x} + \dfrac{a}{2}\int \dfrac{dx}{x\sqrt{ax+b}}$

(三) 含有 $x^2 \pm a^2$ 的积分

1. $\int \dfrac{dx}{x^2+a^2} = \dfrac{1}{a}\arctan\dfrac{x}{a} + C$

2. $\int \dfrac{dx}{(x^2+a^2)^n} = \dfrac{x}{2(n-1)a^2(x^2+a^2)^{n-1}} + \dfrac{2n-3}{2(n-1)a^2}\int \dfrac{dx}{(x^2+a^2)^{n-1}}$

3. $\int \dfrac{dx}{x^2-a^2} = \dfrac{1}{2a}\ln\left|\dfrac{x-a}{x+a}\right| + C$

(四) 含有 $ax^2 + b(a>0)$ 的积分

1. $\int \dfrac{dx}{ax^2+b} = \begin{cases} \dfrac{1}{\sqrt{ab}}\arctan\sqrt{\dfrac{a}{b}}\,x + C & (b>0) \\[3mm] \dfrac{1}{2\sqrt{-ab}}\ln\left|\dfrac{\sqrt{a}x-\sqrt{-b}}{\sqrt{a}x+\sqrt{-b}}\right| + C & (b<0) \end{cases}$

2. $\int \dfrac{x}{ax^2+b}dx = \dfrac{1}{2a}\ln\left|ax^2+b\right| + C$

3. $\int \dfrac{x^2}{ax^2+b}dx = \dfrac{x}{a} - \dfrac{b}{a}\int \dfrac{dx}{ax^2+b}$

4. $\int \dfrac{dx}{x(ax^2+b)} = \dfrac{1}{2b}\ln\dfrac{x^2}{\left|ax^2+b\right|} + C$

5. $\int \dfrac{dx}{x^2(ax^2+b)} = -\dfrac{1}{bx} - \dfrac{a}{b}\int \dfrac{dx}{ax^2+b}$

6. $\int \dfrac{dx}{x^3(ax^2+b)} = \dfrac{a}{2b^2}\ln\dfrac{\left|ax^2+b\right|}{x^2} - \dfrac{1}{2bx^2} + C$

7. $\int \dfrac{dx}{(ax^2+b)^2} = \dfrac{x}{2b(ax^2+b)} + \dfrac{1}{2b}\int \dfrac{dx}{ax^2+b}$

(五) 含有 $ax^2 + bx + c\ (a>0)$ 的积分

1. $\int \dfrac{dx}{ax^2+bx+c} = \begin{cases} \dfrac{2}{\sqrt{4ac-b^2}}\arctan\dfrac{2ax+b}{\sqrt{4ac-b^2}} + C & (b^2<4ac) \\[3mm] \dfrac{1}{\sqrt{b^2-4ac}}\ln\left|\dfrac{2ax+b-\sqrt{b^2-4ac}}{2ax+b+\sqrt{b^2-4ac}}\right| + C & (b^2>4ac) \end{cases}$

2. $\int \dfrac{x}{ax^2+bx+c}dx = \dfrac{1}{2a}\ln\left|ax^2+bx+c\right| - \dfrac{b}{2a}\int \dfrac{dx}{ax^2+bx+c}$

(六) 含有 $\sqrt{x^2+a^2}$ $(a>0)$ 的积分

1. $\displaystyle\int \frac{dx}{\sqrt{x^2+a^2}} = \operatorname{arsh}\frac{x}{a}+C_1 = \ln(x+\sqrt{x^2+a^2})+C$

2. $\displaystyle\int \frac{dx}{\sqrt{(x^2+a^2)^3}} = \frac{x}{a^2\sqrt{x^2+a^2}}+C$

3. $\displaystyle\int \frac{x}{\sqrt{x^2+a^2}}dx = \sqrt{x^2+a^2}+C$

4. $\displaystyle\int \frac{x}{\sqrt{(x^2+a^2)^3}}dx = -\frac{1}{\sqrt{x^2+a^2}}+C$

5. $\displaystyle\int \frac{x^2}{\sqrt{x^2+a^2}}dx = \frac{x}{2}\sqrt{x^2+a^2}-\frac{a^2}{2}\ln(x+\sqrt{x^2+a^2})+C$

6. $\displaystyle\int \frac{x^2}{\sqrt{(x^2+a^2)^3}}dx = -\frac{x}{\sqrt{x^2+a^2}}+\ln(x+\sqrt{x^2+a^2})+C$

7. $\displaystyle\int \frac{dx}{x\sqrt{x^2+a^2}} = \frac{1}{a}\ln\frac{\sqrt{x^2+a^2}-a}{|x|}+C$

8. $\displaystyle\int \frac{dx}{x^2\sqrt{x^2+a^2}} = -\frac{\sqrt{x^2+a^2}}{a^2x}+C$

9. $\displaystyle\int \sqrt{x^2+a^2}\,dx = \frac{x}{2}\sqrt{x^2+a^2}+\frac{a^2}{2}\ln(x+\sqrt{x^2+a^2})+C$

10. $\displaystyle\int \sqrt{(x^2+a^2)^3}\,dx = \frac{x}{8}(2x^2+5a^2)\sqrt{x^2+a^2}+\frac{3}{8}a^4\ln(x+\sqrt{x^2+a^2})+C$

11. $\displaystyle\int x\sqrt{x^2+a^2}\,dx = \frac{1}{3}\sqrt{(x^2+a^2)^3}+C$

12. $\displaystyle\int x^2\sqrt{x^2+a^2}\,dx = \frac{x}{8}(2x^2+a^2)\sqrt{x^2+a^2}-\frac{a^4}{8}\ln(x+\sqrt{x^2+a^2})+C$

13. $\displaystyle\int \frac{\sqrt{x^2+a^2}}{x}dx = \sqrt{x^2+a^2}+a\ln\frac{\sqrt{x^2+a^2}-a}{|x|}+C$

14. $\displaystyle\int \frac{\sqrt{x^2+a^2}}{x^2}dx = -\frac{\sqrt{x^2+a^2}}{x}+\ln(x+\sqrt{x^2+a^2})+C$

(七) 含有 $\sqrt{x^2-a^2}$ $(a>0)$ 的积分

1. $\displaystyle\int \frac{dx}{\sqrt{x^2-a^2}} = \frac{x}{|x|}\operatorname{arch}\frac{|x|}{a}+C_1 = \ln\left|x+\sqrt{x^2-a^2}\right|+C$

2. $\displaystyle\int \frac{dx}{\sqrt{(x^2-a^2)^3}} = -\frac{x}{a^2\sqrt{x^2-a^2}}+C$

3. $\displaystyle\int \frac{x}{\sqrt{x^2-a^2}}dx = \sqrt{x^2-a^2}+C$

4. $\displaystyle\int \frac{x}{\sqrt{(x^2-a^2)^3}}dx = -\frac{1}{\sqrt{x^2-a^2}}+C$

5. $\int \dfrac{x^2}{\sqrt{x^2-a^2}}dx = \dfrac{x}{2}\sqrt{x^2-a^2} + \dfrac{a^2}{2}\ln\left|x+\sqrt{x^2-a^2}\right| + C$

6. $\int \dfrac{x^2}{\sqrt{(x^2-a^2)^3}}dx = -\dfrac{x}{\sqrt{x^2-a^2}} + \ln\left|x+\sqrt{x^2-a^2}\right| + C$

7. $\int \dfrac{dx}{x\sqrt{x^2-a^2}} = \dfrac{1}{a}\arccos\dfrac{a}{|x|} + C$

8. $\int \dfrac{dx}{x^2\sqrt{x^2-a^2}} = \dfrac{\sqrt{x^2-a^2}}{a^2 x} + C$

9. $\int \sqrt{x^2-a^2}\,dx = \dfrac{x}{2}\sqrt{x^2-a^2} - \dfrac{a^2}{2}\ln\left|x+\sqrt{x^2-a^2}\right| + C$

10. $\int \sqrt{(x^2-a^2)^3}\,dx = \dfrac{x}{8}(2x^2-5a^2)\sqrt{x^2-a^2} + \dfrac{3}{8}a^4\ln\left|x+\sqrt{x^2-a^2}\right| + C$

11. $\int x\sqrt{x^2-a^2}\,dx = \dfrac{1}{3}\sqrt{(x^2-a^2)^3} + C$

12. $\int x^2\sqrt{x^2-a^2}\,dx = \dfrac{x}{8}(2x^2-a^2)\sqrt{x^2-a^2} - \dfrac{a^4}{8}\ln\left|x+\sqrt{x^2-a^2}\right| + C$

13. $\int \dfrac{\sqrt{x^2-a^2}}{x}dx = \sqrt{x^2-a^2} - a\arccos\dfrac{a}{|x|} + C$

14. $\int \dfrac{\sqrt{x^2-a^2}}{x^2}dx = -\dfrac{\sqrt{x^2-a^2}}{x} + \ln\left|x+\sqrt{x^2-a^2}\right| + C$

(八) 含有 $\sqrt{a^2-x^2}$ $(a>0)$ 的积分

1. $\int \dfrac{dx}{\sqrt{a^2-x^2}} = \arcsin\dfrac{x}{a} + C$

2. $\int \dfrac{dx}{\sqrt{(a^2-x^2)^3}} = \dfrac{x}{a^2\sqrt{a^2-x^2}} + C$

3. $\int \dfrac{x}{\sqrt{a^2-x^2}}dx = -\sqrt{a^2-x^2} + C$

4. $\int \dfrac{x}{\sqrt{(a^2-x^2)^3}}dx = \dfrac{1}{\sqrt{a^2-x^2}} + C$

5. $\int \dfrac{x^2}{\sqrt{a^2-x^2}}dx = -\dfrac{x}{2}\sqrt{a^2-x^2} + \dfrac{a^2}{2}\arcsin\dfrac{x}{a} + C$

6. $\int \dfrac{x^2}{\sqrt{(a^2-x^2)^3}}dx = \dfrac{x}{\sqrt{a^2-x^2}} - \arcsin\dfrac{x}{a} + C$

7. $\int \dfrac{dx}{x\sqrt{a^2-x^2}} = \dfrac{1}{a}\ln\dfrac{a-\sqrt{a^2-x^2}}{|x|} + C$

8. $\int \dfrac{dx}{x^2\sqrt{a^2-x^2}} = -\dfrac{\sqrt{a^2-x^2}}{a^2 x} + C$

9. $\int \sqrt{a^2 - x^2}\,dx = \dfrac{x}{2}\sqrt{a^2 - x^2} + \dfrac{a^2}{2}\arcsin\dfrac{x}{a} + C$

10. $\int \sqrt{(a^2 - x^2)^3}\,dx = \dfrac{x}{8}(5a^2 - 2x^2)\sqrt{a^2 - x^2} + \dfrac{3}{8}a^4\arcsin\dfrac{x}{a} + C$

11. $\int x\sqrt{a^2 - x^2}\,dx = -\dfrac{1}{3}\sqrt{(a^2 - x^2)^3} + C$

12. $\int x^2\sqrt{a^2 - x^2}\,dx = \dfrac{x}{8}(2x^2 - a^2)\sqrt{a^2 - x^2} + \dfrac{a^4}{8}\arcsin\dfrac{x}{a} + C$

13. $\int \dfrac{\sqrt{a^2 - x^2}}{x}\,dx = \sqrt{a^2 - x^2} + a\ln\dfrac{a - \sqrt{a^2 - x^2}}{|x|} + C$

14. $\int \dfrac{\sqrt{a^2 - x^2}}{x^2}\,dx = -\dfrac{\sqrt{a^2 - x^2}}{x} - \arcsin\dfrac{x}{a} + C$

(九) 含有 $\sqrt{\pm ax^2 + bx + c}$ $(a > 0)$ 的积分

1. $\int \dfrac{dx}{\sqrt{ax^2 + bx + c}} = \dfrac{1}{\sqrt{a}}\ln\left|2ax + b + 2\sqrt{a}\sqrt{ax^2 + bx + c}\right| + C$

2. $\int \sqrt{ax^2 + bx + c}\,dx$

$\qquad = \dfrac{2ax + b}{4a}\sqrt{ax^2 + bx + c} + \dfrac{4ac - b^2}{8\sqrt{a^3}}\ln\left|2ax + b + 2\sqrt{a}\sqrt{ax^2 + bx + c}\right| + C$

附录二 常用三角函数公式

(一) 两角和公式

1. $\sin(\alpha+\beta)=\sin\alpha\cos\beta+\cos\alpha\sin\beta$
2. $\sin(\alpha-\beta)=\sin\alpha\cos\beta-\cos\alpha\sin\beta$
3. $\cos(\alpha+\beta)=\cos\alpha\cos\beta-\sin\alpha\sin\beta$
4. $\cos(\alpha-\beta)=\cos\alpha\cos\beta+\sin\alpha\sin\beta$
5. $\tan(\alpha+\beta)=\dfrac{\tan\alpha+\tan\beta}{1-\tan\alpha\tan\beta}$
6. $\tan(\alpha-\beta)=\dfrac{\tan\alpha-\tan\beta}{1+\tan\alpha\tan\beta}$
7. $\cot(\alpha+\beta)=\dfrac{\cot\alpha\cot\beta-1}{\cot\beta+\cot\alpha}$
8. $\cot(\alpha-\beta)=\dfrac{\cot\alpha\cot\beta+1}{\cot\beta-\cot\alpha}$

(二) 倍角公式

1. $\sin2\alpha=2\sin\alpha\cos\alpha$
2. $\cos2\alpha=\cos^2\alpha-\sin^2\alpha=2\cos^2\alpha-1=1-2\sin^2\alpha$
3. $\tan2\alpha=\dfrac{2\tan\alpha}{1-\tan^2\alpha}$

(三) 三倍角公式

1. $\sin3\alpha=3\sin\alpha-4\sin^3\alpha$
2. $\cos3\alpha=4\cos^3\alpha-3\cos\alpha$
3. $\tan3\alpha=\dfrac{\tan^3\alpha-3\tan\alpha}{3\tan^3\alpha-1}$

(四) 半角公式

1. $\sin\dfrac{\alpha}{2}=\sqrt{\dfrac{1-\cos\alpha}{2}}$
2. $\cos\dfrac{\alpha}{2}=\sqrt{\dfrac{1+\cos\alpha}{2}}$
3. $\tan\dfrac{\alpha}{2}=\sqrt{\dfrac{1-\cos\alpha}{1+\cos\alpha}}=\dfrac{1-\cos\alpha}{\sin\alpha}=\dfrac{\sin\alpha}{1+\cos\alpha}$
4. $\cot\dfrac{\alpha}{2}=\sqrt{\dfrac{1+\cos\alpha}{1-\cos\alpha}}=\dfrac{\sin\alpha}{1-\cos\alpha}=\dfrac{1+\cos\alpha}{\sin\alpha}$

(五) 和差化积公式

1. $\sin\alpha+\sin\beta=2\sin\dfrac{\alpha+\beta}{2}\cos\dfrac{\alpha-\beta}{2}$
2. $\sin\alpha-\sin\beta=2\cos\dfrac{\alpha+\beta}{2}\sin\dfrac{\alpha-\beta}{2}$
3. $\cos\alpha+\cos\beta=2\cos\dfrac{\alpha+\beta}{2}\cos\dfrac{\alpha-\beta}{2}$
4. $\cos\alpha-\cos\beta=-2\sin\dfrac{\alpha+\beta}{2}\sin\dfrac{\alpha-\beta}{2}$
5. $\tan\alpha+\tan\beta=\dfrac{\sin(\alpha+\beta)}{\cos\alpha\cos\beta}$
6. $\tan\alpha-\tan\beta=\dfrac{\sin(\alpha-\beta)}{\cos\alpha\cos\beta}$
7. $\cot\alpha+\cot\beta=\dfrac{\sin(\alpha+\beta)}{\sin\alpha\sin\beta}$
8. $\cot\alpha-\cot\beta=-\dfrac{\sin(\alpha-\beta)}{\sin\alpha\sin\beta}$

(六) 积化和差公式

1. $\sin\alpha\sin\beta=-\dfrac{1}{2}[\cos(\alpha+\beta)-\cos(\alpha-\beta)]$　　2. $\cos\alpha\cos\beta=\dfrac{1}{2}[\cos(\alpha+\beta)+\cos(\alpha-\beta)]$

3. $\sin\alpha\cos\beta=\dfrac{1}{2}[\sin(\alpha+\beta)+\sin(\alpha-\beta)]$　　4. $\cos\alpha\sin\beta=\dfrac{1}{2}[\sin(\alpha+\beta)-\sin(\alpha-\beta)]$

(七) 万能公式

1. $\sin\alpha=\dfrac{2\tan\left(\dfrac{\alpha}{2}\right)}{1+\tan^2\left(\dfrac{\alpha}{2}\right)}$　　　　　　2. $\cos\alpha=\dfrac{1-\tan^2\left(\dfrac{\alpha}{2}\right)}{1+\tan^2\left(\dfrac{\alpha}{2}\right)}$

3. $\tan\alpha=\dfrac{2\tan\left(\dfrac{\alpha}{2}\right)}{1-\tan^2\left(\dfrac{\alpha}{2}\right)}$

(八) 诱导公式(共 6 组)

1. 第 1 组

$\sin(2k\pi+\alpha)=\sin\alpha$

$\cos(2k\pi+\alpha)=\cos\alpha$

$\tan(2k\pi+\alpha)=\tan\alpha$

2. 第 2 组

$\sin(-\alpha)=-\sin\alpha$

$\cos(-\alpha)=\cos\alpha$

$\tan(-\alpha)=-\tan\alpha$

3. 第 3 组

$\sin(\pi+\alpha)=-\sin\alpha$

$\cos(\pi+\alpha)=-\cos\alpha$

$\tan(\pi+\alpha)=\tan\alpha$

4. 第 4 组

$\sin(\pi-\alpha)=\sin\alpha$

$\cos(\pi-\alpha)=-\cos\alpha$

$\tan(\pi-\alpha)=-\tan\alpha$

5. 第 5 组

$\sin\left(\dfrac{\pi}{2}-\alpha\right)=\cos\alpha$

$\cos\left(\dfrac{\pi}{2}-\alpha\right)=\sin\alpha$

$\tan\left(\dfrac{\pi}{2}-\alpha\right)=\cot\alpha$

6. 第 6 组

$\sin\left(\dfrac{\pi}{2}+\alpha\right)=\cos\alpha$

$\cos\left(\dfrac{\pi}{2}+\alpha\right)=-\sin\alpha$

$\tan\left(\dfrac{\pi}{2}+\alpha\right)=-\cot\alpha$

(九) 其他公式

1. $a\sin\alpha+b\cos\alpha=\sqrt{a^2+b^2}\sin(\alpha+\gamma)$ ，其中 $\tan\gamma=\dfrac{b}{a}$

2. $a\sin\alpha-b\cos\alpha=\sqrt{a^2+b^2}\cos(\alpha-\gamma)$ ，其中 $\tan\gamma=\dfrac{a}{b}$

3. $1+\sin\alpha=\left(\sin\dfrac{\alpha}{2}+\cos\dfrac{\alpha}{2}\right)^2$　　　　4. $1-\sin\alpha=\left(\sin\dfrac{\alpha}{2}-\cos\dfrac{\alpha}{2}\right)^2$

5. $\sec\alpha=\dfrac{1}{\cos\alpha}$　　　　　　　　6. $\csc\alpha=\dfrac{1}{\sin\alpha}$

附录三　希腊字母表

序号	大写字母	小写字母	字母名称
1	A	α	Alpha
2	B	β	Beta
3	Γ	γ	Gamma
4	Δ	δ	Delta
5	E	ε	Epsilon
6	Z	ζ	Zeta
7	H	η	Eta
8	Θ	θ	Theta
9	I	ι	Iota
10	K	κ	Kappa
11	Λ	λ	Lambda
12	M	μ	Mu
13	N	ν	Nu
14	Ξ	ξ	Xi
15	O	ο	Omicron
16	Π	π	Pi
17	P	ρ	Rho
18	Σ	σ	Sigma
19	T	τ	Tau
20	Y	υ	Upsilon
21	Φ	φ	Phi
22	X	χ	Chi
23	Ψ	ψ	Psi
24	Ω	ω	Omega